Defy Aging

A Beginner's Guide to the New Science of Longer Life and Better Health

我们为什么会变老

写给大家的科学抗衰老指南

〔美〕贝丝·贝内特 著

风 君 译

U0242896

北京科学技术出版社

著作权登记号　图字：01-2022-0914

图书在版编目（CIP）数据

我们为什么会变老：写给大家的科学抗衰老指南／
(美) 贝丝·贝内特著；风君译 . — 北京：北京科学技
术出版社，2023.12
　　书名原文：Defy Aging
　　ISBN 978-7-5714-3243-0

Ⅰ. ①我… Ⅱ. ①贝… ②风… Ⅲ. ①抗衰老 - 指南
Ⅳ. ① R339.3-62

中国国家版本馆 CIP 数据核字 (2023) 第 185272 号

策划编辑：陈　伟		电　　话：0086-10-66135495（总编室）
责任编辑：钟志霞		0086-10-66113227（发行部）
责任校对：贾　荣		网　　址：www.bkydw.cn
责任印制：李　茗		印　　刷：河北鑫兆源印刷有限公司
图文制作：芒　果		开　　本：890 mm×1240 mm　1/32
出 版 人：曾庆宇		字　　数：285 千字
出版发行：北京科学技术出版社		印　　张：11.5
社　　址：北京西直门南大街 16 号		版　　次：2023 年 12 月第 1 版
邮政编码：100035		印　　次：2023 年 12 月第 1 次印刷
ISBN 978-7-5714-3243-0		

定　　价：79.00 元

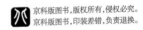

感谢众多杰出的科学家，他们穷其一生追求真理，

有时还不得不面对鄙视甚至嘲笑。

还要感谢我的朋友朱莉·布鲁格（Julie Brugger），

她向我提出了很多问题，这也正是我在本书中试图解答的。

目　录

第一章

什么是衰老? 我们为什么会变老?

装饰华丽的皇家马车终会损坏,人体亦会衰朽老去。

——《巴利大藏经·相应部》

衰老如同一架穿越暴风雨的飞机,

一旦登了机,你对余下的事情就无可奈何了。

——梅厄夫人[①]

这本书的内容是什么? 如何使用它?

关于衰老的畅销书可谓比比皆是,尤其是关于如何"不变老"的,但本书不在此列。我撰写本书的目的,是为读者们提供一本关于身体抗

---

①梅厄夫人,即果尔达·梅厄(Golda Meir),以色列建国元老及第四任总理。——译者注

衰老的指南。

我们对于行车指南、徒步指南、登山指南或是温泉指南之类各色指南都并不陌生。在旅途之中，你可以从一本指南中获取目的地的信息：如何到达那里以及当你到达那里时可以找到些什么。然而，当我们踏上另一种旅程——通往衰老的旅程时，却几乎不知道如何走下去，也不知道在这条路上会发生什么。这条路上的各种遭遇，有的也许不值一哂，有的则让人感到分外力不从心。虽然在三十岁左右时，与年龄相关的衰退已经在我们的细胞中显出征兆，但直到四五十岁时这种衰退才会突然加速，并使身体呈现出明显的变化。

本书和旅行指南相比，有一个主要的区别：书中的"道路标志牌"带有注释，会告诉你为什么你会随着年龄增长而经历全新的体验，又该如何到达不同的终点。本书有着双重目标：首先，通过详细介绍人体生物学的背景知识来解释衰老过程；其次，介绍利用生物学手段来延缓乃至逆转衰老可能引发的变化的全新研究。

阅读本书时，请谨记一点：衰老不是一种疾病。尽管已有一些科学家开始主张将其视为一种疾病，但衰老其实是所有人都不可避免的一个正常过程。但同时，年龄也确实是许多困扰工业化社会的慢性疾病的危险因素之一。事实上，年龄的增长是许多疾病，如癌症和心脏病的主要危险因素——在美国和其他发达国家，这些疾病已成为导致死亡的主要原因。由于年龄增长和慢性疾病之间的这种相关性，越来越多的"老年学专家"（也就是衰老问题的研究者）正在探讨是否应将衰老视为一种疾病。本书将把这个观点留到最后一章审视。不过，虽然我们无法让时光倒流，但却有可能延缓甚至逆转许多相关的有害变化，这些变化随着年龄增长而发生，并使我们易患上各类慢性疾病。

当本书出版时，全世界年过六旬的老年人数量可能已超过五岁以下儿童的数量。而到 2050 年，将近 1/4 的世界人口都将超过 60 岁。[1]

随着人们的年龄层次发生前所未有的变化，我们正面临着一个关键性的问题：长寿是意味着健康人生的延长，还是慢性疾病的增加？随着年龄的增长，生活质量并不取决于我们的实际年龄（即我们已经活了多少年），而是取决于体内细胞、分子和遗传活动的相互作用交织而成的生理年龄（即我们看起来有多大）。有的人可能已经 60 多岁了，但给人的观感不过 40 岁出头；而同样的，有的人也可能虽只有 40 岁，看起来却要比实际年龄老得多。而且，伤病、日常饮食和其他生活方式等自然因素，也可以与疾病叠加，进一步加剧与年龄相关的衰退。

本书在这里明确使用了"衰退"一词。实际年龄的增长虽然可以带来许多积极的变化，但同时我们的身体状况也会随之不断恶化。其中的积极效应包括：一生丰富的经历给予我们更宽广的视角（有些人可能称之为智慧）[2]；拥有更强大的克服与生命中的美好如影随形的苦难挫折的能力。但在身体方面，随年龄增长而发生的变化所反映的现实就是：我们已过巅峰，身体开始走下坡路。

下一章将探讨这些衰退是如何发生的，以及是为何发生的。而在这里我并不打算对衰退做价值判断。很多人崇尚青春，无比注重外表的年轻与魅力。我不认同这种偏好，但这不是本书的重点。

我只希望各位读者能理解身体随着年龄增长所发生的变化。只有对你的身体在过去几十年里的变化过程有了基本的了解，在当新的科学发现揭示出延缓或逆转这些变化的可能时，你才会明白其意义所在，然后才能在知情的情况下选择是否亲身践行这些发现。重申一下，尽管本书使用了与年龄相关的"衰退""退化"这类术语，但请勿将其理解为某种带有贬义的价值取向，这只是相对于身体在 20 ～ 30 岁时所经历的巅峰状态而言。与之对应地，我把许多应对这些衰退的策略称为"抗衰老"。这个术语在部分老年学专家中并不怎么受待见，可能是因为它暗含时光倒流之意，而我只是用它来简单地描述一种可能有益的行为或药物。

但这个用法，也不仅仅是我的个人观点。最近，世界卫生组织（专注于全球公共卫生的联合国所属机构），在其多达 28 章的对所有已知疾病加以分类的浩繁卷宗中增加了"老龄化相关疾病"这一术语。[3] 这一修改意味着科学家和医生们正日益认识到"变老"可能也可以治疗，也由此催生出各种疗法和干预手段。我们可能不至于因此修改我们的表达，说我们"被衰老感染了"或者"得了严重的老病"，但这正是本书中想要去探索的。如果我们可以确定自身的细胞和构建细胞的分子会随着年龄增长发生什么样的变化，那么就有可能"修复"这些变化过程。本书将为你带来那些正在揭示这类过程的全新研究。一旦这些过程被识别出来，我们就有可能对它们施加干预。这些激动人心的新研究所聚焦的，正是逆转或延缓与年龄相关的部分变化。

我个人也曾经历过一些令人不快的衰老过程，比如日渐衰老的容颜、逐渐明显的皱纹、变得灰白的头发，以及更为严重的骨质疏松和皮肤癌。于是作为一名科学家，我开始钻研科学文献，试图弄清楚自己的身体正在发生什么。在阅读了数百篇学术论文、消化了其中的内容，并与朋友和同事讨论了这项研究后，我搞清楚了一点：人们对自己后半生会发生什么都很好奇，但大多数人并没有时间和相应的专业知识来理解科学文献。当然，你可以求助网络搜索，但极有可能你会止步于流行网站上大量散播的混杂内容，因为其中只有少得可怜的事实，剩下的要么是大量似是而非、缺乏论证的观点（这还算好的），要么是子虚乌有的杜撰（最

糟糕的情况)。

在过去的 10 年间，对衰老的内在生理学和遗传学的研究呈现爆发势头。许多期刊开始关注老年学研究，并将其定义为对正常衰老和老年人的多学科研究。在 12 家主要发表生物学(而非心理学)领域论文的期刊中，有 7 家是在 2000 年以后成立的。最新的期刊也开始聚焦老年学领域，这是一个将正常衰老的研究与其他领域的相关问题相结合而成的跨学科领域，如与年龄相关疾病的生物化学和分子生物学研究。这些期刊会发表描述新发现的学术论文，但这些内容的传播往往仅限于学术界。信息从"试验台"（即实验室研究）传递到"病床边"（即临床护理）的过程存在着滞后性，这意味着服务于临床的医疗专业人士关于许多这方面的信息并不能充分掌握。一些最新研究已经确定了衰老背后的全新生化机制，每一种机制都蕴含了缓解甚至修复衰老的可能性。本书致力以一种简单易懂的方式告诉读者，为什么与年龄有关的变化会发生，而新科学发现又能带来什么应对之策。

本书会带你开启一场对身体重要器官和系统（皮肤、肌肉、骨骼、心血管等）的认识之旅，并一窥衰老对这些器官和系统的影响。其中整理归纳的相关的科学文献，会告诉你衰老如何改变这些器官和系统，又为何会发生这些改变。本书还将描述那些可将衰老效应降至最低甚至逆转衰老的疗法或药物，它们是如何起作用的，又有哪些可能的副作用。另外本书还对那些已知的、影响身体器官和系统衰老的基因及其作用进行了探讨。我会尽量减少术语的使用，但对于有兴趣详细了解相关内容的读者，我在每一章后面的注释中提供了相应的文献出处。除了从学术期刊上收集的参考资料，书中还收录了一些科普书籍和文章，旨在更清楚地为非科学领域的读者解释科学原理。为了免掉读者反复寻找缩略词定义的烦恼，每一章的末尾都列出了缩略词表。

本书不涉及任何当前已在使用的医疗技术、设备、治疗方式或药物的相关介绍或讨论，这些领域当然有许多卓有成效的方法来处理与年龄相关的衰退问题，但这些还是留给你与自己的医疗服务人员去讨论吧。本书专注于那些全新的、有助于延缓甚至逆转与年龄相关的衰退的疗法和手段，但请注意本书只会关注那些我认为可靠的实验证据。而这种支持证据可能只是初步的，且大多来自动物实验，还请慎重对待（这一点会在下面讨论）。

从本书创作到出版的这段时间里，情况可能已经发生了变化——也许更好，也许更坏。因此，如果你发现自己希望进行某种初步干预，你应该自己再去了解下情况，看看是否还有进一步的信息。最后一章简要介绍了如何获取这些信息并进行自我实验（如果你有此意向）。

第二章对我们为什么会变老的相关理论的发展史进行简要回顾。这些理论与本书主题息息相关，因为它们都在尝试解释衰老的过程。理解了这一过程，也许我们就能更好地对抗它。如果你对此不感兴趣，尽可跳过该章节。本书大部分内容的组织方式可以让你方便地自行选择并找到对你来说重要和有趣的内容。

而第三章则阐明了一些公认的衰老过程背后的机制以揭示我们如何衰老。同样，这些机制与本书主题也是相关的，因为它们指明了减缓衰老损害的新方法所针对的主要目标。如果你觉得它们过于复杂，同样可以跳过并在有需要时再来重读。我会在身体各个系统的对应章节再介绍一遍相关机制。这种重述对部分读者可能略显多余，但对另一些人来说却是必要的。如果你觉得如此赘述太过啰嗦，我在此表示歉意。不过，以我担任大学教师的经验来看，重复对学生很有帮助。在每一章中，介绍和定义术语时，我都会将它们的字体加粗。

第四章到第八章涵盖了人体的重要器官和系统，从体外覆盖层皮肤开始渐次深入到肌肉、骨骼、心血管和神经系统，你可以选择自己感兴趣的内容来阅读。每一章都会从一些基本的解剖学（结构）和生理学（功能）开始，以便读者了解各器官和系统最重要组成部分的名称和功能，以及随着年龄的增长，这些结构和功能发生了什么变化。除此之外，还汇总了一些针对该章所介绍器官或系统的可能的干预措施的最新研究。许多新研究都是由对相应机制的思考而引发的，所以如果你需要温故知新，可以重读第三章。每一章还为感兴趣的读者加了一小节，介绍少数已知的影响身体器官和系统的基因，以及检测这些基因的潜在益处。

最后两章介绍了我称之为"干预"的概念。这些行为或药物（或类药物化合物）可以延缓甚至逆转一些与年龄相关的趋势。尽管有些干预措施的效果是推测性的，但所有这些都有实验证据支持。其中大多数已经在人体试验中测试过了，但本书也确实加入了一些仅从动物研究中获得的颇有潜力的建议。

可能有用或引发兴趣的参考文献放在了本书的最后。其中大部分是发表在著名科学期刊上并经过同行评议的论文。同行评议是现代科学中一个必不可少的过程，可确保只有高质量的、可验证的科学研究才能被发表。接受同行评议意味着，当一篇论文提交给一家期刊请求发表时，几个在该领域具有公信力的、独立且假定公正的科学家将对其进行评议。只有当评审人核准，或者作者得以规避批评后，论文才能被接收并发表。当然，这个过程并非毫无漏洞，但总的来说，它确保了所发表科研成果的严谨性。

我偶尔也会参考某个网站、某篇新闻稿或维基百科，因为这些来源可以提供简单易懂的相关内容。请注意，如果该网站后缀为".com"，则该信息未必是公正无偏的。也就是说，我可以在这些网站上找到一些非常清晰准确的科学文章和漂亮的图片，但同时这些科学论文的作者可能与其成果的商业化有关联，而导致他们的立场有偏向。本书最后一章，也就是专注于当前可用和即将可用的干预措施的一章会指出其中的关联。

我浏览 WebMD 和 LiveStrong[①]一类的流行网站，并不意味着我支持其中的所有内容或其商业背景，而是因为里面的文字通俗易懂。之所以提到某种产品，也并非建议你购买任何已经商业化的产品，仅是因为在我看来，它的建议用途得到了可靠的科学数据的支持。也就是说，它也可能并不适合你，因为每个人的基因和经历都是独一无二的，所以对任何药物或治疗的反应也可能各不相同，就像任何关乎健康或生活方式的决定一样，对此你应该自行权衡利弊。正如最后一章所言，你可以亲身实验一下。

如何解释科学的研究和不那么科学的结果？

在任何视线所及之处，如书籍、报纸、杂志、社交媒体、网站，你都能看到各种各样宣称自己"基于科学"的说法，无论是减肥、生发，还是壮阳、抗衰老，你都可以找到它们的"科学证明"。我们该如何看待这些证明呢？

请记住，科学只是回答关于世界问题的一种方式，有很多种实施方

---

① WebMD 是美国著名医疗服务网站和医学信息提供商，LiveStrong 则是一家健康生活咨询网站。——译者注

法。你可能还记得中学里教过的做研究的"科学方法"：首先进行观察，然后为观察到的现象提出一个解释（假设），再用实验对此加以佐证（或否定），这种方法被称为假设驱动科学，有很多实施方法。当你认识到解释一个给定的观察结果可以有多种备选的假设时，这个方法就变得复杂了。

但其实我们有很多方法来回答诸如"身体是如何运行的，或者不是如何运行的"之类的问题。可以通过实验来验证一个假设，这就是上面提到的"科学方法"，也可以选择其他的方法，其中的一种方法是观察很多人，再寻找你感兴趣的问题和可能原因之间的相关性。这种观察方法在大众媒体中很少提及，但却经常被使用。它起源于19世纪的流行病学研究，那个时代的医生试图以此确定霍乱等疾病的病因。因为不知道致病因子是什么，所以他们不得不寻找其对应表现和相关性。后面会举例说明这两种方法在人类健康研究中的应用。

人类研究是如何实施的？

以冠心病（将在第七章详细介绍）为例，20世纪40年代，冠心病已成为成人死亡的主要原因（即观察）；人们对其成因提出了许多解释（即假设），如年龄、高血压、高胆固醇、吸烟、体重等，但如何在人类身上验证这些假设呢？在某些情况下，招募受试者参与研究，将他们带入实验室并让他们接受特定治疗是合乎伦理的，但这种方法存在许多问题：昂贵费时，并且很难标准化，特别是在实验室之外。如果你的方法涉及的治疗又令人不太愉快，那么与实验性研究相比，观察性研究能招到更多的参与者。换位思考，你是愿意用一根粗大的针头扎进肌肉以提取组织样本，还是愿意测量一下肌肉尺寸并将测量结果与你的活动水平相关联呢？再考虑到冠心病一般都有着几十年的病程，实验研究方法方面的问题也是巨大的。

因此，科学家们便转而寻求观察性研究方法，并设计出了"弗雷明汉心脏研究"（Framingham Heart Study）方法。其类似于流行病学家用来确定流行病学病因的方法，而流行病学之所以采取这种方法，是因为不能为了确定病因而给人们注射疑似感染源。弗雷明汉研究是一项纵向研究，该研究招募了5000多名成人，并从1950年开始对他们以及他们的子辈和孙辈进行持续追踪观察。每隔两年，每个受试者都会接受一系列的生理检查，如血压、胆固醇水平、心脏病理情况等；以及生活方式评估，如运动、饮食。

随着受试者年龄的增长和冠心病的发展，他们之前的测试数据被用来分析以验证假设。但由于缺乏实验验证，这种方法并不符合经典的科学方法。同样要注意的是，以这种方式将受试者的生活方式或生理数据与其冠心病联系起来而产生的关联，未必是一种因果关系，这一点稍后再讲。最后还要注意：许多潜在的混杂因素，如微生物组活性、遗传学和许多其他未知和潜在的变量，在这些研究中均未被纳入考虑范畴。尽管如此，通过这一方法也已经收集了许多有价值的信息，其中呈现的显著关联可以在随后的实验中进行验证，以找出导致冠心病的因素。[4]

在继续描述这些关联如何被密切关注前，先来介绍一下关联到底是什么，以及为何其逻辑可能并不周密，甚至具有误导性。当科学家们试图用观察的方法找出可能导致人类疾病等特定事件的原因时，他们会先列出一系列可能的原因，而由于这并非实验方法，这些原因可能并不会促成真正的疾病。

以研究什么因素可能会影响怀孕时孩子的性别的论文为例，该论文的作者将 740 位孕妇产下的孩子的性别和一份包含 133 种不同食物的针对这些孕妇食物的问卷调查结果制成了表格。其中只有早餐麦片一项与孩子性别有关联，也就是说，早餐吃麦片的女性生男孩的比例更大。科学家称这种关联为"相关性"。相关性的程度需要进行一些计算，可以用百分比或比例表示。两个完全（或 100%）相关的事物总是一起发生，如果每个人早餐都吃培根和鸡蛋，那么这两种食物就会显示出 100% 的相关性。

但请牢记：相关性并不等于因果关系。换句话说，仅仅看到了两个事件之间的联系并不意味着其中一个事件会导致另一事件的发生。一个著名的伪相关就是：一个城市的教堂数量和犯罪率之间呈相关性。显然，导致这种关联的另有变量，可能是城市的人口规模。

回到早餐麦片的例子，这种相关性的一个主要问题是，孩子的性别是由父亲精子中存在的性染色体（X 或 Y）决定的，而与其母亲的饮食无关！在这项研究中纳入诸如一个孕妇吃什么的变量，本身就是一个不可信的假设。换句话说，在寻找相关性之前，科学家必须小心地筛选他们的假设，以确保其生物学方面的有效性。自英国流行病学家首次正式提出以来，观察性研究的这一特点以及其他特点为人们所知已有 50 多年了。[5]

显然，要调查因果关系，还是得依靠实验性研究。那么要如何设计实验来验证关于人类的假设？ 不可能把人抓来，关在笼子里做实验。面临这类伦理问题时，科学家们便会求助于动物模型。[6] 虽然人类在许多方面与啮齿类动物相似，但两者间也有一些重要的差异。尽管如此，我们还是可以从啮齿类动物或其他物种的实验性研究中获益良多。在动物实验中显示出前景的结果可以再通过一系列复杂而昂贵的临床试验推广到人类身上。这些试验可以有很多排列组合，取决于干预的性质（药物、外科手术、设备）和待干预的目标人群（健康者、临终患者、手术患者）。

一般而言，这一系列试验流程包括三个阶段，即三期临床试验，来确定其安全性、剂量和疗效（与安慰剂相比干预效果如何，安慰剂就是类似情况下不使用相应干预的治疗）。有时，还会在其他患者群体中进行第四期临床试验，以测试先前确定的剂量的效果。这些试验的成本极其高昂，因为耗时超长并且涉及包括受试者和测试人员在内的众多人员。因此，临床试验主要限于大公司或风险投资初创公司开发的药物或医疗设备。

为了进行临床试验，申请者，无论其是公司还是大学研究员，都必须向美国食品药品监督管理局（Food and Drug Administration, FDA）申请批准。FDA 监管部门会审查新药物或设备的申请。这一阶段的批准主要是基于安全考虑，这取决于新药的生产工艺和特性描述，以及其在动物身上进行的研究结果。然后便要进行上述三期流程的设计。每一期临床试验都是基于前期试验的信息进行的，都必须满足相应的要求，以保护人类受试者的权利、安全和隐私。监管机构会对试验的科学设计进行评估，在确保受试者安全的同时，生成获得批准所需的数据。

另一个层面的监管要求是获得一个独立的伦理委员会的批准，该委员会在美国被称为机构审查委员会（Institutional Review Board, IRB）。在世界上任何地方进行试验都需要类似机构的批准。IRB 着眼于研究的伦理方面，以确保人类受试者的权利受到保护。

受试者的招募方式有很多，如报纸广告、诊所、医院、互联网招募（详情见下文）等。这类试验几乎都是没有报酬的，不过通常会对受试者所付出的时间和精力给予补偿。由测试药物或设备所属公司设计和资助的研究遵循同样严格的研究设计，但请继续阅读关于利益冲突影响的相应讨论。由研究人员在大学或政府所属实验室进行的、以测试针对疾病或医疗状况的新疗法为目的的试验，还要面临额外的审查。美国政府资助的研究要接受美国国立卫生研究院（the National Institutes of Health, NIH）的审查，该研究院为美国大多数生物医学研究提供资金支持。所有临床试验都会在政府管理的网站上登记和列出。

另一类临床试验由诊所负责实施，这些诊所在诊疗中会使用新的、相对未经试验的方法，如干细胞注射或输血。这类临床试验通常会向受试者收费。如果这些试验在政府网站上列出，则表明其设计和测试材料均已经过 FDA 的审查。但消费者应该意识到，FDA 对某些材料（如血液制品）的重视程度未必能与药物达到一致。因为这些制品就类似先把你的血液抽走一部分，然后再注射进来，这种做法被假定是安全的，但其实这个假定并不总是成立的。

评估临床试验时要考虑的最后一个因素是谁为这项研究买单。由于这些研究规模庞大、费用高昂，因此那些有可能从研究的药物或设备中获益的公司逐渐成为此类研究的资助者。这是否涉及利益冲突呢？答案并不难猜到。确实可以从某项针对此类利益冲突的分析中发现，资金对试验结果有很强的影响。此外，该分析还发现，制药公司不太可能为那些无法申请专利的、评估传统药物或替代疗法效果的研究支付费用。[7]

统计显著性的意义

大型人类观察性研究的另一个案例是妇女健康倡议（the Women's Health Initiative, WHI），该研究始于 1991 年，旨在研究绝经后女性的重大健康问题。她们的健康问题（如癌症、心脏病等）与激素替代疗法

（hormone replacement therapy, HRT）和其他干预措施（钙、维生素 D、低脂饮食）相关联。在过去的 16 年里,这项研究招募了超过 16 万名"健康"的绝经后女性,其得出的一个惊人的结论是,激素替代疗法显著增加了患心脏病、脑卒中和乳腺癌的风险。[8]

对这里的"显著"一词,你我的理解可能会有很大不同。设计统计分析的目的是确定对照组（不服用药物或实施其他治疗）和治疗组（服用药物或实施治疗）之间的差异不是偶然的。传统上,确定一种治疗方法与对照组相比有实际效果的显著性分界线是 5% 或更低。换句话说就是,如果你多次重复这个实验,你发现治疗组和对照组有相同结果的比例低于 5%。科学家并不总是使用 5% 这个分界线;事实上,围绕是否要依赖某个稍显武断的分界线,目前也正引发着激烈的争论。也就是说,5% 的水平只是一个大致标准。

不妨把一个实验想象成掷硬币,当你连续多次掷出硬币,你的期望是 50% 的正面朝上和 50% 的反面朝上,但你可能会在得到一个反面朝上之前,竟一连掷出了 50 个正面朝上。你当然知道这是一个罕见的结果,直觉上也意识到这只是侥幸而已,但对于什么样的实验结果就等同于一个罕见结果,你却没有相同的直觉预期。

这时就需要一系列统计分析工具。在统计分析的世界里,样本中的个体越多,统计学检验在确定偶然结果方面就越有力。但另一方面,当研究中纳入了很多对象时,即使是对照组和治疗组之间的一个微小差异也会成为统计上显著的结果。或者说,如果你掷足够多次的硬币,你甚至可以判定：49% 的正面朝上和 51% 的反面朝上也是个偶然结果。

在 WHI 中,这意味着与不接受激素疗法的对照组相比,每增加 1 万名接受激素疗法的女性就会增加 7 例心脏病发作、8 例脑卒中、8 例乳腺癌患者，但会减少 6 例结直肠癌和 5 例髋部骨折患者。这些数字在统计学上差异显著，因为研究中包含的女性数量极大，尽管我对这些结果的解释有所怀疑。换句话说，每 1 万人中增加 7 人心脏病发作，这有多重要？特别是如果服用激素真的可以减少髋部骨折，这当中的利弊得失又该怎么算呢？激素疗法可能还有其他益处，其中一些将在后面的章节中谈到，但 WHI 的设计和解读主要着眼于其风险。

最后一点，大型观察性研究，如 WHI 或弗雷明汉心脏研究所得到的，是大量的变量评估。例如，在 WHI 中，科学家们关注了众多健康问题；弗雷明汉的研究则对数百种可能导致冠心病的因素进行了评分。我们仅凭直觉就可发现一个问题：如何预先知道哪些变量是重要的呢？但从统计学的角度来看，每当你想要从数据中找出另一个问题的答案时，相应地就会失去部分数据解答当前问题的能力。一个非常粗略的比喻就是想要弄清楚一副牌中有多少种花色，可以通过发出大量每次两张的手牌组合找出答案；但如果把好几副有不同数量花色的牌混在一起，就无法只用以上发两张手牌的方法得到可靠的答案了。

科学研究的其他考量

在讨论涉及人类的研究时，你必须对那些做出了令你感兴趣结论的研究有一点了解。例如，你可能听说过姜黄素（香料姜黄中的一种抗炎剂）可以降低心脏病的发病率。你从一个看起来可靠的网站看到这样的描述：法国的研究人员喂了 10 只小鼠一种添加了姜黄素的饮食，另 10 只对照组小鼠的饮食则没有添加姜黄素。16 周后，与对照组相比，以姜黄素为基础饮食喂养的小鼠动脉中的脂肪沉积减少了 26%。[9] 应该怎么看待这个结果呢？首先，每组 10 只小鼠样本量太小；其次，在食物和药物的代谢方面，小鼠和人类往往表现迥异。如果在人体上能观察到类似的结果会更可信，但 10 个样本的量还是不能让人信服。

当前，因为人体实验成本高昂，所以很多研究都采用小样本量的方法进行。现在你知道为什么小样本并不能很好地证实一个假设了。但也不必把所有这些研究都一棍子打死，可以使用统计学方法把它们汇总起来，但汇总研究的主要问题是，不同的研究人员经常使用不同的方法来收集数据。研究人员试图借助统计学方法，即所谓的"荟萃分析"（meta-analyses）[①] 来纠正这个缺点，但在阅读这类研究时不要忘记这一缺点。尽管如此，我们还是可以从荟萃分析中获得有用的信息，下面将将介绍其中的一些。

对此的底线是：为了评估相应结果，你必须稍稍细究一下研究设计。就个人而言，我认为搞科研没有对错之分，重要的是认真进行研究设计。这里我所说的"认真"，指的是两件事：①研究者应该提出一个清晰的、可回答的问题（在科学方法的范畴里，这意味着能够拒绝一个不正确的假设）；②应该尽量减少研究中的可变性，换句话说，就是每个测试或实验都应该在尽量相同的条件下进行。这些标准不太好评估，特别是对非科学家而言；此类评估是同行评议过程的一大优势，因为评审人在评议论文之前需要深入了解研究设计。

最后，目前针对减轻衰老的有害影响而提出的大多数干预措施，还没有进行大规模的人体对照试验，只有越来越多的受试者数量有限的小

---

①荟萃分析，也称元分析或 Meta 分析，是通过整合同一科学问题的所有相关研究，并以此更精准地估计相应治疗手段效果的一种统计学方法。——译者注

型研究。目前我们得到了许多有前景的动物实验结果，其中不少正在转化为人体临床研究。但这些研究都不能明确回答"这种干预的效果如何"这个问题。本书对这两种类型的发现都进行了介绍，但若是没有人体研究支持的动物研究的结果，就应视为非常初步的发现。

也就是说，如果许多独立研究能相互印证，那它们就是有启发性的。本书，特别是最后几章所描述的初步干预措施，都来自于那些在同行评议期刊上发表了研究成果的专业科学家们的卓越研究。但我们还需意识到一点：尽管这些干预措施已在动物研究或有限的人体试验中得到了一些支持数据，但它们可能经不起进一步的推敲。此外，由于人们对基因变异的影响还知之甚少，一些措施可能仅在小群体中发挥作用，但在大多数人身上却不起作用。当下是衰老研究令人兴奋的发展期，但目前还没得出真正有效的对抗衰老的措施。

最后，用一个重要观点来结束这节关于科学如何运作的迷你课程。从上面的内容来看，科学似乎并不是很有效，但科学是一种尝试明确这个宇宙中正在发生什么的绝佳手段。正如你所看到的，实施科学研究的方法有很多。

单个实验和分析是不够的，每项实验或观察性研究都应重复进行，以验证结果。然后，从每一次研究中学习并在下一次研究中完善问题和方法。换句话说，科学是一个迭代的过程。从这一点来看，科学方法似乎并不那么有力，但事实恰恰相反。正是在前人研究的基础上，我们才能完善自身对世界的理解。在这个令人兴奋的科学时代，新技术几乎每天都在蓬勃发展，促使我们能够不断改进我们的方法。这也意味着，应用这些方法解决衰老问题的过程还处于早期阶段，虽然现在还没有明确的答案，但一切来日方长。

在你继续阅读之前

你可以把本书当成一个关于衰老信息的大杂烩，可以从中任意挑选你感兴趣的话题。在接下来的第四章到第九章，每章的开篇首先会给出一个概述，然后逐渐将其细化。在深入探讨某个主题时，会用醒目的标题以示提醒：这部分可能对你来说细节太多。如果确实如此，那就跳过这部分吧。你可以随时去重读，也可以不读，每章的第一部分和概述会给出大略的信息。

最后，希望你能欣赏身体惊人的复杂性和再生能力，虽然这种能力会随着年龄的增长而衰退，但它会持续存在，我们需要做的就是采取行动来激发和维持这种能力。

第二章

衰老的原因或进化学解释

不知所以然，焉知何以为？ ——佚名

概　述

衰老是一种几乎所有动物都会经历的、自然的生物学过程——通常是在它们不再具备繁殖能力后。[1] 在西方医学中，衰老本身并不被视为一种疾病，但它确实让我们在面对众多疾病时更加脆弱。随着年龄的增长，身体的生理功能逐渐衰退，随之而来的是与年龄相关疾病的患病风险日益升高。事实上，衰老是给老年人带来痛苦、折磨和死亡的慢性疾病（如老年痴呆、动脉硬化、糖尿病、失明、肾功能障碍和骨关节炎）的主要危险因素。这种不可避免的衰退就是**"老年学专家"**（gerontologist，即研究人类衰老的科学家）所说的**"原发性衰老"**（primary aging）；顺带一提，那些在各种动物模型中研究衰老的科学家也有一个新称呼——**"年龄科**

学家"（geroscientist）。所谓"原发性"，即这一过程是我们无法逃脱的；而疾病、不良的生活方式或环境因素所造成的影响也会积少成多，令恶化情况雪上加霜，但这种**"继发性衰老"**（secondary aging）较容易得到缓解，甚至逆转。

在美国，超过75%的老年人患有上述慢性疾病中的至少一种，超过半数的老年人患有一种以上。既然衰老是所有这些疾病的共同危险因素，那么增加对衰老的作用的了解和认识，便可减少其所带来的痛苦和所要付出的代价。健康寿命的适度延长可以显著降低与老龄化相关的社会（即人力和经济）成本。[2] 所谓**"健康寿命"**（life span），是衰老词典中的一个新词，指的是人们可以保持日常活动和独立生活且不受疾病影响的年数。[3] 许多科学家正致力研究抗衰老策略，大多数此类干预措施的目标不是延长寿命本身，而是延长健康寿命，尽管前者可能也算是个颇为称心的副作用。

在英文中，aging（意为老化或衰老，用法较为通俗、大众）有一个同义词 **senescence**（用法较为正式、专业）。不论采用哪种表述，衰老都与成年后期经历的衰退有关。而由于基因差异，每个人的衰老速度各不相同。换句话说，有些人的基因会保护机体免于衰老，而另一些人的基因却会促使机体衰老得更快。这是真的？确实如此，你也许对此感到难以置信，那就继续读下去吧。

寿 命

对于我们为什么会随着年龄的增长而日益衰老、退化，尚存在着广泛的争议。有些物种（如龙虾）似乎并不会随岁月老去。龙虾的身体会随年龄不断生长直至一个极限，从代谢角度而言，此时生成更大的新外壳的代价过大。被称为"幼体"的龙虾宝宝很容易受到各种捕食者的攻击，因此其幼年时的死亡率很高。而人类与此相反，幼年时的死亡率并不高，至少在发达国家如此。人类在生命最后 1/3 的时间里，死亡率会加速上升，高龄人口占比曲线也会急剧下行，这意味着健在的高龄者所占人口百分比在下降。而鸟类则居于这两种情况之间，其死亡率在任何年龄段均相似。

生物学家所说的**"生活史"**（life history）——生命体在从出生起，历经生殖成熟直至最终死亡的整个过程中，所经历各个生命事件的模式与时间顺序——可谓变化多端。即使相似的物种，其生活史和寿命也可能截然不同（例如，老鼠的寿命很短；而蝙蝠的寿命则比它长得多），有鉴于此，我们必然会得出结论：决定寿命长短的是我们的基因。

上了一定年纪以后，死亡风险实际上会下降。换句话说，一个人如果活到了 80 岁，就更有可能活到 90 岁、100 岁甚至更久。在已进行大规模细致研究的 3 个物种（果蝇、线虫和人类）中，均可观察到高龄个体死亡率的下降。

这种违背直觉的死亡减速现象，其原因依旧成谜。对此，一个不甚令人满意的解释是，不太健康的个体在更年轻的时候便会死亡，剩下来的族群往往更为长寿，死亡率更低。但在人类中，有迹象表明一些"优良"基因可能通过减少衰老的生理影响来使其携带者更长寿。这些基因的影响在生物体的晚年似乎更为重要，尤其对人类而言。这个结论是研究**百岁老人**（centenarian，大于等于 100 岁者）和**超百岁老人**（supercentenarian，大于等于 110 岁者）的老年学专家得出的，和许多人的观点一样，他们的研究显示长寿似乎是有家族遗传性的。老年学家们继续研究这些家族后发现百岁老人的父母和兄弟姐妹也往往更长寿，且往往更健康。关于基因及其如何影响实际寿命和健康寿命的探讨，将在下一章讲解。[4]

这里介绍一个可能让这个"优良基因论"无法自圆其说的因素——环境。某些地区的居民的寿命会普遍超过平均寿命，他们不仅长寿，而且很健康。这些被称为"蓝区"（blue zones）的地方，受到了老年学专家的广泛研究。[5]这一发现揭示了环境的重要作用，而环境的作用可能由饮食或污染所介导。然而，基因的作用并没有因此被排除，因为生活在这些蓝区的个体除了拥有共同的环境外，也有着共同的祖先。

在过去 100 年间，美国人出生时的平均**预期寿命**（life expectancy）有了显著的增长，从 20 世纪初的 49 岁，增加到了目前的男性 77 岁、女性 81 岁（加拿大人和日本人的较之更高）。[6]但是，这种预期寿命的显著增长并没有伴随着健康寿命同幅增长。大多数人更愿意延长健康寿命而非单纯的寿命。正是这种合理的愿望，催生了大量关于衰老的生物学研究。本书将重点关注这一领域的许多令人兴奋的最新研究结果，以及其给出的一些简单和不简单的能让我们在更长寿的同时活得更健康的方法。

为什么我们会随着年龄的增长而衰老？

为什么我们会随着年龄的增长而衰老，而不能像龙虾那样青春常驻呢？打个比方，身体就像我们驾驶的汽车，会陈旧老化，即使定期进行维护，但最终还是会分崩离析、衰老朽迈。从某种意义上说，我们的身体确实就像汽车——身体和汽车都具有复杂的系统，会随着使用年限的增长而出现退化，尽管我们的身体比汽车复杂得多。但与汽车不同的是，身体有一套内置的维修养护系统，会不断替换细胞成分，检查和重建构成细胞的分子。这就好像你的汽车在原厂部件老化后可以自行替换新的轮胎或安全带一样。然而不幸的是，身体的这些维修养护系统会随着年龄增长而老化。下一章会详细介绍我们体内那些随着年龄增长而受损乃至不复存在的主要生理过程。

长期以来，生物学家们一直对衰老问题困惑不已。一些由进化生物学家提出且并不互斥的理论，试图解释为什么我们会衰老，而不能像龙虾和其他一些生物那样可以抵御衰老。本书将对这些理论进行一番简要总结，并向感兴趣的读者提供相关资料出处。[7]如果我更哲学一点，可能会困惑是否应将衰老视为一种疾病；现总统是否应该像尼克松总统向癌症宣战①一样向衰老宣战？但作为一个实用主义者，我更愿意去尝试理解衰老背后的根本原因。要探究这个问题，就必须深入探索进化生物学的领域。

衰老的进化

从进化的角度来看，年轻时的你确实很重要，而在过了可生育年龄之后就无足轻重了。这一观点源于达尔文进化论的核心前提。**自然选择**（natural selection）会淘汰那些在个体的繁殖阶段内不利于其繁殖或生存的基因。换句话说，任何物种的个体如果不通过繁殖来传递他们的基因，

---

① 1971 年，时任美国总统的尼克松在美国登月计划成功的刺激下信心倍增，在致国会的国情咨文中首次正式提出："美国人医治这种该死的疾病（癌症）的时机成熟了，我们应该集中像研究核裂变以及登陆月球所付出的力量一样来做这件事。让我们的人民都为实现这个伟大目标而奋斗。"同年 12 月，尼克松签署《国家癌症法案》，宣布正式实施国家癌症行动计划。自 1971 年开始，该计划斥资 900 亿美元，包括美国国立癌症研究所在内的几百个研究单位、数千名科学家相互合作，但经过约 10 年时间，在治疗癌症上并未取得实质性进展，美国最终宣布放弃该计划。——译者注

就不能对后代做出贡献。只有那些成功繁殖的个体所携带的基因得以长存。而那些幸存下来并进行繁殖的个体，就可能拥有有助于它们生存的基因，并且这些基因还会影响其所有后代。自然选择会忽略那些在繁殖期后出现不良影响的基因。根据这一观点，可延伸出两种衰老理论：**突变累积理论**（mutation-accumulation theory）和**拮抗多效性理论**（antagonistic pleiotropy theory）。

下面我们解释一下这些理论的含义。

首先来看看突变累积理论的观点。大多数的突变（DNA 的改变）对你是不利的，其中一些甚至成功地逃避了细胞具备的卓越 DNA 修复机制。试想一下，这些基因早期对你的生育能力是有益的或无影响的，但当你年老后却是有害的。这样一来，对老年有害的突变就会持续存在，因为自然选择只在育龄期发挥作用，所以并没有将它们清除掉。致癌基因经常被用来作为这种突变累积理论的例子。年龄增长是罹患癌症的最主要危险因素。[8] 在人类演化历史中，如果癌症是一种幼年期的常见病，那自然选择就会保护我们免受这种疾病的侵害。事实上，这正是下一章研究衰老机制时所发现的：大多数人在年轻时都能抵御不受控制的细胞生长，也就是癌症，但随着年龄的增长，我们会失去这种抵御能力。

下面再来了解一下拮抗多效性理论，这一概念是对单个基因可以产生多重效应这一观察结果，即所谓**基因多效性**（pleiotropy）的延伸。举个例子：白化病就是产生某种酶的基因发生突变所导致的。这种所谓的"白化基因"对身体的许多部位都有影响，包括头发、皮肤和眼睛的颜色。如果我们的一些基因对生育有积极的影响，而对个体生育后的存活却有消极的影响，那么其影响在不同的年龄段就是"拮抗的"或相反的。因为这些基因有利于繁殖，其便能得到自然选择的偏爱，于是拥有这些基因的个体会将其遗传给后代。这种"拮抗多效性"意味着年轻个体（处于生育期前和生育期的个体，这些年龄段对自然选择很重要）和年长个体（处于生育期后的个体，对自然选择不重要）在健康和生存之间须做出权衡。换句话说，一个能帮助你生存并成功繁衍的基因，也可能会导致日后的疾病和死亡。也就是说，其早期效应和晚期效应之间存在拮抗作用。

再将此概念放到人类进化的大背景之下来看，本书的大多数读者应该出生在相对发达的国家，因此，我们把获得医疗护理、充足的（当然，这是相对的）营养和住所视为理所当然之事。但这种生活方式即使在工业化社会中，也不过在过去几代人的时间里才有所普及。而在人类历史的绝大多数时间里，人类以狩猎采集为生，在此情形下负责筛选基因并令其代代相传的正是自然选择。各种证据表明，在这数十万年间，身体创伤和随之而来的感染是当时人们最可能的死亡原因。我们的大多数祖先可能都未活过 30 岁。[9]

对这些人来说，那些帮助他们度过青春期并繁衍后代的基因，便能够在自然选择的作用下得以扩散。即使其中部分基因会在个体晚年导致癌症，那也不成问题，因为大多数人都活不到那个年龄。同样地，即使另一些基因会导致个体免疫系统在 50 岁后开始衰退，自然选择对此也并不在意，因为生养后代的任务在个体 50 岁之前就已经完成了。那么毋庸置疑，如果突变基因只在生育期后才显现出影响，比如导致心脏病，那么这些基因在人类进化史的大部分时间里都会被自然选择所忽略。

这些衰老理论抛出了一个问题：为什么我们过了生育年龄还能活着？许多来自人类以外物种的研究证据表明，繁殖后个体可以为其亲属的生存和繁殖做出贡献。大多数雌性哺乳动物不会经历**更年期**（menopause），也就是控制排卵的激素停止分泌的阶段，而人类和少数其他物种则会在中年出现更年期。思考一下，为什么自然选择会造成这种演变？这难道不会限制雌性的繁殖能力吗？但从自然选择的角度来看，年长的雌性可能在帮助自己的后代和其他亲属存活下来方面发挥的作用更重要。年长雌性的积极作用已在领航鲸身上得到证实。雌性领航鲸在野外会得到主要由它们的女儿和其他亲属所组成群体的庇护，可以活到 100 岁。甚至在更年期之前，年长雌性领航鲸的繁殖就会减少，以更多地帮助其后代。

由此我们得出了**可抛弃躯体**（disposable soma）理论，该理论大体认为，我们用以涵盖生长、繁殖和自我维持的总能量预算是有限的。由于自然选择具有以牺牲个体寿命来增加其繁殖产出的偏好，动物自然就会在提升繁殖潜能方面投入更多的资源。以下观察结果支持该观点：当动物感受到压力（如饥饿）时，它们会重新分配资源以维持生存。这种重新分配策略会延迟繁殖，直到有食物资源来为此提供支持为止。这一结果在许多经实验限制热量的物种身上都可以观察到。关于热量限制，下面还会提到更多，因为这是目前研究得最全面的延长寿命和健康寿命的实验方法之一。

深入探讨：生殖细胞

在结束对可抛弃躯体观点的介绍之前，再指出一点，在像人类这样的多细胞生物身上——据估计，人体包含大约 37 万亿个细胞，更不用说生活在体内或体表的、数量 5 倍于此乃至更多的微生物了——可以看到很多特化现象。我们有神经细胞、肌肉细胞、骨细胞、皮肤细胞等，但除了少数例外，这些细胞总是在不断死亡并被替换。可以说，任何一个人都不再是由自己 6 岁或 16 岁时的相同细胞所组成的。

但是所谓的**生殖细胞**（germ cell）却是与众不同的。卵子和精子，用于繁殖，为了产生一个新的个体，卵子和精子必须在受精时结合。为了在进行这种组合时保持正确的染色体数量和组数，每个生殖细胞都携带着人类所特有的46条完整染色体的一半。产生生殖细胞的过程实际上是将这类细胞的年龄时钟回拨到零的过程。与那些为了维持成年躯体而经历了无数次细胞分裂周期的体细胞不同，生殖细胞只在体内受到良好保护的场所、从毫无改变的祖代细胞那里迎来最初也是唯一一次的分裂诞生。它们是怎么做到这一点的？这些产生生殖细胞的特殊细胞，本质上是一种干细胞，其能够产生越来越特化的后代细胞，但自身却保持未特化的年轻态。

关于生殖细胞还有许多细节可以讲，但其中有意义的一点就是：在人体的数万亿个细胞中，唯有这一细胞类型本质上是不会死亡的。理论上，生殖细胞不会衰老和死亡，其任务是延续物种。当然，这些细胞偶尔也会发生突变，或导致问题，或更罕见地带来优势。环境损害也会影响生殖细胞，但总的来说，因为生殖细胞在繁殖方面的重要作用，它们会受到保护并享受特别待遇。进化抛弃了个体的有机体，因为其会衰朽死亡，但其本质——基因，却会代代相传。

但这种保护也有其代价。卵子和精子是人体中极少数能够持续产生**端粒酶**（telomerase）的细胞（另一个例外是干细胞）。在下一章中，你会了解到更多关于这方面的内容。在这里，你只需知道这种酶会一直监测和维持染色体的末端，以使其避免瓦解就够了。对染色体的任何损坏都意味着对该细胞遗传完整性的潜在损伤。如果你仔细阅读了上面的几段话，你就会知道这种损伤在卵子和精子中是不可接受的；而剩下的体细胞却无法避免这种风险，由此而来的一个不幸后果就是癌症。

按照这一思路，今天的每个生物体都可以被纳入到一个从最早期细胞开始的、从未中断的进化谱系中。下一章介绍细胞衰老的一些机制时，请务必回想起这一点。保护机制和破坏机制皆存在于生命的整个历史中。这一想法也启发我们，可以借助简单的生物体如单细胞酵母或细胞数少于 1000 的微小线虫（一种蛔虫），来研究人类的衰老和其他生理功能。

最后，我个人最中意的对衰老的一个进化学解释是，老年个体的死亡是为了给年轻个体腾出空间。这种对衰老和死亡的解释多少有些利他主义，其根据是一种被称为**群体选择**（group selection）的进化理论。记住两者的区别，自然选择青睐那些携带成功繁殖基因的个体；而群体选择则会拣选生存能力更强的群体，不像自然选择那样只对个体起作用。可这样一来，对这一假说的验证和最终支持变得更加复杂，因为你必须在不同的环境中辨认许多群体的不同表现。因此，尽管这个理论看似有一些吸引力，但大致仍属推测性质。

为什么我们要花心思寻找衰老的进化学解释呢？就个人而言，我觉得它们颇为有趣，引人入胜。但更为实际的原因是，它会影响我们对为什么会变老这个问题的理解。我们不该忘记，很多人，尤其是百岁老人，虽然并未患上与衰老相关的、通常会导致死亡的疾病，但他们终究还是难以逃脱死亡。

也许，为了理解为什么大多数生物会死亡，我们必须回溯到最古老的生命形式——细菌。在某种程度上，细菌是真正不死的，一个细胞分裂成两个，每个细胞再各自分裂，以至无穷。除非遭遇意外或被捕食，所有这些细胞在基因上都是相同的（除了突变），并以这种方式继续存在。只不过，由于其所处环境时常发生剧烈变化，大多数细菌不会大量繁衍，或在剧变中死亡。在这种情况下，那些注定会死的细菌就此退出舞台，从而把舞台留给那些经历突变却更善于应对新环境的"兄弟姐妹"，就是颇为明智的做法。事实上，细菌还携带着相当于氰化物药丸的细胞物质，在条件允许的情况下，它们可以自杀。令人惊讶的是，我们的细胞里也藏着类似的小型定时炸弹，且随着我们日益衰老，它们可能会被错误地引爆。[10]

如前所述，成功的繁殖是自然选择的基础。那些留下最多后代的生物，因其在后代中有最多的基因表达而赢得了遗传竞赛。于是，在有利于繁殖还是有利于长寿的生理投资之间所做的权衡必将偏向前者。

动物研究告诉我们的关于衰老的信息

还有一件事需要提及，很多关于衰老的研究是在动物身上进行的，原因在第一章已介绍过。动物研究的有效性得到了物种间进化关系的支持，但很明显，自然选择对老鼠和人类的作用是不同的。像老鼠这样脆弱的小动物，其生活方式可谓危险重重，捕食者众多，而生存资源却相对稀少。在这些物种身上，自然选择偏爱"快速"的生活史。换句话说，为了传递自身基因，老鼠要更早且更频繁地繁殖，而其基因并不关心个体寿命。而对于像人类、大象和鲸这样的大型动物，或像龙虾、蝙蝠和鸟类这样已进化出减少被捕食风险的策略的动物来说，自然选择则钟情于"缓慢"的生活史。这些动物表现出的适应能力延长了个体的潜在寿命。

下面通过解释一些来自**老年学**（geroscience，即对衰老的研究）的新证据来举一个例子。过去 10 年大多数的新研究结果，都是基于 100 年前就被首次报道的发现，即**热量限制**（caloric restriction，CR）既能延长啮齿类动物的实际寿命，也能延长它们的健康寿命。从那时起，这一发现的适用范围就被扩展到了每个应用热量限制研究的物种。以老鼠为例，该方法使个体寿命延长了 30% ~ 40%，饲喂热量限制饮食的老龄动物还呈现出更年轻个体的生理特征。一只 3 岁的实验室小鼠已经算得上啮齿类动物中的高寿者了，它们往往会缺乏毛发，几乎已不能移动。但是一只饲喂热量限制饮食的 3 岁小鼠，其行为举止类似于中年的活跃动物：有健康的皮肤、毛发和血管系统，甚至还能够繁殖。

实验室的热量限制饮食是非常严格的。这些动物每天的喂食量约为其正常食量的 60%，还要补充足够的维生素和其他微量元素。即使热量限制在其他哺乳动物身上显现出了非常惊人的健康益处，如改善胰岛素敏感性（与 2 型糖尿病相反的情况）、减少体脂和降低癌症风险，大多数人仍不会自愿去尝试。

因此，对于许多科学家开始研究热量限制背后的细胞机制这一点，也就很容易理解了。其理由如下：如果知道了热量限制是如何生效的，那么我们就可以对其加以改造，在获得益处的同时又不用忍受挨饿的痛苦。许多对啮齿类、灵长类和其他动物的研究表明，热量限制在抗衰老方面的益处不胜枚举，但在人类身上尚无定论。热量限制在人类身上也有许多"自然为之"的实验（如生物圈 2 号①和战时饥荒情景），这些情景可以为热量限制带来的健康和长寿效应提供佐证，但尚缺乏科学实验的严谨性。最近，一项针对人类及其热量限制效果的多年研究已经启动，但到目前为止，还没有来自老年人的明确结果。[11]人类实施热量限制饮食对寿命的影响似乎并不像对寿命较短的动物那样大。但它确实能带来

---

①生物圈 2 号（Biosphere 2），是美国建于亚利桑那州图森市以北沙漠中的一座微型封闭人工生态循环系统，旨在仿真地球生态环境，但实验最终以失败告终。——译者注

许多益处，如大大降低大多数退行性衰老状况的风险、改善健康指标。第九章会更详尽地讨论这个话题。

深入探讨：热量限制

热量限制过程中具体发生了什么，似乎需要用许多复杂而相互关联的机制加以解释。简言之，热量限制是一种压力形式，它告诉我们的身体：现在是困难时期，各个系统应该实施紧缩措施并启动防御机制。从进化的角度来看，其潜在目标是确保个体最终能成功繁衍后代。我们的祖先曾有过许多不得不忍饥挨饿的困难时期，为了确保未来的繁殖，当前所有物种的祖代生物在当时所做出的选择便是在困难时期推迟繁殖，并将它们的代谢资源转移到自我维持和生存上。

具体来说，当食物充足时，身体会释放两种**激素**（hormone）：**胰岛素**（insulin）和**胰岛素样生长因子 1**（insulin-like growth factor 1，**IGF-1**）。所谓激素，是在体内传递信息的化学信使，这两种激素会告诉细胞有可获取的食物，然后细胞就开始了一系列的生物程序，以构建更多的细胞和组织。显然，这是一个重要信息，但好事过犹不及，过多的细胞活动和生长会增加有害化合物的产生。想想我们在自己的家乡所目睹的那种失控增长的情景吧：大量的污染、交通拥堵，以及不受控的增长所带来的其他相关问题。而热量限制则与这些促生长激素的作用恰恰相反，它激活了减缓生长的通路，让修复系统有时间介入并清理损伤。

IGF-1 系统［包括前面提到的胰岛素、IGF-1 和**生长激素**（growth hormone，**GH**），后面的章节会对此进行更多的探讨］是第一个被证明能影响实验动物寿命的系统。[12] 一个有趣的例子是吉娃娃，一种寿命出奇长的犬类。这种犬和其他一些小型犬都有一种突变的 IGF-1 基因，它们仅产生少量 IGF-1，类似于一直处于热量限制状态。[13]

同时，热量限制还加速了一种被称为**自噬**（autophagy）的过程。自噬是一种细胞清除其受损组件以便将材料循环利用到新的替换组件中的方式。当这些受损的组件（如蛋白质）不断堆积，就像你地下室里的垃圾一样时，就会导致年龄相关的衰退，并对身体的其他器官造成损害。提高自噬效率可能有助于减少这种促进衰退过程的因素，从而延长寿命。关于这个过程的更多内容将在后面的章节介绍。

一切貌似都很完美：自然选择挑选出了受其青睐的基因，这些基因被打包到生殖细胞中，并得以在时间长河中不断地被传递。但是为什么个体生物体本身会衰老死亡呢？死亡似乎是多细胞生物不可避免的结局。像细菌这样的单细胞生物可以不断分裂，而每一半的分裂体均使其祖先的生命得以延续。但是像人类这样庞大而复杂的生命体是做不到这一点的。[14]一些科学家认为，矫正疗法也许能够无限地延长人类的寿命，让人类永生。这个力图最大限度地延长寿命的想法，在资助此类研究的硅谷亿万富翁中很有市场。我个人认为，这个目标就算真能实现，对我们来说也还过于遥远。但这些科学家的部分研究结果对部分人也是有一定的好处的，还有望延长我们的健康寿命。本书最后两章会介绍其中的一些新发现。下一章将介绍身体是如何衰退的，以及这一过程蕴含的关于如何延缓衰老的暗示。

缩略词表

CR：热量限制

GH：生长激素

IGF–1：胰岛素样生长因子 –1

第三章

衰老的机制

概　述

主流观点认为衰老是由细胞损伤的不断累积造成的。一些最初的损伤会像多米诺骨牌一样引发连锁反应，摧毁身体的其他系统并导致进一步的破坏。这些损伤中哪些更重要？它们又是如何跟与年龄相关疾病联系在一起的？这类问题引发了很多争论，但其基本结论是一致的。[1]

本章将完整列出随着年龄的增长，在细胞和分子层面上究竟出现了哪些问题。诚然，每个系统都可以以复杂的方式与其他系统相互影响，但本书不会对此进行深入的探讨。各个系统的衰老方式都非常复杂，但对此我们不必刨根问底，只需要理解以下两个问题：①各个系统本应做些什么；②随着年龄的增长会出现什么问题。后面的章节也会提到这些系统所出现的问题，因为它们是所有与年龄相关疾病的常见可疑诱因。

本章将对每个系统所出现的问题进行大致的描述，并指出其可能的修复方法，至于这些方法的详细情况将在最后几章中讨论。在每个系统描述的最后一段，还会给出一个简短的总结。

如果你觉得本章信息太多，请跳过。后面在各个章节中介绍这些机制时，还会对其进行简单界定，到时你可以再来重读本章内容以了解更多细节。

图 3.1 是一个系列反应的示例，这种彼此相关联的反应被称为**路径**（path）。图 3.1 所示为一个被称为"甲基化"过程中的几个相互关联的分支路径。后面几章还会提到这个过程，这里就不赘述了。简言之，甲基化过程就是把一种叫作"甲基"的修饰基团结合到一种化合物上。把这

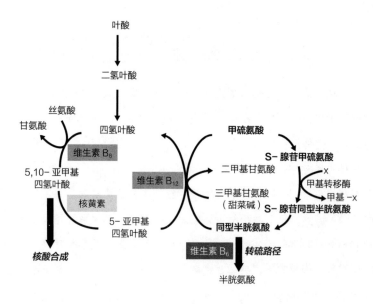

图 3.1　一个生化路径的示例［图片 © 莱纳斯鲍林研究所（Linus Pauling Institute）的微量营养素信息中心］

张图放在这里只是为了举个例子，甲基化只是细胞经常利用的成千上万种生化路径中的一种。这些路径在维持我们复杂机体的关键系统中相互作用，任何程度的问题都可能对我们的健康和寿命产生深远的影响。

不必探究图中的细节，只需知道其中有许多相互作用的部分即可。图中所列的每一种化合物，都会根据箭头指示的方向在化学反应中发生作用，以产生一种新的化合物。甲硫氨酸和同型半胱氨酸（在图 3.1 中用加粗正体字表示）这两种最终产物的生成需要一系列的小反应，有点像用简单的乐高积木构建一个复杂的结构，我们不必对每一步反应的物质都了如指掌，就像要知道汽车的内燃机是如何工作的，你并不需要了解所有单独的配件，如安全带、泵和车载芯片等的工作原理一样。对感兴趣的读者，我再多说一句：甲硫氨酸和半胱氨酸都是氨基酸，均可用于构建蛋白质。而同型半胱氨酸，是一种不用于构建蛋白质的氨基酸，包括叶酸在内的 B 族维生素在甲基化路径中发挥着重要的促进作用。如果你缺乏一种或多种 B 族维生素（多种 B 族维生素参与了该反应），你的同型半胱氨酸的水平就会上升。随着年龄的增长，高同型半胱氨酸水平会产生一些负面影响，特别是在大脑中，因此许多医生会监测患者的同型半胱氨酸水平。

要理解这些系统是如何相互作用的，以及其会如何恶化，可以将其想象成你所在街区的交通状况。许多因素会影响交通状况，包括汽车的状况、路面的完整性、控制交通信号的电网、信号机制。如果不进行维护，所有这些因素都会随着时间的推移而恶化。如果其中有一个因素（如交通信号灯）出现故障，或表现不稳定，那么交通状况就会受到影响，并可能导致继发性的损失。

基因损伤

每一种生物的一生中都会经历**基因**（gene）及其 **DNA**[①]的损伤。DNA 就是携带基因的遗传物质；而每个基因只是其中的一小部分。人体内 DNA 的完整性和稳定性会不断受到两方面的威胁：一方面是外部力量，如环境化学物质、病毒和紫外线辐射；另一方面是内部因素，如细胞分裂过程中的 DNA 复制错误和氧化损伤（稍后会详细介绍）。对 DNA 的破坏有多种方式，本书将它们统称为突变，尽管不同类型的突变产生的后果各异。基因突变会改变 **DNA 序列**（DNA sequence，即 DNA 的基本构成单位，就像一个单词中的字母及其排列）。因此，基因的突变形式是两个同源的 DNA 序列，也就是所谓**等位基因**（allele）中的一个发生变异，而另一个则还是正常序列。

沃纳综合征（Werner syndrome, WS）是早衰病的一种，这种疾病的特点是患者以极快的速度衰老，其病因是修复 DNA 损伤的相关基因发生了突变。这种疾病令人防不胜防，对这种疾病的患者来说，这无疑是个悲剧。但对这一疾病的研究却带来了希望——加强 DNA 修复的实验性治疗可以延长实验室动物的寿命。

这部分关于基因的介绍涉及不少专业术语，此处以 WS 为例进行一下说明。发生突变并引起 WS 的基因在 8 号染色体上。实际上，每个基因在染色体上都有其独特的"基因位点"。

每个人都有 23 对染色体，每一对染色体就像一双鞋或一副手套：它

---

① DNA 全称脱氧核糖核酸（deoxyribonucleic acid），是生物体内主要的大分子之一，作用是携带和存储遗传信息，是生物体发育和正常运作必不可少的生物大分子。——译者注

们同为一体,但又并不完全相同。其中一条染色体可以携带一个等位基因,而另一条染色体则携带与之相同或不同的另一个等位基因。

影响巨大而显著的等位基因通常会导致可怕的疾病,如 WS,其他更常见的还有囊性纤维化和镰状细胞贫血。在大多数这些疾病中,等位基因编码的蛋白质都已不能发挥作用,这类遗传疾病被称为隐性遗传病,因为其突变可以被等位基因上的另一正常的表型所覆盖。两条染色体都携带功能失调的等位基因者才会患上这种疾病。幸运的是,这类疾病很少见。

而更常见的疾病,如癌症和糖尿病,以及各个身体系统的疾病,都是由众多基因以及生活方式因素(如饮食或环境化学物质)的组合叠加导致的,这使得其疾病的潜在基因更难识别。此外,这些所谓的**复杂性状**(complex traits)受到许多基因的共同影响,而大多数人体内都有"好"和"坏"基因的组合,就像打扑克:没有哪张牌是特别好或特别坏的,你手中牌面的组合才能决定这手牌是好还是坏。但遗传基因的"手牌"可以由数百个基因组成,而不仅仅像是你打扑克时分到的 5 张或 7 张牌。要识别多个能影响同一种复杂性状的基因,需要一些 DNA 序列信息,以及表现出这种性状的不同形态的人群(或动植物)信息。[2]

新技术使这个问题变得更容易解决。目前,已经知晓人类和许多其他物种的大多数基因的 DNA 序列和染色体位点。研究人员可以找到每个基因的等位基因(它们可能有很多),这些可以通过对一个人的所有 DNA 进行测序来实现,测出的总序列被称为其**基因组**(genome),这个过程就像把纽约市电话簿上的所有文本都拼出来一样。一旦做到了这一步,就可以找到任何一个给定的基因,并看到基因内的"字母",其被称为碱基,从而把整个基因拼出来。另外,等位基因也可以通过检查特定基因的小片段来识别。后一种方法被 23andMe 和 Ancestry ①等公司使用，其类似于知道了一个人名字中的几个字母，然后就可以将其在 Excel 等程序中作为搜索字符串使用。

大多数人可能更感兴趣的是，什么样的基因可能会让我们患上一些常见疾病(如癌症或糖尿病)的风险提升。你也可能会对那些起保护作用，或使身体系统更好运转的基因感兴趣。虽然许多已知的等位基因会导致隐性遗传病，但关于这类基因对人体的正常功能和年龄相关衰退的影响，我们却知之甚少。这是因为大多数所谓的**风险等位基因**（ risk allele ）对每种明显性状或疾病的影响都很小，就像玩家一把手牌中的每一张牌一样，很难被一一找出来。

预计这种情况在不久的将来会改变，总而言之，需要一个群体来识别这些基因。群体数量越大，效果越好。目前，美国提出了几项由政府资助的大型研究计划，对 100 万人的基因组进行测序，欧盟和中国也在进行着类似计划。由 23andMe 等公司私人资本赞助的项目也在寻找等位基因及其功能之间的关系。因为等位基因产生的影响较小，所以必须在非常大的群体中才能找到它们。[3]

等位基因会带来风险，但另一面这其实是基因所赋予我们的保护。对百岁老人的测序研究揭示了长寿等位基因一些颇为有趣的现象。通过观察发现许多百岁老人的生活方式并不特别健康，这突显了基因在长寿中的作用；但同时，对具有相同 DNA 的同卵双胞胎的研究得出的结论却是：他们的寿命可能相差很大，这说明环境或生活方式也很重要。

---

① 23andMe 是著名的 DNA 鉴定公司，Ancestry 是全球最大的族谱基因测序及分析公司。——译者注

后面每一章都会介绍一些已知的、影响该章所介绍系统功能的基因。这些基因可能会使罹患该章所介绍系统相关疾病的风险提升，也可能会保护你免受这些疾病的困扰。这里并不是鼓励你去做仍不便宜的基因组测序，或者让此类检测公司分析你的 DNA。但是，如果你有你所担心的某种疾病的家族史，DNA 分析也未尝不是获得更多风险相关信息的一种方法。随着对基因组的认识与日俱增，越来越多的因素，包括保护因素和病原因素，正不断被发现。

虽然有些唠叨，但我还是得提醒你,本书给出的只是非常初始的内容。研究人员可以很容易地确定多个基因可能对身体的某个方面有共同贡献，但识别真正起作用的单一基因要困难得多，而要弄清楚它们是如何作用的就更难了。

端粒损失

端粒（telomeres）是染色体的末端，其作用是保护染色体中间功能性部分的完整性。每次细胞分裂时，端粒的长度都会减少一点，这主要归因于染色体在细胞分裂前进行复制的方式。复制 DNA 的酶必须附着在一段模板染色体上，而这个连接区域自身是不能被复制的，并且还会因此损失一部分。端粒基本上就是这个被牺牲的区域。在一定次数的细胞分裂后，端粒区域会被耗尽，细胞亦会停止分裂。因此，端粒损失是遗传损伤以及其他与年龄相关损伤，如细胞衰老的前兆，下面将对此进行进一步讨论。端粒损失确实与这些与衰老相关的细胞性活动有关，但与实际年龄并不高度相关。对小鼠的实验表明，延长端粒可以延缓衰老，但在人类身上还没有进行过类似的实验。因为不同类型的细胞端粒损失的速度不同，所以很难对所有类型的细胞一概而论，并得出关于这一现象背后意义的统一结论。因对端粒的研究而获得 2009 年诺贝尔奖的伊丽莎白·布莱克本（Elizabeth Blackburn）曾就这个主题写过一本优秀的、通俗易懂的书。[4]

需要谨记的重要一点是，端粒长度可以而且确实会随着环境因素（如饮食和压力）而改变。这种灵活性意味着我们可以通过一些积极的手段改善端粒状况。但这也意味着，通过测试端粒长度来预测生理年龄，可能并不是一个好主意。

表观遗传变化

本节从基因开始讲起。如你所知，人体的两条染色体分别是从母亲那里得到的一个副本和从父亲那里得到的另一个副本。这些染色体上的基因是由一种叫作 DNA 的分子组成的。DNA 在我们的一生中变化不大，它们可能偶尔会在某些随机位点发生突变，但总的来说，基因组是相当稳定的。

基因是染色体上的一段 DNA，其从头到尾的确切排列被称为序列。当基因处于活跃状态时，它们被复制成一种叫作 **RNA**[①] 的东西，然后这个 RNA 再被"解读"以产生蛋白质。基因可以被打开或关闭，分别指产生或不产生相应蛋白质的情形。

随着生命活动的延续，DNA 会被其他化合物标记，这些化合物附着

---

① RNA 全称核糖核酸（ribonucleic acid），生物体内的遗传信息载体分子，主要负责将 DNA 中携带的遗传信息转录出来并指导蛋白质的合成。——译者注

在 DNA 上，会关闭、打开、上调或下调 DNA 的表达，被称为**表观遗传标记**（epigenetic marker）。可以把这些东西想象成基因的"音量调节钮"。这些先天具备的标记中包含了不同类型细胞的特化指令。这对我们而已是必须的，因为身体的每个细胞都携带所有的 DNA，也就是基因组，但每一种类型的细胞，如肌肉、骨骼、心脏，只会打开各自不同的基因。除了这些特化标记外，我们后天还会获得另一套完全不同的标记，这些标记使某些基因能被我们所处的外部环境激活，从而使我们能够以一种有利的方式对环境作出反应。

一系列对幼鼠进行的著名实验阐明了这些表观遗传变化的作用。研究人员在这些实验中使用了两种近交品系的大鼠。同一品系的大鼠，基因都是相同的，本质上就像一群同卵双胞胎。其中一个品系为正常的母鼠哺育，母鼠会舔舐和拥抱这些幼鼠；另一个品系中的母鼠则对幼鼠疏于照护。

研究人员之所以聚焦于带着幼鼠的母鼠，是为了研究早期生活压力的影响。上述的每一品系中，一半的母鼠及其幼鼠是在正常条件下长大的（对照组）；另一半则在幼鼠出生后的第一个星期，即幼崽阶段，就被从它们的母亲身边移开大约 15 分钟。这些幼崽被隔离并保持温暖，以确保其所受压力来源于隔离而不是身体上的不适。在重视哺育的品系中，当幼崽被送回时，母鼠会立即细心地舔舐幼崽并给予无微不至的照护；而在疏于照护的品系中，母鼠对幼崽不太关心，基本上忽略了它们。

当幼崽长大后，会接受各种行为测试。那些来自疏于照护的品系，并且在幼崽阶段就被分开的大鼠，表现得更加焦虑、好斗，而且很可能对酒精和可卡因等滥用药物上瘾，而母鼠细心的照护似乎能避免幼崽出现这些问题。

上述研究的结果表明，母亲良好的哺育效果会通过表观遗传标记体现在控制应激反应的基因上。当应激反应基因被隔离行为激活时，母亲的良好哺育会将表观遗传标记附着在这些基因上，从而关闭它们。其幼崽长大后也就不会受到幼年生活中压力事件所引发的不良后果的影响。

许多表观遗传标记可以持续对基因造成影响。衰老似乎与这些表观遗传信号中被称为"甲基基团"的标记所发生的特定变化有关。当一个甲基基团附着在一个基因上时，该基因表达下调，甚至完全关闭。（这就是图 3.1 所示的甲基化路径是一个重要路径的原因之一。）不同的环境事件可以在同一基因上附加完全不同的表观遗传标记，如不同的饮食或父母照护等因素会导致截然不同的表观遗传标记模式，其中一些表观遗传信号可以在小鼠身上引发早衰病，如 WS。

加州大学洛杉矶分校的一名研究人员想出了一个绝妙的方法来寻找那些随着年龄增长而关闭或打开的特定基因。令人惊讶的是，他发现了一组大约 350 个基因，随着年龄的增长，这些基因会持续下调表达。通过分析所有这些基因，他设计了一个**表观遗传时钟**（epigenetic clock），可以非常准确地预测个体的生物年龄。你可能也曾注意到，有些人看起来比他们的实际年龄要老得多，而有些人却年轻得多。这些人的遗传时钟可能存在差异，这使得他们的生理年龄大于或小于他们的实际年龄。虽然目前还不清楚这 350 个基因的作用，但它们确实能很好地预测老年时期的死亡概率。有的公司甚至可以通过检测唾液样本来告诉你，你的表观遗传年龄是多大。[5]

对表观遗传时钟的研究还发现：超重者的肝细胞往往比身体其他部分的细胞更衰老，但体重不足者的肝细胞则会比身体其他部分的细胞更年轻，但这种关系未在其他组织中发现。例如，超重人群的脂肪细胞不会表现出更老的表观遗传年龄。不幸的是，减肥并不能使肝细胞加速衰老的表观遗传年龄恢复原状。许多实验室目前正在研究逆转表观遗传变化的方法，希望能借此逆转衰老。[6]

一组被称为去乙酰化酶的酶类（红酒的长寿效应被认为与此有关）通过表观遗传路径来开启和关闭基因。当小鼠体内的去乙酰化酶被激活时，它们活得更长；相反，如果小鼠体内的这种酶未被激活，它们就会在更年轻时死去。目前有很多关于去乙酰化酶在人体内作用和影响的研究；在第十章讨论抗衰老干预措施时，会更多地提及这方面的内容。

请记住，表观遗传标记被附加到基因中的过程会延续一生。尽管我们可能很容易得出压力应激生活事件会导致有害的表观遗传变化的结论，但我们对这些标记的性质和作用还没有足够的了解来对此盖棺定论。

蛋白质内稳态丧失

喔，这个标题到底什么意思？你可能听说过**内稳态**（homeostasis）这个词，即身体维持某一给定因素的设定值的能力。就像家里的恒温器，会使房间保持在一个特定的温度。大多数自体调节系统使用负反馈过程，其类似于恒温器的工作方式，将各种人体参数（温度、血液 pH 值、血液中营养素的水平，如葡萄糖和钙）保持在一个较小的范围内。

回到恒温器的类比，假设把温度定在 21℃，恒温器里的温度计会一直监测温度，如果温度降到 21℃以下，暖气就会被打开，以使房间里的温度上升；而一旦温度超过 21℃，暖气就会关闭，以使温度下降，这个过程周而复始。人体的负反馈过程也以类似的方式工作，但通常会有更多的"检测装置"来控制这一过程，以实现更精细的控制。

再回到**蛋白质内稳态**（proteostasis），这是蛋白质和内稳态的合并简称，就是指细胞维持其生存所依赖的蛋白质的稳定性和质量的方式。蛋白质是一组具有多种功能的生物分子，是细胞的主要功能单位，可用来构建细胞骨架、运行细胞内的化学过程，并攻击和清除外来入侵者。因此，对细胞来说，保持蛋白质的质量是头等大事。而衰老和一些与衰老相关的疾病，如阿尔茨海默病、帕金森病和白内障，都与蛋白质内稳态问题有关。此外，在小鼠身上进行的一些令人振奋的新实验结果表明，改善蛋白质内稳态的基因修饰可以延缓衰老。

我们的细胞是如何维持蛋白质内稳态的？人体有很多相互关联的过程，就像汽车有许多系统协同运行以保证其在路上正常行驶一样。简单地说，这些过程负责识别、标记和分解有问题的蛋白质，统称为**自噬**（autophagy，上一章中已有介绍）。自噬包括许多活动，其中一些还有其他功能，在此不做展开。需要记住的是，一旦蛋白质被分解成其组成部分，这些组成部分就可以被回收，并用于构建新的蛋白质。

线粒体和线粒体功能障碍

线粒体（mitochondria）是细胞的发电厂，其能将食物中的养分分解成更小的化学物质，就像在发电厂燃烧煤炭并产生二氧化碳的过程中，能量被释放并储存在其他化合物中一样，其中最主要的是一种叫作**ATP**[①]的化合物，它就像燃煤电厂发的电一样。ATP是一种通用能量货币，

---

① ATP 全称三磷酸腺苷（Adenosine TriPhosphate），是一种不稳定的高能化合物，可水解释放能量，是生物体内最直接的能量来源。——译者注

就像美元一样，细胞在需要能量时就会使用它。以此类比的话，线粒体就像银行，用各种流入的货币兑换每个细胞需要的"美元"，但这也是有代价的，有点像银行收取兑换费。

为了形象阐释 ATP 的重要性以及线粒体产生 ATP 的作用，我们从氰化物的毒性问题入手。一小勺氰化钾几小时内就会置人于死地，其中氰化物的作用就是阻断 ATP 的形成。没有 ATP，生命将无法延续，因为几乎人体中的每一个化学反应都要用到 ATP。

如果还需要一个例子来理解 ATP 的重要性，那可以看看它在人体内巨大的使用量。在任何一瞬间，人体内所有细胞中共有大约 1 g 这类物质，但因为它不断地被消耗然后再生（大多数由线粒体完成），一天中总消耗的 ATP 将超过 45.36 kg（100 磅）。

线粒体利用吸入的氧气来施放生物体的能量"魔法"。不可避免地，其中一些氧会被转化为有害的形式，即自由基或**活性氧类**（reactive oxygen species，**ROS**）。ROS 可以通过一种叫作"氧化"的过程破坏包括 DNA 在内的细胞组件。接下来的表述有点复杂，别被绕晕咯。ROS 还能导致免疫系统产生另一种类型的破坏性物质，即所谓的炎性化合物，后面还会提到这种物质。

ROS 就像"化身博士"[①]一样，其黑暗面会破坏细胞的 DNA、脂质和蛋白质，但其也有有益的一面。ROS 作为信号，能告诉细胞的其他部分在线粒体中发生了什么。不要低估了线粒体的重要性，每个细胞都有数千个线粒体，特别是像肌肉细胞和肝细胞这样需要大量能量的细胞。

---

①化身博士，又称"变身怪医"，英国作家史蒂文森的小说《化身博士》中的主角，通过自己研发的秘药抽离了自己恶的人格，从而在代表善良的"杰基尔博士"和代表邪恶的"海德先生"之间不断转换。本处喻指 ROS 的双重作用。——译者注

它们占据了这些细胞体积的 20%，也就是身体重量的 10%，这相当令人震惊。意料之中的是，我们的细胞也相应地建立了一套安全系统来告知它们 ROS 的水平。这有点像在你家外面安装了一个运动检测器，当有人或物体在外面移动时，它会通知你。所以，我们并不想完全消除线粒体中产生的 ROS。

随着年龄的增长，人体内的线粒体会不断地通过分裂（以及其他一些奇特的行为）进行复制，进而导致突变累积并使其 DNA 逐渐被破坏。是的你没看错，线粒体确实有部分自己专属的 DNA，尽管其中的大部分基因在很久以前（进化过程中）就已迁移到细胞的总染色体上了。线粒体基因组并不大（只有 13 个编码蛋白质的基因），但如果其遭到破坏，线粒体的功能也会受到影响。事实上，线粒体受损是**细胞衰老**（senescent cell, SC）的普遍标志。

线粒体损伤的另一种类型是膜的氧化。线粒体有很多膜结构(图 3.2)。而且由于它在能量处理中发挥的作用，其周围区域会耗掉大量的氧气，因此膜被氧化的概率很大。不同的物种有不同类型的线粒体膜，其中一些膜比其他的更容易被氧化。有趣的是，长寿的物种，如裸鼹鼠，其线粒体膜对这种类型的损伤更有抵抗力。[7]

受损的线粒体会释放更多的 ROS，从而导致更多与年龄相关的损伤。线粒体功能障碍会导致细胞功能障碍（老化），随后损伤还会扩散到周围组织。线粒体功能障碍见于许多年龄相关疾病，包括糖尿病、癌症和神经退行性疾病，如帕金森病。事实上，衰老过程中最典型的事件之一就是线粒体功能的逐渐衰退，这会影响整个细胞，进而影响整个人体的健康和良好状态。即使在健康的个体中，老旧的线粒体也已不能正常工作，它们从同样数量的食物中产生的能量减少。目前我们已逐渐了解受损的

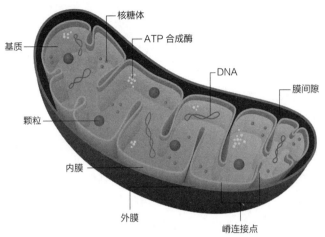

线粒体

图 3.2　线粒体结构。嵴是内膜的褶皱；内膜将内部基质与其余结构分开（图片 © iStock / Vitalii Dumma）

线粒体是如何引起这些问题的。[8]

年轻健康的细胞拥有线粒体修复机制，而随着年龄的增长，其修复系统也在不断老化，而且也不再好用。而我们的细胞很聪明，线粒体还配备了一种自杀机制，当它们开始破坏环境时就会启动其自杀机制。当受损的线粒体变得"漏洞百出"，它们的膜碎片会进入细胞并触发自杀机制。然而讽刺的是，在衰老细胞中，这种自杀机制并不起作用，于是细胞损伤在恶性循环中不断积累。更糟的是，这些线粒体碎片还会引发炎症。

为了缓解不断增加的 ROS 引起的功能的螺旋式下滑，一个初步的方案是修改线粒体中的基因，以增加它们固有抗氧化剂的水平。目前已在小鼠体内进行了一项修改特定抗氧化剂基因的实验，其中最年长的小鼠反应最理想，比未接受处理的同胞寿命延长了 20% 左右。[9]这个策略有点像在心脏血管中植入一个支架（一种撑开血管的管状物），并向心脏的阻塞动脉中释放抗凝药物。也就是说，修复手段被用在了产生问题的源头。当然，改变 DNA 会产生比植入支架更持久的效果，因为支架会随着时间的推移而逐渐降解。

让人感到奇怪的是，线粒体活性的增加也有助于延长寿命。增加线粒体活性的干预措施包括一些药物，如二甲双胍（详见第十章），以及体育锻炼。不过，当你了解到，活跃的线粒体在产生潜在的破坏性 ROS 的同时，也会刺激自然存在的保护性化学物质——抗氧化剂的产生时，这道理也就说得过去了。联想一下压力同样在 CR 中有一定的有益作用。此时，ROS 可以被视为细胞内的应激压力，也会引发代偿性生存机制。但是，就像胰岛素的分泌一样，过多的代偿也会导致其他问题，并加剧与年龄相关的损伤。

请记住，线粒体是会一直产生影响的必需细胞结构。在其功能随着年龄的增长而下降的过程中，与年龄相关的问题也会增加。一些研究人员正在研究对衰老线粒体进行增强的可能性，因为这似乎可以延长小鼠的寿命。

营养感知失调

前一章介绍了 CR 的概念，现在让我们再来回顾一下。简而言之，少摄入热量可以延长实际寿命和健康寿命。（最近的研究发现，改变饮食模式，包括进行一些禁食，甚至限制某些类型的食物摄入，同样可以延长实际寿命和健康寿命。第九章将讨论这些问题。）如何从线粒体的角度来看待这个现象呢？可以把线粒体中的燃料转换过程想象成一条管道：

食物从前端进入，ATP 从后端出来。如果你从食物中获得了大量的燃料，也就是热量，但却不使用这些热量，管道就会堵塞。最终线粒体吸收的热量比它们在过程结束时释放的热量要多，就会诱导释放更多的 ROS。但如果做功消耗掉了热量，ATP 就会不断从管道后端释放出来，而释放的 ROS 就会减少。当然，管道前端的"溢流阀"会将多余的热量转移存储为脂肪，但这种情况下的线粒体也不可避免地超载了。调节管道的任意一端，要么减少摄入的热量，要么消耗更多的热量（运动），这两种方式都可以减少 ROS。因此，CR 和运动都是有益的。这个想法也是所谓的冷疗法或冰浴、冷水浴等的基础。当体温下降时，线粒体可以通过将管道中的热量流转到 ATP 端口以外的另一个出口来直接产生热量，从而增加细胞内的热量。

CR 另一个看似违反直觉的效应是，会在实验动物中增加线粒体的活性。CR 通过提高细胞中的某种信号（称为 **NAD⁺**，其本质上是在细胞周围携带电子的一种载体）来打开线粒体基因。当这些基因开启时，线粒体中释放 ROS 的机制得到调整，导致 ROS 减少。NAD⁺ 还会激活细胞核中的基因，这些基因控制着许多应激反应，包括抗氧化剂的释放，抗氧化剂自然可以降低 ROS。可悲的是，NAD⁺ 是另一种随着年龄增长而不断减少的东西。[10] 许多研究人员正在寻找防止或扭转这种下降趋势的方法。第十章会详细讨论这个问题。

当吃完含有碳水化合物的食物后，我们的胰腺细胞会释放一种激素——**胰岛素**（insulin）。（一般定义，激素是由分泌激素的腺体释放出来的物质，可在体内流动并影响许多下游目标。）胰岛素会快速通过血液，刺激脂肪细胞储存脂肪，让其他细胞生成蛋白质，并将糖分子聚合为糖原，糖原就是碳水化合物的存储形式。

胰岛素还能调节 IGF-1（一种类似的激素）的作用效果，这在前一章已介绍过。而为了解释胰岛素和 IGF-1 在营养感知方面彼此相互交织的作用，这里必须向你介绍**生长激素**（GH），顾名思义，你大概以为它只是刺激身体生长的激素，但事实上，绝不止那么简单。GH 确实能刺激身体生长，尤其是在我们年轻时，以及从伤病中恢复时，但是 GH 刺激生长的另一种方式是通过释放 IGF-1 达成的。稍后会有更多关于 GH 的信息，但此处继续讲胰岛素和 IGF-1。

IGF-1 具有与胰岛素相同的作用，即开启细胞门户，从食物中获取燃料分子（葡萄糖和脂肪）。此外，这对化学信使还会告诉细胞，现在营养充足了，它们应该生长和分裂了。为了简略一点，我们将这两个信使合称为 **IIS**（Insulin and IGF-1 Signaling，即胰岛素和 IGF-1 信号）。IIS 启动的一系列事件，也就是前面所说的路径（图 3.1），在大多数活细胞中都可以发现，包括诸如酵母这样的单细胞生物体。但 IGF-1 是这对信使的主力，它将信息传递给许多不同的细胞，利用这些新获得的营养物质来合成蛋白质，并通过分裂来制造新的细胞。

IIS 信使可作用于涉及人类和其他生物体衰老过程的许多细胞系统。因为这一共通性，科学家们可以在酵母等更简单的生物体中研究这一路径，并将其发现推论到人类身上。

这是一条古老的进化路径，让动物得以在植物类食物繁茂的季节大快朵颐。植物类食物含有大量的碳水化合物，这些碳水化合物很容易分解成细胞所使用的糖——葡萄糖。当你吃了富含碳水化合物的一餐后，血液中的葡萄糖水平上升时，胰腺细胞就会释放胰岛素，以告诉不同的组织去进行不同的活动。例如，脂肪组织开始以脂肪的形式储存多余的热量，以应对将来可能出现的饥荒时期。对于我们的祖先来说，植物类食物能提供的热量在其生长季节之后就会减少，胰岛素也是如此。冬季动物体内胰岛素水平的下降会使线粒体增加产热活动。在寒冷时提高产热，这似乎违背直觉，但事实上，这可以让动物更有能力去寻找更有限的食物来源。有趣的是，当动物真的受到食物匮乏的压力（即饥饿）时，它们需要的睡眠更少，这样它们就能花更多的时间去寻找食物。[11]

当然，在现代工业化社会中，我们很少经历饥荒时期和胰岛素的季节性下降。如果热量摄入，尤其是碳水化合物的摄入一直很高，生长信号就会持续。

降低 IIS 是机体的一种适应性反应，目的是在应激时期（如食物匮乏时期）尽量减缓细胞生长和新陈代谢。IIS 较低的动物存活时间更长，因为它们的细胞生长和新陈代谢率较低。较低的新陈代谢会相应产生较低的细胞损伤率（详见下文）。因此，降低 IIS 理论上应该可以延长寿命，然而物极必反，这种防御反应如果过于极端也可能会导致其他意想不到的问题（如饥饿引起的系统性损伤），而这些问题实际上反而会加速并加剧衰老。[12]

随着年龄的增长，IGF-1 水平会自然降低。IGF-1 的产生由影响发育的主要化学物质——GH 控制，GH 则由位于大脑底部的垂体腺分泌。因为 GH 水平会随着年龄的增长而下降，且伴随着 IGF-1 水平的下降，我们不会一直生长也就合情合理了。但是 GH 也负责保持肌肉的大小和力量，不幸的是，这部分功能也会随着年龄的增长而衰退，相关内容会在后面的章节中详细介绍。

在老鼠、狗、人类和其他动物中，当 GH 的作用被影响其功能的基因突变所抑制时，个体寿命就延长了。被改造为缺乏 GH 或 GH **受体**（receptor）的小鼠就是体现 GH 对寿命影响的一个很好的例子。受体就是物质进入细胞的通道，没有受体 GH 就不能发挥作用。这些小鼠不仅保持着该物种原有的长寿记录，还比它们未被改造的同胞寿命延长了 70% 左右。它们不只活得更久，而且受许多相互作用机制的影响，也更为健康，如抗压能力和干细胞活性增加，炎症减少，以及 DNA 修复能力提升。

小鼠身上的这些突变使其体形变小，这很容易理解，如果你的生长路径被抑制了，你也不能长大，这种现象见于患有"拉龙综合征"（Laron syndrome）的患者。这些患者身材矮小，因为他们和上述小鼠一样，对 GH 没有反应。但他们不仅活得更长，也不会罹患许多与衰老相关的慢性疾病，如癌症和糖尿病。然而，目前围绕拉龙综合征患者的整体健康状况还存在较大争议，因为他们似乎更容易患上与年龄无关的疾病，如酒精中毒。

第二个主要的营养传感器为**哺乳动物雷帕霉素靶蛋白**（mammalian target of rapamycin，mTOR）。TOR 是调节蛋白质合成和整体细胞生长的总开关（图 3.3）。雷帕霉素对 mTOR 的抑制作用已被发现可以延长实验动物的寿命，并减少与年龄相关的疾病。目前，在人体中使用这种药物的前景备受人们的关注。雷帕霉素最初是用于临床移植患者的免疫系统抑制剂，可以使此类患者的癌症和骨质疏松症发病率低于预期，而这两种疾病在免疫抑制人群中很常见。但因雷帕霉素本身的副作用，相关化合物的安全性还在测试中。关于这一点，第十章会有更多的介绍。

类似的现象也出现在百岁老人身上，他们中的大多数即使到了 100 岁，仍然对胰岛素很敏感，这意味着他们能迅速而有效地从血液中提取葡萄糖。虽然这似乎有悖常理，但 IIS 活动的减少确实会延长寿命；相反，胰岛素抵抗则会导致 2 型糖尿病。（与 1 型糖尿病不同，2 型糖尿病

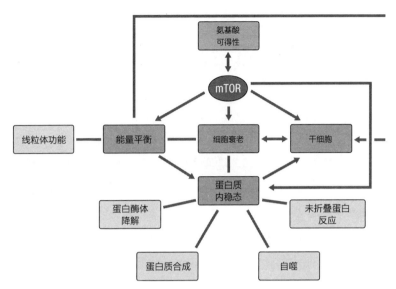

图 3.3　mTOR 参与的许多受衰老影响的过程。Papadopoli、David 等人认为 mTOR 是寿命和衰老的核心调节因子

患者的胰腺能释放胰岛素，但细胞没有反应，也就是胰岛素抵抗。）更有效的胰岛素应答能降低血糖浓度过高造成的不良影响，同时也能防止这些百岁老人增加大量脂肪。深入研究胰岛素和 IGF-1（IIS）的作用发现，IIS 会刺激 TOR 的活性。所以，更少的胰岛素意味着更低的 TOR 活性，进而是更少由 TOR 控制的生长路径。

　　综上，一般来说，细胞的生长活动会加速衰老，而营养信号的减少则可以延长实际寿命和健康寿命。CR 之类的方法其实是对后者的模拟，大量的研究正致力寻找能起同样作用的药物。

氧化损伤

氧化损伤也被称为氧化应激，当一个电子被从分子中剥离时就会产生这种现象。抱歉，这里得介绍一点化学知识。电子是原子中形成的化学键中带负电荷的部分，它是将化学分子"粘"在一起的分子胶。所以，如果失去了电子，分子就不能在细胞中正常运行了。氧是常见的"电子大盗"——想想放在砧板上的切好的苹果和土豆是如何变黄、变棕的吧，一些其他物质（氮、脂类）也有这种作用。氧对新陈代谢至关重要，细胞在有氧条件下"燃烧"燃料，就像汽车引擎燃烧汽油一样。在这个过程中，氧通常会吸收穿过线粒体的电子，而线粒体正是细胞的能量加工厂。

但是氧和其他化合物也会夺取额外的电子，产生不平衡，这些不平衡的化合物通常被称为自由基，但线粒体产生的自由基包含氧，所以被称为**活性氧类**（ROS），这意味着 ROS 可以与细胞中的其他分子发生反应并破坏它们。ROS 可以引发电子转移的连锁反应，当电子从关键细胞成分中被抽离时，就会导致氧化损伤。当这种损伤发生于 DNA 或线粒体中时，危害更大。因为氧是一种持续存在的危险因素，细胞自然已经发展出许多的抗氧化防御系统。但这些防御系统会随着年龄的增长而衰退，所以氧化损伤也会随着年龄的增长而增加。

降低 ROS 的干预被广泛认为是一种抗衰老的策略。抗氧化剂是人工合成的或自然产生的化合物，因其可以清除 ROS 的作用而广受研究。出乎意料的是，大多数此类研究都未显示出抗氧化剂对人体健康的任何助益。一些研究甚至显示，服用抗氧化剂会令癌症和其他年龄相关的疾病恶化。[13] 第五章会详细讨论这一令人惊讶的结果。

炎 症

炎症是免疫系统对病原体或受损细胞的反应，其作用是清除病原体或受损细胞，并启动修复机制。当免疫细胞被募集到感染区域或组织损伤区域时，就会发生**急性炎症**（acute inflammation）。第一批免疫应答细胞释放的蛋白质称为**细胞因子**（cytokine），会导致局部血管变得多孔，以便使血浆和其他免疫细胞到达损伤部位，其产生的伤口肿胀和灼热，便被我们与损伤和炎症联系在一起。急性炎症的作用是破坏外来病原体或受损细胞，但如果任其持续很长时间就会使正常的组织受损，所以机体的反馈机制会适时关闭它。第十章会对此加以讨论。

而**慢性炎症**（chronic inflammation）被认为是许多年龄相关疾病和综合征的成因。慢性炎症非常普遍，**炎性衰老**（inflammaging）就是专门被用来强调癌症、易感染状态和痴呆等疾病会在慢性炎症出现后迅速发展的状态。与急性炎症不同，慢性炎症与感染无关，因此也被称为无菌性炎症。

虽然慢性炎症的原因目前还无定论，但一个可能的原因是长期氧化损伤的累积效应对免疫系统的过度刺激。记住，免疫系统的职责是在检测到损伤时启动修复过程，而当免疫系统被过度激活时，反而会破坏它试图修复的组织。然后，在长期激活的状态下，免疫系统本身会变得功能失调，无法有效地处理真正的病原体和受损的组织。更讽刺的是，免疫系统受损愈严重，产生的炎症越多。[14]

另一个引起炎性衰老的原因是衰老细胞释放的信号。接收到这类信号，化学信使会呼叫免疫系统试图清除衰老的细胞。无疑，随着年龄的增长，会有越来越多的衰老细胞产生，而免疫系统为了清除这些细胞就会被过度激活。

对免疫系统的进一步过度刺激可能是由肠道细菌渗漏到血液引起的。随着年龄的增长，我们所有的系统都会经历一些恶化，肠道也不能幸免，它们会失去非凡的自我修复能力，并开始漏洞频出，从而使一些细菌从肠道逸出。而免疫系统还是会探测到这些外来物并发起防御。

另外，炎症还与线粒体有关，前面介绍过它们产生的 ROS 可能是引发衰老过程的一个因素，而线粒体还有另一种效应。具体来说，因为线粒体与细菌外形非常相似，其所携带的一些化学标签会使其被标记为细菌。当线粒体及其母细胞受损时，如果它们逸出细胞的保护环境，也会引发免疫应答。

当炎症无法控制时会发生什么？众所周知，肥胖和 2 型糖尿病的病程发展便涉及这个问题，这两种疾病都与衰老相关并会加剧衰老。这种作用是双向的。许多（尽管不是全部）肥胖者的炎症性和致炎性的化学物质水平都高于正常值，这会影响其新陈代谢，导致胰岛素抵抗，进而导致 2 型糖尿病。在小鼠身上，高脂饮食会改变其肠道微生物群的种类，导致额外的炎症；而高纤饮食则会对微生物群有相反的影响，从而对免疫系统产生积极效应，减少炎症。

同样，炎症反应缺陷也会导致动脉粥样硬化和癌症。炎症和压力还会关闭下丘脑的活动。下丘脑是大脑的一个区域，控制着影响我们生理活动的许多激素，如 GH。大脑的这种反应会导致与年龄相关的变化，如骨骼脆弱、肌肉无力、皮肤萎缩和神经细胞再生减少。相关的一个令人兴奋的新发现是，对小鼠使用下丘脑激素治疗可防止神经细胞受损，延缓衰老。其他值得注意的发现是，在对年轻和老年小鼠进行血液和血浆交换后，某种经血液播散的因子可减缓甚至逆转老年小鼠的衰老。[15]

如上所述，炎症是一个总称，不同类型的炎症有不同的作用。任何炎症都可能有利、有弊，这取决于环境。影响炎症的因素本身也会受到其他因素的影响，如氧化损伤。最后，记住雷帕霉素会抑制免疫系统，虽然其有部分有益影响，但毫无疑问，过度抑制免疫系统并不是好事，切记不要胡乱用药。

细胞衰老

大多数细胞的分裂次数都有一个自然极限。细胞分裂是机体替换受损细胞、构建组织和器官的方式。当细胞因达到了这个极限而停止分裂，并开始释放一些新的化合物时，它们就已经衰老了。分裂能力的丧失主要源于端粒损失，但其他因素也可以诱导细胞衰老，如辐射损伤或炎症。一种新颖有趣的假设称，随着细胞衰老和 DNA 损伤，细胞分裂程序暂停，而生长程序仍然不受抑制，结果就是这些细胞变大了。一旦细胞的大小超过一定的尺寸，控制其内部功能的指令（由基因产生）的效果就会降低。结果是什么呢？这个更大的细胞开始退化，进入了衰老阶段。

细胞一旦停止分裂就会进入程序性死亡，但有时它们会设法逃脱，这些逃脱的**衰老细胞**会释放一种化学混合物，影响周围的细胞。与炎症一样，衰老细胞的变化可能是有益的，也可能是有害的，这取决于具体情况。例如，通过进入无分裂状态，细胞的衰老抑制了以细胞的无限分裂和增生为特征的癌症的发展。

正如你猜测的那样，随着年龄的增长，这些衰老细胞会不断累积，通常也会变大，这可能是因为它们的分泌活动增加了。不幸的是，衰老细胞释放的某些化合物反而会增加患癌风险。在某些情况下，衰老细胞有助于发炎组织的修复愈合，但如果免疫系统无法将其清除，则会加重炎症。而随着年龄的增长，免疫系统清理这些细胞的能力也会变差。[16]

许多由衰老细胞释放的化合物会引起炎症（下一节将详细介绍），这些化学物质被认为是周围细胞受损的主要原因。因此，抗炎药物也是降低细胞衰老影响的一种方法。还记得"每天吃片阿司匹林"这种说法吗？看来我们的老一辈已经意识到了这一点。（这种方法的利弊这里暂且不提，你也可直接跳到第十章。）另一种方法是服用一类叫作"senolytics"（衰老细胞裂解剂）的新药，这种药物会定位、清除或杀死衰老细胞。[17]当你读到这里时，这种旨在延缓、预防或逆转细胞衰老的新方法可能已经在临床试验中了。

关于衰老细胞，请记住：这些细胞通过分泌 IGF-1 调控周围细胞的生长。如你所知，其中活跃的细胞会产生更多的 ROS，衰老细胞还会释放刺激炎症反应的化合物，从而直接损害细胞，并降低免疫系统的抗癌活性。除此以外，它们还会释放化合物以分解将细胞粘合在一起的黏性物质［被称为**细胞外基质**（extracellular matrix，**ECM**）］。这种 ECM 的损伤可以加速肿瘤的扩散或转移。最后，它们可以刺激新血管的产生，这个过程被称为血管生成。等等，你想说，血管生成难道不是一件好事吗？和之前一样，这也要看情况。在发育期或成人增长肌肉时，这当然是好事；但如果只是随意地制造新的血管，这些血管就会带来更多的氧，释放更多的 ROS，并为该区域的恶性肿瘤提供营养。

一个有趣的说法是，衰老细胞可能是由一些对年轻时和逐渐发育成熟时的我们有益的发育过程的延续造成的。但是，就像恒温器没有关闭电源一样，这些过程如果不加以控制，也可能会导致一些意外的后果。这就解释了为何衰老细胞在缺乏外界信号，如调节细胞生长和分裂的 GH

的情况下依然继续生长的原因。如前所述，这些细胞虽然不会再次分裂（因为它们已经达到了分裂次数的极限），但伴随着内部不断地生长（由mTOR 的活动可以看出），它们会变得更大并产生可能对周围细胞有害的物质。

就像本节介绍的许多过程一样，细胞衰老本是一件好事（即细胞分裂的终止），最后却变成了坏事。所以，这可能不是一个应该被完全消除的过程。一个有前景的研究方向是通过上述药物或过滤血液去除衰老细胞，因为这些细胞比正常细胞大。一些临床试验和初创的生物技术公司（如Oisin、Unity）专注于用这种方法治疗特定的年龄相关疾病，第十章会对进行此详细介绍。

干细胞衰竭

干细胞是指还没有开启特定基因程序的细胞，也就是说，它们还没有特化成我们所拥有的任何一种类型的细胞。你可以把它们想象成体内的前体细胞，可以一直分裂下去，然后可以分化成其他类型的细胞。因为干细胞可以分化为骨骼、肌肉、软骨和其他特殊类型的细胞，所以它们在治疗包括帕金森病、阿尔茨海默病、糖尿病和癌症在内的许多疾病方面都很有应用潜力。

下面来认识下两种不同的干细胞。第一种，存在于发育中的胚胎中的**胚胎干细胞**（embryonic stem cell，**ES**）。这很合理，因为每个人的生命都始于一个单细胞，一个开始分裂的受精卵细胞。所有这些早期细胞都是 ES，它们的分裂会产生更多的 ES 和特化的细胞以形成胚胎的组织和器官。ES 也被称为**多能细胞**（pluripotent），意思是其分裂产生的细胞最终可以产生神经、肌肉、皮肤等任何类型的细胞。第二种干细胞是成人干细胞，所有人的组织和器官中都有这种细胞，它们的功能是产生新的细胞来修复和替换特定器官或组织中的衰老细胞。

多能性 ES 显然在治疗各种疾病上都有用武之地。它们几乎可以无限地分裂，并产生任意类型的细胞。要从胚胎中获得这种类型的细胞，必须得破坏胚胎，因此胚胎干细胞的使用问题尚存在争议。还有一个问题，干细胞来自不同的个体，而非接受治疗的患者本人，故这种差异可能会引起患者的免疫排斥反应。

但我们还有另一种获得 ES 的方法：可以在成熟体细胞中生成**诱导性多能干细胞**（induced pluripotent stem cell，**iPSC**）。大约在 10 年前，日本的研究人员发明了这项神奇的技术。他们发现，只要将 4 个在早期胚胎中活跃的基因导入成熟体细胞中，这些成熟体细胞就会转化为 iPSCs，这意味着不需要胚胎，你自己的细胞就可以制造出 iPSCs。这些**自体细胞**（autologous）可以用于移植且不用担心排斥反应的风险。

另一种利用成人干细胞的方法是从我们自己的身体中获取原料干细胞，在实验室中培养增殖，然后再注射回去。这种方法在美国是不被允许的，但在欧洲和其他国家使用时，很多情况下都效果良好。这几种干细胞及其他干细胞（如来自胎盘的干细胞）在美国的使用方式可谓五花八门，所以很难对从众多干细胞诊所中获得的治疗结果进行比较。

利用干细胞治疗退行性疾病的方法被称为再生医学。这种方法已经在实验室中被证明可以治疗骨折、严重烧伤、黄斑变性、耳聋、心脏损伤、关节磨损、神经损伤、帕金森病的脑细胞丢失以及其他疾病。一些不太复杂的器官，如膀胱和气管，已经可以由来自患者自身的细胞构建并成功移植。

随着年龄的增长，成人体内的干细胞会逐渐失去修复和维持的能力。换句话说，它们会消耗殆尽。最终，组织和器官会因为无法重建而衰竭。最近的研究表明，这是因为随着本节所描述的年龄相关的细胞损伤的加速，越来越多的干细胞会进入休眠状态。休眠可能会降低因受损干细胞失控而患癌症的概率，但其代价是组织衰竭。研究人员发现，通过向衰老的组织注入年轻的血液，衰老的干细胞群可以恢复活力，而衰老对组织的一些影响也可以被逆转，这种治疗方式被称为**异种共生**（parabiosis）。目前的研究专注于找出血液中能够与干细胞沟通并使其复活的信号。相应改善干细胞功能的药物疗法也正在探索中。特别是雷帕霉素（见第十章），它不仅可以通过改善蛋白质内稳态和改变营养感知来延缓衰老，还可以改善干细胞的功能。

请记住，干细胞衰竭可能是上述几个或众多过程共同作用的结果。但由于再生细胞的丧失正是许多组织（如皮肤和肌肉）衰老的特征，因此要将衰老的有害影响降到最低，干细胞系统就是一个直接的干预对象。

自 噬

我也纠结过是否加入这个标题，因为它可能会让人困惑。但本章描述的许多机制要么包含了自噬，要么导致了自噬，所以我认为对此加以探讨是非常有必要的。且越来越多的干预措施涉及让这一过程持续的方法。那么到底什么是**自噬**（autophagy）呢？[18] 记住，词根"auto-"指的是自我，而"-phagy"指的是进食。吃自己？这听起来有点疯狂，但是设想一下：每个细胞都只能利用有限的资源来执行许多不同的功能。所以，如果一个过程用不到了，那投入其中的所有材料基本上也都无法利用了；

而如果这些材料可以通过自噬回收，就可以在其他地方得到更好的利用。此外，分子，尤其是蛋白质，在组装过程中受损或毁坏的部分，也可以被回收利用。像线粒体这样一旦受损就会损害细胞的结构，也可以被回收利用。CR 和运动可以增强自噬，而高蛋白饮食则会抑制自噬。

请记住，自噬并不是衰老发生的主要途径之一。相反，自噬是维持细胞健康的一个重要过程，并可以通过生活方式的调整来加以增强。想要最大限度地遏制上述各种与年龄相关的有害变化，其关键似乎就是对自噬这种重要的活动加以强化。

兴奋效应

与自噬类似，兴奋效应也不是一个导致衰老的过程，但它是一种涉及衰老和抵御衰老的、重要的正常的细胞应激反应，所以选择在这里介绍**兴奋效应**（hormesis）是颇为恰当的，因为它与本节讨论的其他过程存在关联。

细胞和器官进化出识别和减少诸如饥饿等压力影响的机制，这是合理的。所有的细胞和生物体，从单细胞的酵母（生物学家最喜欢研究的生物）到人类，都能对压力表现出不同等级的应答，如低水平的压力会诱导机体的防御和修复，而高水平的同种压力则可能是有毒的或致命的。

低水平的压力所带来的有益效应，如长寿，便被称为兴奋效应。引起此类兴奋效应的外部压力包括辐射、氧化应激和长期暴露在高温或有害化学物质中。事实上，肌肉生长就是一种对压力的积极应答，这种压力来自于锻炼时产生的肌肉细胞的低水平损伤。

很多压力反应都有一个由 **PGC-1α** 控制的细胞路径，PGC-1α 开启的是修复和维持程序，而不是构建和发育程序。再以 CR 为例，当食物充足时，胰岛素和 IGF-1 水平较高，会抑制 PGC-1α 的分泌。而各种环境压力，如前面提到的那些，还包括氧化损伤，都会促进 PGC-1α 的分泌，最终导致线粒体的生成增加。不幸的是，PGC-1α 的水平会随着年龄的增长而下降，原因目前尚不清楚。

记住，包括人类在内的所有的生物都在不断进行着权衡。当营养充足时，细胞就会选择大量增殖。但过于快速的发育可能会产生毒素或破坏细胞环境，就像城市中心的快速发展一样。从进化学的角度来看（啊哈，如果你跳过了那一章，你现在可能想要回去看了），生物体在生命早期的快速生长是合理的，因为繁殖期就要到来。而作为代价，在生命的后期，一些修复过程可能会受到损害。

结 论

衰老很复杂，但生物体本来就是复杂的，其由许多相互关联并协同工作的系统组成。线粒体产生的能量可用于生成构造人体所需的蛋白质，以及促进自噬和蛋白平衡，使机体保持良好的工作状态。衰老意味着这些系统开始崩溃，但各个系统的衰老不一定是同时发生的，而且每个个体的情况也不同。疾病和伤痛会加速部分系统崩溃的进程。所有这些损伤都会增加细胞生成 TOR 的数量，其目的是使身体恢复正常。记住，这是细胞生长的主开关，但过度的生长就会像总是在高转速下驱动引擎一样，会让我们精疲力尽，最终不支。

读到这里，你是不是想要举手投降？不过我希望你继续往下读，因为生物化学和细胞生物学的新进展正在解开产生衰老的复杂谜题，并为如何保持健康给出了诱人的线索。接下来的章节将会重新定义这些概念并向你展示，随着年龄的增长这些机制是如何影响身体的。每一章都会提供一些关于如何对抗这些机制，并让你更健康的新思路。最后几章还将总结许多新的干预措施。最后的注释列入的资料来源广泛，这些资料更详细地整理了这些基本概念，以供感兴趣的读者参考。

缩略词表

ATP：三磷酸腺苷，细胞的能量分子

CR：热量限制

DNA：脱氧核糖核酸

ECM：细胞外基质

ES：胚胎干细胞

GH：生长激素

IGF-1：胰岛素样生长因子 -1

IIS：胰岛素和 IGF-1 信号

iPSC：诱导性多能干细胞

mTOR：哺乳动物雷帕霉素靶蛋白，一种控制细胞活性的蛋白质

PGC-1α：过氧化物酶增殖物激活受体 γ 辅激活因子 - 1 α

ROS：活性氧类，又称自由基

WS：沃纳综合征

第四章

皮　肤

概　述

皮肤的结构很奇妙，不仅从头到脚覆盖着全身，形成一层既有保护性又可渗透的屏障，还有着各种各样的感官探测器。皮肤约占成人平均体重的16%（约9 kg），是人体最大的器官。（除非你体内的脂肪组织超过了它——后面的章节会更详细地讨论随着年龄的增长，脂肪如何对我们产生惊人的影响。）如果将皮肤剥下——是的，我知道，这想法让人毛骨悚然——再将其铺开，面积足有20多平方英尺（约1.86 m²）。皮肤包括产生手指甲、脚趾甲的甲床和生出头发的毛囊细胞等结构。

皮肤是身体内环境和你所在外环境的分界，所以它会受到来自两方面的冲击，如内部的老化过程及外部的压力。众所周知，随着年龄的增长，皱纹、老年斑、皮肤变薄、皮肤松弛、肤色变化和皮肤癌的发生频率都在增加。皮肤的外观变化使得这些衰老的迹象显而易见。内部因素[基因突变、炎症信号增加、**脂质**（lipid）生成减少和激素水平下降]与外部因素[紫外线辐射、生活方式（如饮食和吸烟）和污染]都会导致与年龄相关的皮肤损伤。

这些损害并不仅仅意味着你失去了曾经细腻光滑的年轻肌肤，其生理功能也会受到影响，包括**渗透性**（即涂在皮肤上的各种物质如何进入皮肤），**脉管系统**（如血管）的维持，汗液及相关的脂质的生成，**免疫功能**（immune function，身体的防御和修复能力）以及**维生素 D**（vitamin D，参与许多身体系统的维护）的合成。而你将因此面临伤口愈合受损、皮肤下垂、淤伤、皮肤病和癌症的困扰。

即使没有紫外线辐射等外部压力，在腋窝等得到较好保护的部位也能观察到与衰老相关的皮肤变化，比如细小的皱纹，皮肤弹性丧失及变薄。那些暴露在阳光下的部位则会遭受严重的伤害[相关术语：**日光性弹性组织变性**（solar elastosis）]，由于受到太阳的灼伤，皮肤会变黄变厚。

我们都知道，有些人的皮肤看起来比其实际年龄要年轻得多。研究人员最近发现，这些人体内与保持年轻相关的基因被激活了。这也算老生常谈了，但如果再深入挖掘一下，我们就会发现其中生活方式和生活环境的重要性。久坐不动和吸烟都会让人衰老得更快。至于皮肤，那就是久呆阳光下，衰老得更快。所有生活方式的选择都会影响我们与生俱来的基因。这个想法正是前一章介绍的新兴表观遗传学的基础。换句话说，我们可以改变基因影响皮肤的方式。

什么是皮肤?

皮肤解剖学。在讨论衰老对皮肤的影响之前,首先要介绍一下皮肤三层结构的对应术语(图 4.1)。

外层,也就是**表皮层**(epidermis),形成了一道防水屏障,其基底细胞不断地再生,而上层细胞则不断地脱落。表皮的外层由 15 ~ 20 层扁平的死细胞(角质层)组成。这些细胞含有一种**蛋白质**(protein),好像一种纤维支架,可以吸收水分并防止体内水分流失。这部分皮肤包裹在一层脂肪层中,这有助于保持皮肤的弹性,同时它也含有比身体其他部位更多的**胆固醇**(cholesterol),因此能起防水作用。[1] 此外,决定皮肤颜

皮肤的结构

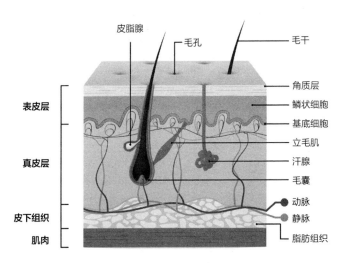

图 4.1 皮肤的三层结构(图片 © iStock / Paladjai)

色的**色素**（pigment）细胞也在这里。

下面一层是**真皮层**（dermis），包含一层结缔组织，由两种主要蛋白质组成：①真皮中超过 75% 的蛋白质是**胶原蛋白**（collagen），这是一种重要的结构蛋白，作用有点像编织绳。胶原蛋白存在于人体的许多结构中，它就像房屋的框架一样起结构支撑作用。胶原蛋白是皮肤中非常重要的蛋白质，它能像一个厚厚的编织毯一样把大量的纤维连接在一起，形成一个三维基底，并将其他皮肤组件固定在适当的位置。这种坚固而有弹性的组织赋予了皮肤神奇的能力，它既坚韧得能保护你免受伤害，又弹性十足。②**弹性蛋白**（elastin）是真皮层中的第二种蛋白质，顾名思义，它赋予皮肤弹性，使其在受到拉伸或挤压时能恢复到原来的形状。可悲的是，弹性蛋白只在我们早年产生，且会随着年龄的增长而逐渐退化。真皮层还含有神经细胞、毛囊（毛发的根部）、汗腺、甲床、淋巴腺和血管。皮肤最下面的一层，即**皮下组织**（hypodermis），包含了人体一半的脂肪，可为下方组织提供一定的，有时甚至超出所需的缓冲作用。

与年龄相关的皮肤变化约始于 30 岁，比如你能看到的对损伤敏感性的增加，愈合变缓，屏障保护作用降低，以及对涂抹的药物或化学物质的吸收延迟，而且皮肤也更容易起水泡。

表皮外层的再生速度减慢有两个原因：①母细胞生长变慢，它们迁移到皮肤表面的速度也变慢。30 ~ 70 岁间，细胞的更替率约会下降一半，这意味着细胞的更替要慢得多，所以皮肤会变得更薄，也更容易遭受撕裂、擦伤或割伤。②蛋白质和脂肪的产生也会减少，而这两者在皮肤中的作用是吸收和保持水分，于是皮肤还会变得更干燥、更粗糙。表皮层和真皮层之间的联系也会随着年龄的增长而减弱，进而导致两者的分离，这进一步增加了皮肤的脆弱性。

随着表皮层渐渐失去与下面支撑层的连接，其上分布的一些感觉细胞，也就是神经细胞，可能会受损而无法正常工作，其中有一种特别奇怪的表现被称为**感觉异常性背痛**（notalgia paresthetica）。虽然这个术语很拗口，但我们很多人都有过类似经历，就是在背部特别难以触及的部位有某种形式的瘙痒，通常是在左肩胛骨以下。这是由神经连接的丧失引起的，目前还无法治愈。消炎类凝胶可以帮助一些人缓解症状，一些CBD 药物①也有些许作用。

在 30 岁以后，表皮中色素生成细胞的数量会随着年龄的增长而每10 年减少约 20%。换种更直观的说法，在 30 ~ 65 岁，皮肤会失去近80% 的色素生成细胞。因此，皮肤会变得更加苍白。尽管有点令人难以置信——或者可能正是因为如此——剩余的色素生成细胞变得大了很多，它们会产生更多的色素，就会形成老年斑！这些增大的细胞通常会出现在最常暴露在阳光下的皮肤区域，包括手背、面部、手臂和腿部。因为皮肤中色素的作用是保护皮肤免受紫外线的伤害，所以色素水平的下降也就意味着对有害太阳辐射的防护能力下降。随着年龄的增长，皮肤色素的全面流失和免疫能力的下降共同增加了罹患皮肤癌的风险。

随着年龄的增长，真皮层也会逐渐丢失细胞和血管。**成纤维细胞**（fibroblast，制造胶原蛋白的细胞）的数量会不断减少。30 岁以后，胶原蛋白的总量约会以每年 1% 的速度流失。单根胶原纤维变厚，身体在修复过程中就更难将其从皮肤中去除了。这种增厚的胶原蛋白弹性较差，会使得真皮层更容易形成撕裂伤。真皮层的弹性纤维也会失去弹性。如此一来的后果就是皮肤松弛和出现皱纹。皱褶和纹路会先出现在表情丰

---

① CBD 药物，即含有大麻二酚（Cannabidiol）的药物。——译者注

富和使用频繁的区域，如额头的眉间纹和眼角的鱼尾纹。这些区域的弹性纤维因会受到大量的磨损，所以比身体其他部位更早松弛。

另一个随着年龄增长而减少的部位是皮下脂肪层，这也会造成皱纹。而脸会产生更多的皱纹，是因为这里的皮肤受到了更多的阳光照射。阳光中的紫外线会破坏皮肤细胞中负责维持皮肤状态和修复皮肤损伤的DNA，令其不能正常工作。四肢皮下脂肪的减少会使老年人的胳膊和腿看起来更瘦，并使低体温、皮肤撕裂和其他创伤的风险增加。

深入探讨：皮肤的蛋白质结构

胶原蛋白是人体产生的强度最大的蛋白质之一。在皮肤中，它是细胞和组织的支撑框架。（组织是由几种协同作用的不同类型的细胞共同组成的器官中的结构。）随着时间的推移，胶原蛋白和其他蛋白质一样，会通过**糖化**（glycation）过程黏附在其他蛋白质上。这些相邻的胶原蛋白分子之间的连接会使其变得僵硬，弹性更低。这样的结果就是，皮肤会变得更容易发生撕裂或擦伤，拉伸后更不容易恢复，从而产生皱纹。想象一下这里有一张用长而有弹性的纤维制成的厚实、毛绒绒的地毯，现在地毯上沾满了灰尘和泥土，当你踩过去的时候，它就不再回弹了。这就是被糖化的胶原蛋白基质的形象写照。糖化的胶原蛋白在我们 20 岁时首次出现，并以每年 4% 的速度不断蔓延。听起来不多？好吧，但到 80 岁的时候，皮肤一半以上的胶原蛋白都会粘在一起。

另外，我们过去认为，过度的日晒损伤皮肤主要是因为炎症、氧化损伤和突变率的增加（DNA 损伤；这些第三章都详细讨论过），但是年轻皮肤暴露在阳光下还会导致蛋白质的糖化。此外，吸烟也会加剧皮肤老化，加速胶原蛋白和其他蛋白质的糖化。

这在当时可能不足为虑，因为皮肤中的胶原蛋白和其他支撑蛋白是非常长寿的。这意味着，在它们产生后的几年甚至几十年里身体都不必为如何替换它们而烦心。而如果糖化已经发生，即使修复系统被激活，通常也为时已晚。不过，在这方面很快就会有一些好消息了。研究人员正在努力寻找可以区分未受损的和已糖化的胶原蛋白的标志物，这样就可以定位并移除受损的胶原蛋白。而正如最后一章所讨论的，运动和饮食限制可以减少糖化。

另一个会导致皮肤老化的重要环境因素是饮食。在烹饪过程中也会发生糖化，这个过程与体内蛋白质交联的化学反应非常相似。油炸和烧烤食物，尤其是肉类，会比煮蒸食物产生更多的糖化蛋白质。对此感兴趣的读者请注意，这个过程被称为**美拉德反应**（Maillard reaction），主要涉及在肌肉中作为能量存在的糖与蛋白质之间的化学反应。（当这种情况发生在油炸或烧烤的肉类上时，其表面会焦糖化，这是我们喜欢这类食物的一个原因。）你摄入的食物中有 10% ~ 30% 的糖化蛋白质会被血液吸收，并可能会引起炎症反应，进而对皮肤造成额外的破坏。所以，改变烹饪食物的方式也是可以减少皱纹的产生的。[2]

下面再说说皮肤老化过程中的另一种"皱纹"。上面所讨论的皮肤老化的判断标准，如皱纹、色素不均匀和皮肤松弛，也可以用于对心脏中类似损伤的判断。这些症状是蛋白质结构未修复引起的，跟在皮肤中一样，当心脏的蛋白质结构受损而未修复时，也会出现类似的症状。

深入探讨：皮肤的血管系统（血液供应）

血液中携带着营养物质、氧气和负责修复损伤的免疫细胞。随着年龄的增长，流向皮肤的血液会减少，皮肤中小血管的数量也会减少，而剩下的血管的管壁也会变薄，这使得它们更容易破损，从而造成淤伤。随着血管数量和血流量的减少，皮肤血管组织中的修复系统会像身体其他部位的一样受到损伤。[3] 前面所说的随着年龄的增长而出现的许多恼人的皮肤变化，如下垂、皱纹和斑点，都是由修复系统受损造成的。还有一个皮肤变化的极端表现，即长期卧床不起导致的压疮。

刚才描述的血管系统的许多变化都可归因于血管内膜中糖化蛋白的形成，而血液和细胞内的糖对这个过程贡献很大。果糖，如我们所喝的黏稠的甜饮料中所含的高果糖玉米糖浆，是其中的罪魁祸首之一。想要一个简单廉价的却能让你的皮肤看起来更年轻的方法吗？那就是减少饮食中糖分的摄入。

有氧运动，不论是跑马拉松还是30分钟的快走，都能减缓血管系统因年龄增长而出现的衰退。[3] 这种益处可能仅仅是因为运动增加了血流量，至于其他的益处，将在下一章讨论。

汗腺和皮脂腺。 随着年龄的增长，汗腺的数量也会减少，而且它们的功能也会开始退化。会怎么样呢？你出汗更少了，降温能力也变差了。皮脂腺也位于真皮层，会产生一种油性或蜡状的分泌物，称为**皮脂**（sebum），其作用是为皮肤和头发提供润滑和防水性。奇怪的是，尽管这些腺体的数量保持不变，但随着年龄的增长，它们的体积会变大，而产生的皮脂却会减少。汗液和皮脂的减少会导致皮肤干燥、粗糙，而干燥的皮肤会发痒。脆弱的皮肤再加上抓挠，很快皮肤就会皲裂和破损。

头发和指甲。 头发和指甲都是由皮肤中的细胞产生的。老年人的指甲上的那些变化——变厚和凹凸不平，是血流量减少的另一个后果，这时殃及的是甲床。血流量减少会减缓指甲的生长，而且指甲会变得更厚、更容易断裂。随着年龄的增长，指甲会变得凹凸不平，这可能是因为皮

肤保持水分的能力越来越差，不过也可能是由于缺乏某些维生素或营养不良。把指甲磨平似乎是个好主意，但这会导致指甲裂开，从而增加感染的风险。

毛囊（hair follicle）是毛发根部的细胞，像其他皮肤细胞一样，也会随着年龄的增长而衰退。它们的再生速度不像以前那样快速，就会导致头发变得稀疏。毛发的脱落从身体外围部位开始向内里蔓延；换句话说，四肢毛发会先脱落，然后才是躯干。如果你是男性，而你的外公是秃头，你很可能也会脱发。这就是所谓的男性型脱发。男性的脱发一般从头顶开始，并逐渐向下蔓延。女性也会经历这种情况，被称为女性型脱发，但她们通常只会失去一部分头发，而不是全部。到50岁时，这两类脱发会影响约1/2的男性和1/4的女性。其他的遗传因素也在此过程中起作用，这些将在本章的"基因有何影响呢？"一节讲解。

80%的老年女性和100%的老年男性的发际线会后退。为什么会这样？继续阅读关于激素和衰老的章节，你就会找到答案。激素不仅会导致头顶的头发脱落，还会使眉毛、耳毛和鼻毛变得更长、更粗。

毛囊细胞生成的色素也会减少，然后我们就有灰头发了，最后是白头发。大多数人在50岁之前就已经有一半以上的体毛变白了。

激素的情况呢？

如果说血流量减少是上述那些令人不快的皮肤变化的直接原因，那么激素则是其潜在原因。下面会详细介绍所谓的**类固醇激素**（steroid hormone，由胆固醇衍生而来，化学家称之为类固醇化合物）和它们在皮肤中的作用。它们的作用位点遍及全身，后面的章节也会继续讨论。

让我们从**雌激素**（estrogen）的激素效应说起。与普遍的看法相反，雌激素不是一种只存在于女性中的激素。（雌激素也不是只有一种；女性体内有 3 种常见的雌激素。）虽然这种激素在绝经前的女性体内含量很高，由卵巢产生；但它在男性体内也存在，并由许多不同的组织产生。有趣的是，女性体内的雌激素是由**雄激素**（androgen）转化而来的。雄激素是通过对体内胆固醇的分子结构加以修饰而产生的，类似修饰产生了所有的**类固醇激素**（如皮质醇、甲状腺激素、生长激素、维生素 D 等）。胆固醇因其在心脏病中扮演的负面角色而名声不佳，但它不仅是上述这些激素的组成部分，也是每个细胞的包膜或**细胞膜**（membrane）的重要组成部分。因为胆固醇如此重要，所以身体选择由肝脏和其他细胞自行制造所需的所有胆固醇。

我们都知道，老化的皮肤会更干燥、更粗糙，保湿能力也更差。雌激素分泌减少会加剧这些变化，因其能影响皮肤厚度、皱纹的形成和皮肤的保水性。它是如何影响的呢？雌激素能刺激一种叫作**透明质酸**（hyaluronic acid，**HA**）的化合物的产生，这有助于保持皮肤水分。皮肤中的透明质酸具有类似海绵的能力，能吸收大量的水分（可达其本身重量的 1000 倍以上）并能与胶原蛋白和弹性蛋白结合。这些所谓的水合分子能支撑起皮肤的结构，有助于维持皮肤的弹性，并使皮肤丰满，防止皱纹（包括细纹）的出现。与年龄相关的激素水平下降，以及暴露在阳光和污染下，会减少人体自身生成的透明质酸，导致其体量减少，并使皱纹出现。

睾酮（testosterone）是主要的雄性激素，当然女性体内的睾酮也是由胆固醇产生的。睾酮与男性皮肤的许多特征有关，比如毛发更粗、皮肤更厚更油。一般来说，由于睾酮的作用，男性皮肤衰老的迹象会出现得较晚。

在更年期，作为主要的雌性激素之一的雌激素的突然下降，会导致女性皮肤发生一定的变化。而且因为雄性激素，尤其是睾酮，参与皮肤皮脂的产生，故当这两种激素的比例失衡，睾酮暂时相较雌激素占上风时，女性皮肤可能会出现皮肤出油问题甚至成年痤疮。雄性激素对皮肤的影响无论是在男性身上还是女性身上都很重要，而且随着年龄的增长，两种激素水平都会发生变化。

在绝经前后的一段时间（又称围绝经期）里，女性的皮肤可能会出现潮热、发红和斑点。雌激素具有抗炎特性，因此雌激素的降低会导致炎症增加，从而加剧某些情况，如**玫瑰痤疮**（rosacea）。玫瑰痤疮是一种中年女性常见的皮肤疾病，特别是那些发色较浅和皮肤白皙的女性，会造成明显的面部泛红和红血丝。

记住，雌激素在维持皮肤的胶原蛋白和弹性方面起着重要作用。没有了雌激素就意味着真皮层的胶原蛋白也不会再产生。因此，皮肤会变薄、失去弹性并慢慢出现皱纹。雌激素的流失也会减少皮肤中血管的数量，导致皮肤苍白及输送到皮肤的营养物质减少。（关于血流变化和皮肤损伤，前面已经说得够多了。）因此，上了年纪的女性皮肤会变得苍白、纤薄和干燥。因为雌激素是突然下降的，比睾酮等其他激素波动更剧烈，所以你可以看到某些特征的明显改变，如面部毛发增多，这是由相对较高的雄激素水平引起的。

皮肤并不是唯一受益于雌激素的外部组织。雌激素除了能使皮肤健康滋润外，还能使头发长得又长又健康。在怀孕期间，雌激素水平较高，女性通常头发生长较快。而产后和更年期，雌激素水平的下降又会导致头发变少，有时甚至会导致临床上显著的脱发。

无论男女，**雄激素**都能刺激毛发生长，但其在身体不同部位的作用有所不同，而且在女性身上的作用还没有得到充分研究。一般来说，雄激素会刺激胡须生长，却会抑制头发生长（如模式脱发），这种奇怪的双重作用在医学文献中被称为"**雄激素悖论**"（androgen paradox）。[4] 简单地说，原理是这样的：在体内，睾酮被酶转化成另一种叫作双氢睾酮（dihydrotestosterone, DHT）的激素。这些酶以不同形式存在于头皮和面部毛发的毛囊细胞中。随着年龄的增长，面部毛发中这种酶的表达会上调，而头发中的则会下调。没有人知道其真正的原因，但推测与毛发干细胞的减少有关。一种潜在的治疗方法就是开发一种可以影响这些干细胞的药物。[5]

随着女性年龄的增长，其胰岛素抵抗也会越来越强（第三章介绍过胰岛素系统，后面的章节还会再提到），这会导致肝脏产生的一种称为**性激素结合球蛋白**（sex hormone–binding globulin, **SHBG**）的蛋白质减少。SHBG 的作用正如其名：它会结合女性产生的雌激素和睾酮，使其在局部组织中不易获得。而当 SHBG 下降时，血液中的相关激素水平便会上升。这对雌激素来说不是什么大问题，因为其水平本来就会随着更年期的到来而下降，但睾酮会更容易进入组织和皮肤中，于是女性就会像男性那样出现面部毛发增多的情况，于是下巴上也开始长出了小胡子。

说到类固醇激素对皮肤的影响，一定不能忘了**甲状腺激素**（thyroid hormone, **TH**）。甲状腺（一个位于喉部前方的蝶状小腺体）共能产生两种激素，但会影响包括皮肤在内的多个身体系统。低甲状腺激素水平会导致皮肤结垢和增厚，从而使皮肤变得粗糙干燥，还有眉毛毛发脱落、头发变粗变脆、指甲容易断裂等。而过高的甲状腺激素水平则会对皮肤产生相反的效果，如皮肤多汗、经常发红和潮热。偶发于孕期时，主要表现为脸部或身体其他受阳光照射较多的部位，如前臂和颈部出现褐色斑块。

那该怎么办？

最先应开始，也最明显的是，从出生起就使用防晒霜。广谱防晒霜可以抵御 UVA 和 UVB 这两种紫外线对皮肤的损伤。防晒霜的 SPF 值指的是对 UVB 的防护，超过 30 的 SPF 值并不能提供更多的防护，除非你对阳光非常敏感。不过，你应该每隔几个小时就重新涂抹一遍防晒霜。

研究表明局部外用雌激素（护肤霜）或**激素替代疗法**（hormone replacement therapy，**HRT**）可以改善女性皮肤的弹性，增加女性皮肤的水分和厚度。然而，HRT 并不总是有益的。例如，雌激素替代疗法并不能令晒伤的皮肤康复，而且其副作用还可以使脸颊上的色素沉着增加，也就是形成更多的老年斑！且关于男性皮肤和相应激素疗法的研究更是少之又少。最后，请注意，在生物同质性激素（即化学上与人体产生的激素完全相同的激素）和合成激素（化学上与人体产生的激素不同的激素）的不同效应方面，还有许多未解决的争议。

胶原蛋白的生成受激素变化的影响极大，能促进皮肤中胶原蛋白合成的化合物可以用来作为拮抗这种影响的有效手段。维生素 C 已被证明能促进皮肤中胶原蛋白的生成。关于胶原蛋白在皮肤中的重要作用，想必你已经听过很多次了，其通常作用于真皮层和表皮层（图 4.1），但随着年龄的增长，人体内维生素 C 的水平也会下降。维生素 C 也是皮肤中的一种抗氧化剂，可保护皮肤免受自由基的伤害。

你可以从食物中获得一些维生素 C，并通过血液运送到皮肤中，但正如你现在所知道的,衰老对皮肤的血管系统也有有害的影响。好消息是,你可以通过面霜或精华液进行局部施用;坏消息是,让维生素 C 穿过坚韧的表皮外层被吸收利用并不容易。如果能通过激光治疗或化学剥脱的方式将外层去除,那么这条路就畅通了。但要接受这些治疗,你必须求助于皮肤科医生或美容师。在动物实验中,使用低 pH 值(低于 4,这意味着它是酸性的)制剂可以使维生素 C 更容易被皮肤吸收。同类研究表明,20% 的维生素 C 溶液的吸收效果最好。但相关问题的人体研究还很有限,且维生素 C 不稳定,特别容易分解,将其与维生素 E 结合使用有助于其稳定。

肽类(peptide,与蛋白质相似,但更小,如市面上可以买到的棕榈酰五肽)可以穿透皮肤,激活细胞,促进胶原蛋白和其他化合物的合成,增加皮肤弹性。部分研究表明,肽类具有抗皱功能,这可能是因为它们能增加胶原蛋白的生成。[6]

类维生素 A(retinoid),包括视黄醇,是维生素 A 家族的成员,可以减缓胶原蛋白的流失和改善皮肤色素沉着。最常见的此类外用药有维生素 A 软膏、维甲酸、阿达帕林、他扎罗汀、阿利维甲酸和贝沙罗汀。这些药物(最有效的是维甲酸)可直接作用于产生胶原蛋白和控制炎症的基因。因此,类维生素 A 可用于对抗各种与年龄相关的皮肤损伤,从晒伤到炎症,如玫瑰痤疮(面部红肿)和黑斑(皮肤变色斑点)均可适用。

补充剂(supplement)。将营养物质和维生素,即所谓的**营养保健品**(nutriceutical)作为减少糖化的天然工具的研究越来越多。尽管只有初步的相关证据,但天然的抗氧化剂,如维生素 C、维生素 E、烟酸、吡哆醛和硒等已经被提议作为保健品使用,第十章会更多地谈到营养保健品的常规效果。

喝茶！在茶中发现的一种叫作 EGCG（epigallocatechin gallate）[①] 的化合物以其抗氧化特性而闻名，这种化合物可以增加皮肤胶原蛋白含量，改善高剂量组小鼠的皮肤状况。一杯绿茶含有 100～150 毫克的**茶多酚**（tea polyphenol，在植物中发现的一类能促进健康的化合物），其中约 1/2 为 EGCG。（更多关于这种物质以及食物中其他化合物的内容请见第十章。）摄入后反应最佳的小鼠所用剂量为 20 mg/kg，换算到人类，体重 54.43 kg（120 磅）的成人需摄入约 2 克 EGCG，也就是大概要喝 40 杯茶才能达到这个量。

抗氧化剂（antioxidant）。人体内置的抗氧化机制，由一种叫作 **Nrf2** 的分子控制。Nrf2 可由许多十字花科蔬菜（如花椰菜、西蓝花、抱子甘蓝）中所含有的一种化合物所激活，其中以花椰菜效果最佳。你最近在健康食品店看到过这些菜吧？ Nrf2 还可以降低糖化，这是吃十字花科蔬菜的另一个原因。饮食中富含的健康脂肪，如鲑鱼和坚果中的 ω-3 脂肪酸，也会强化人体自身的抗氧化和抗炎过程。

不要忘了糖把自己与蛋白质粘在一起的过程（糖化）。皮肤中的糖化化合物可以在某些类型的荧光下被观察到。后期有望在皮肤科和美容师的实验室看到以此评估抗衰老化妆品效果的一幕。

一氧化氮（**NO**）是在体内产生的一种气体，可作用于不同的组织以调节免疫和炎症反应。具体来说，NO 可以保护细胞免受紫外线照射和氧化损伤的伤害，并能关闭体内多条炎症路径（详见第五章）。作为一种气体，NO 很难以类似人体自己产生的量被引入到人体中。最近的一项临床试验表明，一种外用药膏可以向皮肤细胞释放 NO，从而减少感染和炎症。

---

① EGCG，全称表没食子儿茶素没食子酸酯，简称儿茶素。——译者注

[7] 我想我们以后会见到更多类似的产品问世。同时，多吃甜菜和羽衣甘蓝有助于获取身体用以制造 NO 的原料。

介入治疗（interventional treatment）。可以将含有透明质酸的真皮填充物注射到有皱纹的部位，帮助皮肤恢复正常的外观。还可以将透明质酸注射到关节中，以起到缓冲作用，从而减轻关节炎的疼痛（但是请阅读第六章中对这个应用的相关警告）。虽然注射透明质酸可以作为皮肤的暂时性抗衰老治疗，但没有充分的证据表明将其注入皮肤还有除了保湿之外的其他任何效果。

表面护理，如去角质和保湿润肤，可缓解皮肤衰老的症状，男女通用。但外部的衰老因素是不可避免的，所以防晒是关键。这对衰老的皮肤尤其重要，因为它更薄，更容易被具有破坏力的紫外线穿透。

脱发的矫正治疗手段从类固醇药物到手术不一而足，这里的手术是指从头的后面或侧面取下一小块含有毛囊的皮肤，移植到脱发明显的部位。遗憾的是，这些方法并不能让头发恢复到原来的年轻状态。但如果你正在经历脱发之苦或已经失去了头发，也不要放弃希望。皮肤干细胞研究的新结果已经确定了一些能调控皮肤细胞再长出毛发的分子信号。研究人员将由信号分子处理过的细胞生长而来的小块皮肤移植到小鼠身上，获得了旺盛的自然毛发生长。[8]

Senolytics（衰老细胞裂解剂）。还记得前一章介绍的衰老细胞吗？它们本质上是一些失控的细胞，这些细胞停止了分裂。细胞分裂是一个过程，旨在为受损细胞制造新的、年轻的副本，然后新的细胞可以继续执行其亲本细胞的功能。而衰老细胞则不会这样，因此，随着年龄的增长，这类细胞的数量不断增加，并最终造成组织的损伤，这也是衰老细胞所带来的隐患。而且它们还会产生化合物，诱导邻近细胞的衰老，就像一颗坏苹果能毁掉一整筐苹果一样。在皮肤中，衰老细胞可能会导致许多与皮肤衰老相关的问题，如皱纹、皮肤变薄和皮肤癌。

现在你可能会问，我们可以做点什么来摆脱衰老吗？当然可以。前面提到过，几家生物技术公司已经开发出了一种名为 senolytics（意思是"杀死衰老细胞"）的药物。从概念上讲，这种药物类似于新一代靶向抗癌药物，能定位并杀死癌细胞，并能使部分患者的病情得以完全缓解。阻碍 senolytics 尽快上市的问题是，它们被 FDA 归类为药物，因此，必须经过一个漫长又烧钱的审批过程。

有家公司正在推广一种可以选择性破坏皮肤中的衰老细胞的局部疗法。对应的产品是一种声称能使皮肤细胞恢复活力的外用药膏（可直接涂抹于皮肤），所以需要经过化妆品监管程序的审批，而不是 FDA 的药物认证程序。但化妆品也必须符合 FDA 的指导方针，不过这些方针不像药品那么严格。大体流程是，该公司必须提供数据，证明他们的产品不会损伤 DNA、皮肤或眼部细胞。

这里强调一下，我并不是在为这种产品背书。在我看来，它只是代表了一种应对衰老内在原因的新方法，所以值得多说几句。其活性成分是一种抗菌肽（antimicrobial peptide，AMP），即能在所有生物体对潜在病原体的免疫应答中起作用的一种小分子。换句话说，抗菌肽具有保护作用，在皮肤中则有助于修复皮肤损伤。

研究人员首先筛选了 200 种抗菌肽，看它们是否有杀死衰老细胞的能力，而后筛选出了 4 种可以在实验室培养的皮肤细胞中做到这一点的抗菌肽。然后，他们聪明地选择了对这 4 种肽的结构进行修饰并得到了 2 种能更好地去除人工培养皮肤中衰老细胞的肽。（在实验室进行皮肤培养是一种在过去 20 年间已经日臻完善的技术，现在已成为常规操作，当人们需要大面积植皮时，移植对象通常只需要提供给科学家一小块组织切片，就可以在几周内获得一大块"自己"的皮肤。）

为了测试这2种肽在人体中的效果，他们在实验室中培养了不同年龄人群（从新生儿到50岁以上者）的皮肤组织。然后，使用前面描述过的表观遗传时钟方法确定每个样本的生物学年龄。再用他们的产品处理这些皮肤细胞，发现衰老皮肤的遗传时钟被逆转了。此外，通过检测衰老细胞特有的标志物，发现在用他们的产品处理后的样品中，衰老细胞的数量减少了。

总结：现在已能做到选择性地消除皮肤中的衰老细胞。而由于衰老细胞还会导致全身的与年龄相关的衰退，所以有理由相信在不久的将来，这也可能演化成一种能减少年龄相关有害影响的可行策略。[9]

基因有何影响呢？

和本书介绍的每个系统一样，基因也会影响皮肤的特性。单个基因和皮肤这样的复杂系统之间很少有简单关联。但随着基因检测变得越来越复杂，且接受检测的人越来越多，我们对单个基因如何影响皮肤等系统的了解也越来越多。这里列出的内容当然不可能详尽无遗，而且到本书出版时肯定也已过时了，但它至少说明了基因是如何影响皮肤的以及通过 DNA 测序可以了解些什么。第三章和第九章都描述了不同形式的单一基因是如何影响某一具体特征（如皮肤色素沉着）的。下一个注释给出的网址中列出了更多关于下面所涉及的各个基因的信息。

MC1R 和 *ASIP* 是两种基因，与雀斑、阳光敏感性和红色头发的特征有关，但对眼睛颜色的影响相对较小。当然，你可能不需要 DNA 测序就

能知道自己是否有雀斑或红色头发。

IRF4 是另一种可以影响肤色的基因。*IRF4* 好像一个可以被其他基因上调或下调的开关。下调时，黑色素的产生就会减少，你就会对阳光敏感，眼睛则会变成蓝色。由此你会知道眼睛的颜色和对阳光的敏感性源自什么，但这里单独提到这个基因，是因为一旦你携带了这种能减少黑色素产生的基因的副本，那么你患某些皮肤癌的风险就会增加。[10]

EDAR2 包含了某个受体（细胞膜上的一种蛋白质，能识别信号并将其传递给细胞）的指令。这种受体蛋白质参与了皮肤的发育，其突变型与男性型脱发有关。

AR 是编码雄激素受体的基因。雄激素的其中一个功能就是促进和维持头发的生长，因此受体失去功能将导致头发减少。这种基因位于 X 染色体上。男性只有一条 X 染色体，所以位于 X 染色体上的任何基因都是显性的；而女性则有两条 X 染色体，故在女性体内，一条 X 染色体上功能不全的基因可以被另一条上的等位基因所掩盖。

请记住，皮肤的正常功能和外观是由许多基因决定的，人们对其中大多数基因的作用还了解甚少。例如，你至少有 30 个，也可能有 45 个以上的与胶原蛋白表达类型有关的基因，这取决于你如何计算它们。目前已知这些基因的突变的确会导致许多不同的疾病，但是其他基因在正常皮肤变化中的确切作用还不甚清楚。[11]

结　论

皮肤位于身体的表层，是我们对自身年龄进行认知的依据。因此，我们珍视皮肤，并希望保护其免受岁月摧残。就像身体的其他系统一样，预防是最好的保护策略。本章讨论过的外部修复对皮肤衰老有一定的缓解作用；良好的饮食和补充剂也会有所帮助；衰老细胞疗法可能带来颠覆性的影响，但目前还没有定论。如果不诉诸更极端的方法，如注射治疗、激光治疗或手术，目前我们还无法让皮肤焕发新生。

缩略词表

DHT：双氢睾酮，一种由睾酮衍生而来的雄激素

EGCG：简称儿茶素，茶中含有的一种抗氧化剂

HA：透明质酸，天然的润滑剂

HRT：激素替代疗法

NO：一氧化氮，一种气态信号分子

Nrf2：一种由人体产生的分子，能刺激抗氧化剂的产生

SHBG：性激素结合球蛋白

TH：甲状腺激素

UV：紫外线辐射，常见的有 UVA 和 UVB

第五章

肌 肉

概 述

我们可以移动、阅读、做运动、举起或轻或重的物体，这些都有赖于人体神奇的肌肉骨骼系统——之所以有此称呼，是因为肌肉必须附着在骨骼上才能使后者移动。但这还不是肌肉的全部功能。你也许想象不到，肌肉竟然还是一种**内分泌**（endocrine）器官；换句话说，肌肉还能释放化学物质来协调和控制身体其他部位的活动。而对本书的读者重要的一点是，肌肉量是一个很好的健康寿命预测指标，也就是说，随着年龄逐渐增长，你身上保留的肌肉越多，你就越有可能保持健康。本章将描述随着年龄的增长，肌肉会发生什么变化，肌肉为什么会退化，以及你可以采取哪些措施来减少这种退化。

人体的肌肉强度在约 30 岁时会达到顶峰，中年时期开始衰退。如果不努力保持肌肉量，你到80岁时的肌肉量相比峰值可能会减少50%（换句话说，你的肌肉量大约会每十年递减5%，或每年递减1.5%）。更重要的是，这种损失不是简单的萎缩，而是多种因素共同作用的结果，包括控制肌肉的神经输入减少，以及影响肌肉维持的体内化学信号的变化。下面将详细讨论这种肌肉的损失及其带来的后果，这可不是什么微不足道的小事。这些因素所造成的老年人的残疾和活动受限，要比其他任何疾病或失调都更多。由此可见，老年男性死亡的最佳预测指标就是其肌肉无力的程度。[1]

我们倾向于认为**骨骼肌**［skeletal muscle，又称**随意肌**（voluntary muscle）］的主要作用是牵拉骨骼产生运动，进而移动身体及所操纵的物体。肌肉还是蛋白质的储存场所，并与肝脏协同控制血液中葡萄糖和氨基酸的浓度。随着年龄的增长，由于控制肌肉的神经以及肌肉细胞本身的影响，肌肉的收缩能力会发生变化。[2]后面还会重新提及这些问题。

但以上这些还不是肌肉的全部功能，肌肉细胞还会释放一种叫作**肌细胞因子**（myokine，其中"myo-"代表肌肉，"-kine"代表激活剂）的化学物质，可与免疫系统沟通，两者的相互作用有助于调节免疫系统。同样的，随着年龄的增长，这些重要的肌细胞因子的产生也会减少，这同时意味着在衰老的过程中，保持肌肉量变得更加重要。

一个小提醒：对我来说，这是全书最重要的一章，因为肌肉强度在健康寿命期扮演着明确的角色。因此，本书将详细介绍肌肉对长寿和健康有哪些作用。如果你觉得本章术语太多，或者对细节不感兴趣，可以只看每小节的开头部分，跳过深入探讨和扩展性的内容。

什么是肌肉?

肌肉解剖学。人体共有约七百块骨骼肌（取决于你如何计算），每一块骨骼肌都由一束平行于肌肉长轴的长纤维组成。如图5.1，位于图片左侧的是整块肌肉，这部分最终止于连接到骨骼的细长肌腱；稍右边的管状物是由单个肌肉细胞组成的能协同作用的细胞束；再往右是单个的肌肉细胞，通常被称为肌肉纤维或**肌纤维**（myofiber）；图最右侧的发丝状结构，是细胞内部由含有肌蛋白的**肌原纤维**（myofibril）构成的索状束。这些肌蛋白负责肌肉收缩。当身体通过神经传递信息，告诉肌肉收缩时，两种不同的蛋白质会相互抓紧并缩短，以使肌肉的整体或部分收缩。假设有一排舞者站在舞台上，每个人都伸出手把他们相邻的伙伴拉近，于是整个行列会缩短，肌肉收缩就和这个差不多。

当肌肉收缩时，肌肉细胞会承受由线粒体释放的**自由基**（free radical）所带来的压力，而线粒体在细胞工作时会一直处于活跃状态。这个例子很好地证明了一定程度的压力对身体是有益的，因为这种短暂

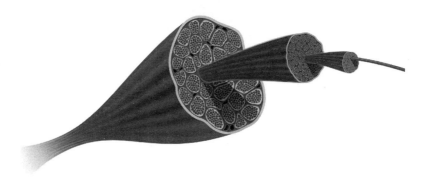

图5.1　一种肌肉细胞，又名肌肉纤维或肌纤维，由肌原纤维束组成。至关重要的线粒体就分散在细胞各处。肌膜就是包裹着整个肌肉细胞的膜（图片 © iStock / Aldona）

的**氧化**（oxidation）暴露（一种由活性氧分子引起的潜在破坏状态，在第三章中有定义）触发了身体的防御和修复系统，促成了肌肉修复和生长。

关于这些肌纤维的最后一点就是，构成肌肉的每一个细胞都是由许多前体细胞或**干细胞**（stem cell）融合而成的，在肌肉中称为**卫星细胞**（satellite cell）。卫星细胞往往位于肌肉的血管旁，这是它们的最佳位置，可对来自肌肉本身和整个身体的信号及时做出反应。卫星细胞可由正常触发条件（如运动）和病理条件（如损伤和退行性疾病）激活。无论是儿童生长发育期，还是通过锻炼增加肌肉量时，亦或是从受伤中恢复时，休眠的卫星细胞都会被激活并生长，最终融合产生新的肌肉细胞。（干细胞被激活时，会产生更多相同的干细胞，所以你体内总不会缺少干细胞。）融合细胞意味着每个细胞都有多个细胞核，而细胞核是染色体所在的位置，这意味着那里的基因调节过程更容易发生，这些肌细胞被称为**终末分化细胞**（terminally differentiated cell），意思是它们不会再分裂以产生更多同类细胞，所以我们只能从激活的卫星细胞中获得替代品。而卫星细胞像所有的干细胞一样，可以产生更多与自身完全一致的子细胞以及特化细胞。可悲的是，卫星细胞的数量会随着年龄的增长而减少，年轻时其占肌肉细胞总数的 8%，而这个占比大约在 70 岁后会降到 1% 以下。也许有一天，干细胞疗法可以让它们再生。

随着年龄的增长，肌肉会发生什么变化？

衰老会导致身体出现很多不同的生理变化，但肌肉流失却是普遍存在的，它可能是导致老年人因跌倒而受伤的最常见的原因。随着年龄的增长，一些肌肉细胞会不可避免地流失，或如上面所描述的那样，根本无法修复。如果不使用，剩下的肌肉也会萎缩，进而导致体重的减少和随之而来的力量丧失，这种情况被老年学专家称为**肌少症**（sarcopenia）。

年轻时肌肉量及其力量是同步的，也就是说，肌肉越大就越强劲有力。而随着年龄的增长，肌肉量和力量间的联系不再那么紧密。虽然少有研究关注这个问题，但这里还是可以给出一些有趣的发现。例如，估算肌肉量时（下面的段落中描述了一些方法），肌肉的力量与质量之比随着年龄的增长而急剧下降。换句话说，当我们逐渐衰老时，我们实际失去的力量比基于自身所拥有的剩余肌肉量估算的还要多。这些研究寓意深远：衰老对肌肉的影响比单纯的肌肉萎缩更加复杂，而且衰老对肌力的影响比对残存肌肉的数量或质量的影响也更大。没有人确切地知道为什么，但本章中所提供的一些信息会给你一些线索。[3]

肌少症的肌肉流失部分是由肌肉组织被脂肪和结缔组织（如胶原蛋白）取代造成的。你可能已经注意到了这种现象，老年人的手会变得瘦骨嶙峋，骨骼之间的间隙会越来越深，因为这些地方的肌肉还没有被替代太多。一般来说，腿部肌肉比上半身肌肉更容易萎缩，这可能是因为大多数人在日常活动中会更频繁地使用手臂。像膈这样的肌肉，在我们呼吸的过程中始终保持活跃，其随着年龄的增长几乎没有变化。鉴于肌肉质量占体重的60%，这个重要的代谢活跃组织的损失会产生深远的影响。

对大多数人来说，骨骼肌质量的下降往往伴随着体重中脂肪所占比例的增加，这仅仅是因为我们的肌肉总量减少了。这就提出了一个重要但又有些模棱两可的问题：人体成分是如何测量的？理想情况下，我们需要一种能够同时测量整体脂肪量（即脂肪总量）、脂肪分布（包括围绕在内部器官周围的内脏脂肪和肌肉中的脂肪）和骨骼肌量的完美测量方法，以便了解所有这些因素是如何随着年龄变化的。不幸的是，正如下面所述，所有常用的测量方法都多少有一些瑕疵。

深入探讨：身体成分测量

让我们来看看确定身体成分含量——瘦肉（即肌肉）量和脂肪量的百分比——的各种方法。第一种是所谓的**人体测量指标**（anthropometric measure），如身体质量指数［Body Mass Index，BMI，即体重（以千克为单位）除以身高（以米为单位）的平方］。但是，不管是哪种简单的测量方法［如体重或围度（腰围、臂围和小腿围）］，都被脂肪的存在搞乱了，且测量结果与整体肌肉量无法建立很好的相关性，因为肌肉中的脂肪含量难以预测。

第二种是**生物电阻抗法**（bioelectrical impedance method），其基于这样一个事实，即人体体液（含电解质）是良导体，而脂肪组织不是。如果选用合适的设备，这种测量方法可以做到简单和无创，但却无法直接测量肌肉质量，得靠估计得出。该设备测量结果的准确性取决于人体有多少部位被直接评测：仅仅站在此类体脂秤上，通过将电流从一条腿传导到另一条腿，无法得到准确的结果。

密度测量（densitometry）方法包括水下称重法和气体置换法（一种叫作 BodPod 的产品推广的技术）。所有这些测量方法都是用体重来估计身体质量（但两者并不一样），然后用置换法来测量身体体积。根据公式密度等于质量除以体积，就可以估计出脂肪和非脂肪的比例。但由于质量和重量不同，估算结果也就不可能太精准。

双能 X 射线吸收测定法（dual-energy x-ray absorptiometry，**DEXA**）可用来评估骨骼、脂肪和瘦肉组织含量，通常可作为人体成分评估的金标准。DEXA 可直接测量出骨骼含量，然后再根据公式计算出肌肉和脂肪的质量。这个方法对有骨密度下降的人来说肯定不陌生，下一章会有详细介绍。

计算机断层扫描术（computed tomography，**CT**）使用 X 射线制作出人体的一系列横断面图像以评估各组织面积。用 CT 估算的肌肉密度会包含肌肉内部和周围的脂肪。因此，CT 是唯一可以确定由于脂肪逐渐浸润，肌肉随时间流失多少的方法。由于要使用大量密集的 X 射线来生成图像，该方法的辐射剂量可能相当于数百次胸部 X 射线扫描，这可能使这种测试不那么容易被接受。

磁共振成像（magnetic resonance imaging，**MRI**）可以测量组织的组成，包括其脂质含量。MRI 相对于 CT 的一个主要优势是它没有辐射。但这种技术，就像 CT 扫描一样，通常是由医生安排的，而且费用较高。

据 DEXA 和 CT 研究估计，骨骼肌每年的减少量不到 1%（确切地说，60 岁以上的男性每年减少 0.64% ~ 1.29%，女性每年减少 0.53% ~ 0.84%）。虽然这些百分比看起来很低，但若逐年累加，到 60 多岁时平均减少量可达 14%，到 80 岁以上时平均减少量则会高达 50%。对于具体肌肉，70 岁以后，四肢肌肉的质量流失可能达到 20% ~ 30%，躯干肌肉的质量流失则可能达到 40%。当将这些数字与我们 20 多岁刚开始出现肌肉流失时进行比较，会发现这些数字是惊人的。

平衡和姿势。平衡和姿势是两个依赖于肌肉的关键功能。平衡是稳定站立的能力，而姿势则是身体各部分正确地彼此结合并呈现的能力。老年人的跌倒及相关损伤都是这两种功能丧失的直接结果。

肌肉和**肌腱**（tendon，负责连接肌肉和所需移动的骨骼）中的传感器负责监测人体的活动并将相关信息传递到大脑。我们的大脑预先设定了每块肌肉应该保持怎样的收缩程度，任何对这一预设的偏离都会使肌肉牵张（即拉伸），需要进行调整。然后大脑会向肌肉发出指令，以保持身体的平衡、姿势和整体运动状况。

深入探讨：牵张感受器

被称为肌梭的特殊神经纤维分布于骨骼肌的某一特定区域，可以检测到牵张刺激。而高尔基腱器则位于连接肌肉和骨骼的肌腱上，在图5.2中可以看到这两种感受器。如果肌肉被牵张拉伸，相关生物信号就会被传递到脊髓，脊髓再把它传送到大脑。以简单反射为例，脊髓会立即向肌肉发送信号，告诉肌肉收缩，以抵消拉伸和保持平衡。

这种大脑和肌肉之间的信号往返传输可以让我们对环境的变化做出及时的反应，以保持平衡和体位。但这种控制能力会随着年龄的增长而

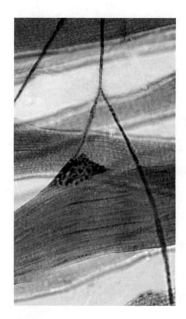

图5.2　不同的神经控制不同的运动单元。神经在神经肌肉接头与肌肉接触（图片 © Photodisc / Ed Reschke）

减弱，原因有三：①感觉反馈减弱；②肌肉质量的减少使得肌肉中的传感器数量减少；③大脑反应变慢。所以，随着年龄的增长，我们需要结合环境的视觉信息来维持平衡，但视力也会随着年龄的增长而变差。因此，身体摇摆性将随着年龄的增长而增加，这种影响在女性身上比男性更明显。最后，由于白肌纤维（又称快缩肌纤维）以极高的比例损失（详见下文），而这种纤维决定了身体对失衡姿态做出快速反应的能力，于是老年人会更容易摔倒——对这个结果我们已经习以为常了。[4]

血管系统。导致肌少症的最后一个原因是前一章中描述过的与年龄相关的血管系统变化相似的变化也会发生在肌肉中。随着年龄的增长，肌肉中毛细血管的密度会减少，但肌肉细胞仍然需要相同数量的氧气来完成收缩，于是那些得不到足够的氧气和其他营养物质的肌细胞最终就会流失。

运动在缓解肌少症中的作用

运动。运动可能是你所知的最好的肌肉抗衰老"药物"。保持肌肉的活跃可以最大限度地减少肌肉质量和力量的流失。你一定听过"用进废退"这个说法，用在肌肉上再贴切不过。如果你不那么积极运动，肌肉细胞就会像许多发达国家的老年民众那样不再被使用，因此就不会启动修复和重建的过程。

请记住，由于肌肉细胞不会再自行分裂增殖，所以最好的选择是保留现有的肌肉细胞。但我们还是会不可避免地失去一些肌纤维，而运动会使现有纤维**肥大**（hypertrophy），也就是说，单个细胞会变得更大、更强。这个过程需要新的蛋白质生成，所以饮食中必须包含蛋白质的基本成分——氨基酸。本章后面会详细介绍这一点。

剧烈的肌肉锻炼会对肌原纤维造成损伤，特别是在蛋白质纤维重叠的区域，但这种损伤的确切性质尚不清楚。虽然运动会损伤肌肉细胞，但它们通过自我修复和生长来对此做出应对。年轻的肌肉在生长和修复的过程中，卫星细胞一旦被激活，就会产生新的细胞；而衰老的肌肉中卫星细胞会越来越少（多年来已经被耗尽了），剩下的那些细胞对受损肌肉组织所发出信号的反应也越来越弱。无论是年轻肌肉还是衰老肌肉，修复过程都需要时间，所以锻炼后的休息很重要。

*耐力和力量。*先介绍几个术语再开始讨论肌肉。首先，**力量**（strength）是指在短时间内进行体力活动的最大能力。比如，你也许能轻而易举地举起一个 22.7 kg（50 磅）的箱子或重物，而我可能最多只能举起 11.3 kg（25 磅）的重物。其次，**耐力**（endurance）是在较长时间内反复进行某些体力活动的能力。短时间内的耐力更加复杂一点。举个例子，短时间内完成大量重复的力量训练，如在健身房做卧推或深蹲的能力。耐力通常可以被定义为长时间活动（如跑步或骑自行车）的能力。下面将讨论这两种类型的活动。

深入探讨：肌肉类型

失去肌肉量代表着你会失去力量，但不一定会失去耐力。高龄运动员通常更擅长需要耐力的项目，而不是需要爆发性速度或力量的项目。随着年龄的增长，耐力更容易保持，因为随年龄减少得更慢的是 **Ⅰ 型肌纤维**（type Ⅰ muscle fibers）。肌纤维是一个整体一起工作的细胞束，如图 5.1 所示。Ⅰ 型肌纤维，也就是慢缩肌纤维，其相比快缩的 **Ⅱ 型肌纤维**（type Ⅱ muscle fibers)会更慢陷入疲劳。Ⅰ 型肌纤维主要提供肌肉耐力，其内分布有较多线粒体，虽然它们的尺寸比快缩肌纤维小，但能从更发达的毛细血管网中获得氧气和营养。这种组合使它们具有更强的**有氧代谢**（aerobic metabolism，即在工作时可以持续接受和利用氧气）能力和抗疲劳能力，从而产生更好的耐力。与Ⅱ型肌纤维相比，Ⅰ型肌纤维产生的力量较为逊色，但它们能够维持较长时间的收缩，这解释了它们在身体平衡和姿势控制方面的作用。慢缩纤维之所以能够保持更长的收缩时间（也就是说，它们疲劳得更慢），是因为它们依赖有氧代谢，也就是通过线粒体来产生更多的能量。快缩的Ⅱ型肌纤维则通过一个不同的代谢系统来产生能量，因此，它们在产生短时间的爆发性速度或力量方面比慢缩肌纤维更出色。但它们会很快耗尽供收缩使用的氧气和营养物质，疲劳得也就更快。

快缩的Ⅱ型肌纤维又可以被进一步划分：Ⅱb型肌纤维能产生最大的力量，但疲劳得非常快，因为它们依赖**无氧代谢**（anaerobic metabolism，即不需要氧气或线粒体的代谢，因此只能从燃料源中获取一小部分可用的能量）；Ⅱa型肌纤维则介于慢缩的Ⅰ型肌纤维和快缩的Ⅱb型肌纤维之间，与慢缩肌纤维相比，Ⅱ型肌纤维所含的线粒体和毛细血管更少，并且疲劳得更快。但从另一方面来看，这些更大尺寸的肌纤维能够更快地产生更多的力，这对力量活动和快速反应而言是更为重要的考量。

关于肌肉生理学再多说几句：慢缩肌纤维是最容易启动的，因为其使用的能量最少，而我们的大脑（控制每一次肌肉收缩）天生吝惜能量消耗。如果你要举较轻的东西，则Ⅰ型肌纤维会首先被调用。增加肌肉的负荷会引发"有序募集"现象，于是接下来第二高效的Ⅱa型肌纤维会被调用，最后才是Ⅱb型。因此，为了保持这些随着年龄增长最先流失的快缩肌纤维，就必须努力锻炼肌肉。所谓的高强度锻炼能有效地实现这一目标，但锻炼时也要小心，以避免过度的损伤（即受伤）。[5]

概述。让我们简要回顾一下：被称为"肌少症"的与年龄相关的肌肉量和力量的下降主要由肌纤维的萎缩（即纤维皱缩并最终流失），特别是负责短时间输出最大力量的快缩肌纤维（如果还要细究，Ⅱb型更多）的萎缩导致的。大部分的萎缩是由蛋白质合成的减少造成的，这一点将在本章后面详细地介绍。而且，一旦肌纤维流失，脂肪组织就会趁虚而入并取而代之。以下有更多关于这方面的内容介绍。[6]

肌肉的神经控制。最后，在肌肉生理学迷你课程的完结部分，介绍一下**运动单元**（motor unit，MU），这指的是一组相同类型且共享同一神经，即**运动神经元**（motor neuron）的肌纤维，而运动神经元则是一种将收缩的指令传递给运动单元的控制结构。运动单元中的肌纤维通常分布在整个肌肉中。图 5.2 包含了两个这样的运动单元，清晰地说明了单个神经纤维（又名神经元）的分支是如何连接多条肌纤维的。

慢缩单元很小，每个单元包含大约 100 根肌纤维；而快缩单元要大得多，每个单元有数千根肌纤维。因为慢缩单元更小，所以在一块肌肉中有更多的慢缩单元。当大脑向一个特定的单元发送一个信号时，单元中的所有纤维都会以相同的速度全力收缩。慢缩单元是由最小的运动神经元控制的。事实证明，最小的神经元最容易被激发，这就是当我们进行低强度的活动，如站立或移动较轻的物体时，慢缩单元首先被募集的另一个原因。

而当我们开始更用力时，快缩单元将被募集。为了产生更多的力量（如拉起更重的负荷），我们不得不募集更多的单元。正如上面所说，当我们开始一组练习时，首先是更小的、更高效的慢缩单元被调用；随着这些单元开始疲劳，如果它们没有时间恢复，那么就会有更大的快缩单元被募集。一种情况，如果负荷太轻，或者在快缩单元被募集之前就停止了，它们就不会被锻炼到；另一种情况，如果负荷太重甚至还需要多次重复（如1～2次），这时就需要募集所有的运动单元来完成这几次动作。然后快缩单元将首先力竭，此时中速纤维甚至还没有用上。

深入探讨：肌肉的神经控制

和许多衰老问题一样，快缩的Ⅱ型肌纤维的流失也是由多个因素造成的。首先，随着年龄的增长，所谓的**神经肌肉接头**（neuromuscular junction，**NMJ**）数量减少。NMJ正是传递肌肉收缩信号的运动神经元与肌肉细胞相连之处。神经元的控制中心位于脊髓中，并激活信号沿着一根细纤维被发送出去，这根细纤维又会分成许多更细小的纤维，每一根纤维最终都以NMJ为终点。

在老年小鼠身上，快缩肌纤维的NMJ流失量是慢缩肌纤维的两倍多。NMJ的损伤机制是复杂的，且会涉及其所有组成部分（如肌肉内、外侧区域）。当肌肉试图修复损伤的NMJ时，神经会从邻近的慢缩肌纤维中出芽，连接到受损的快缩肌细胞（记住，肌肉有更多的慢缩单元）。这种神经出芽是好现象，因为它保持了对运动单元的控制，但它将先前的快缩肌纤维转变为了慢缩肌纤维。此外，随着运动神经元的老化，它们进行出芽并与附近失去NMJ的纤维重新连接的能力也在衰退。还可能会发生的现象是：较小的慢缩肌纤维会随着年龄的增长而体积变大，这可能是由脂肪渗入纤维取代了流失的肌肉细胞造成的。这种体积的增大意味着身体对这个单元的精细控制变弱了。最后一点，Ⅰ型（慢缩）肌纤维的卫星细胞比Ⅱ型（快缩）肌纤维的多。回想一下，Ⅰ型肌纤维总是首先被募集，因此，可能需要更多的卫星细胞来修复Ⅰ型肌纤维的持续损伤。

但当我们老去时，由于快缩肌纤维中卫星细胞的数量较少，这就意味着这些细胞不会得到及时的修复或替换。[7]

与小鼠不同，人类的衰老会伴随着运动神经元的丧失，可能是因为人类活得更长吧。在衰老的人类和啮齿类动物身上，脂肪和胶原蛋白（结缔组织中的蛋白质；第四章提到过，它是皮肤中常见的组成成分）开始渗入神经和肌肉。最初这减慢了信号从脊髓到肌肉的传递速度，而最终则会导致运动神经元的死亡。如果神经元本身死亡，NMJ 当然也就不复存在了，相应的运动单元也会流失，除非这个运动单元能从附近的神经元中获得新的控制。几项研究发现 25% ~ 50% 的运动神经元会在 25 ~ 60 岁时逐渐丧失。但这通常要到年龄较大（如超过 70 岁）时才会明显感觉到，因为对大多数人来说，神经元的流失都有一个阈值；低于这个阈值时，即使运动神经元流失了，肌肉功能也几乎没什么变化。换句话说，你并没有真正注意到，你拿起物品的速度已经不如以前那么快了。只有当你到了 70 岁，失去了 50% 的运动单元，而你根本无法举起重物时，你才会真正意识到这种明显的变化。而且肌肉的流失量因肌肉类型的不同而各异，慢缩肌的流失更少。最后，大脑和脊髓发出的告诉肌肉收缩的指令的传递速度也会随着年龄的增长而减慢。

为什么这里要探讨这些 NMJ 的情况，以及它们随着年龄的增长而发生的变化呢？因为目前尚不清楚，NMJ 的变化是导致肌肉质量和力量下降（肌少症）的原因，还是肌少症带来的后果。但这是很重要的，因为这一过程如何开始，将直接决定所采取的推迟肌少症发病的策略和干预措施。[8]

扩展内容：为什么肌肉抽筋和痉挛越来越频繁？

很多人都会发现，随着年龄的增长，我们会出现恼人或痛苦的肌肉抽筋，尤其是腿部肌肉，特别是在夜间。骨骼肌在没有意识控制的情况下发生的收缩，称为痉挛。如果痉挛持续很长时间，就是抽筋。在抽筋的过程中，肌肉会凸出，变得清晰可见，抽筋会持续几秒钟到一刻钟，且会反复出现，直到最终放松。抽筋可能涉及一块肌肉的一部分、整块肌肉，或几块通常一起活动的肌肉，如相邻手指的屈曲肌。

研究人员发现，运动神经元中快速的异常放电会导致肌肉抽筋。通过使用麻醉药物阻断来自神经的信号，便能找出两种可能的解释。第一种，可能是脊髓中的运动神经元对抽筋的肌肉发出了不恰当的信号。第二种，抽筋可能是由于 NMJ 的自发活动（记住，NMJ 是运动神经元连接肌肉并告知其收缩之处）。因为麻醉药物可以阻断脊髓神经元发出的信号，并成功防止肌肉抽筋，所以他们得出结论，脊髓中的某些活动导致了肌肉抽筋。具体怎么回事呢？ 研究人员认为，运动神经元的**过度兴奋**（hyperexcitability）会导致其在不适当的时机产生收缩信号，比如当你想睡觉的时候。换句话说，运动神经元受到了过度的刺激，就会像一个疲倦的幼儿一样变得暴躁和易怒，所以神经元的活动就会失常。那导致这个现象的原因是什么？可能是过度用力引起的疲劳、脱水（这可能会打乱神经细胞和肌肉细胞的内部平衡）或某些疾病。

如果过度的肌肉疲劳导致了过度兴奋，就可以选择拉伸肌肉的方法去抵消。如前所述，骨骼肌都有内部监控机制，当肌肉被拉伸时，监控机制会告知其状态。过度的拉伸会损伤肌肉，所以这些监控机制会向脊髓发送信息来避免这种情况，脊髓收到信息后会再发回一个指令来抵抗拉伸。当你坐在治疗室的治疗床上，医生用小锤子轻敲你的膝盖时，就会看到这种反射的演示。

也就是说，肌肉本质上是反对拉伸的，那该如何拉伸它呢？嗯，肌肉还有第二种反射机制，当一块肌肉被使用时，其相对的肌肉（控制骨骼的肌肉通常成对出现；当一块肌肉收缩时，相对的肌肉必须拉伸）会被阻止收缩。所以，当一块肌肉收缩时，比如大腿前部的股四头肌，反射信号会让大腿后部的肌肉放松，任其拉伸，这就是所谓的"主动拉伸"。

我尝试过用一个坚固的泡沫轴滚压僵硬的肢体，比如小腿。当肢体被放在泡沫轴上缓慢地滚压时，肌肉就会经历"被动拉伸"。而当身体的大部分重量压在与泡沫轴接触的腿后部时，我认为这是通过减轻腿前部的重量模拟主动拉伸。

某些罕见的疾病也会引起过度兴奋，可通过神经症状确诊。另外，人体内的水分或电解质水平也会影响肌肉的活动，这是因为神经和肌肉之间的信号是通过电解质传递的。换句话说，此类物质过多或过少都会影响信号的强度。含钙、钾、钠等离子的化合物的水平都会影响神经肌肉的活动，而同时水合作用又会间接影响这些物质的浓度（血液中水分过少会使它们的浓度增加，反之亦然）。[9]

深入探讨：为什么会发生这一切？

接下来将从生理学的角度分析一些不好的消息（比如在肌肉细胞内和细胞本身到底发生了什么）。而要讨论导致肌肉中与年龄相关变化的过程，我们还必须更深入地了解细胞内的结构和分子。肌肉流失有很多相互关联的原因，包括炎症、氧化损伤和线粒体相关变化、激素变化和程序性细胞死亡［即**细胞凋亡**（apoptosis）］。更明显的是（也可能不那么明显），行为的改变也会导致肌肉的流失。但这部分内容专业性略强，所以你可能只想大致浏览下，或者完全跳过。无妨，即使没有读过这些内容，也不影响你理解本章最后一节提出的缓解肌少症的建议，并从中受益。

炎症。正如第三章所说，随着年龄的增长，慢性的低度炎症会变得越来越常见，这种炎症被贴切地称为"**炎性衰老**"（inflammaging）。某些**细胞因子**（cytokine，即免疫系统细胞释放的化学信号，可激活其他细胞；详见扩展章节）可能是造成这种所谓的无菌性炎症的原因——之所以称为无菌，是因为我们没有发现感染或损伤之类的明显原因。当炎症作为对感染的一种应答而发生时，细胞因子会导致细胞损伤或死亡，从而使机体摆脱引起感染的微生物。而无菌性炎症则不同，它只会损害组织，并导致许多衰老的不良影响。

深入探讨：细胞因子的炎症领域

TNF-α：肿瘤坏死因子-α 是一种炎性细胞因子（即引起炎症的细胞因子），由初次免疫应答细胞在急性炎症期间产生，会在靶细胞中引起许多反应，导致细胞损伤或死亡（凋亡）。

IL-1β：白细胞介素-1β 是另一种由白细胞产生的炎性细胞因子，白细胞是一种免疫细胞。IL-1β 参与多种细胞活动，包括细胞凋亡，还会导致与炎症相关的疼痛。

CRP：C-反应蛋白是一种血液蛋白，其水平在炎症反应中会上升。其在体内的作用是与已死亡或濒死的细胞（以及某些类型的细菌）表面的某些分子结合。这种结合会指示免疫系统去消灭这些细胞。许多人可能都曾通过血常规检测过 CRP 的水平，这是评估炎症的常用方法。

IL-6：白细胞介素-6 是一种可由许多细胞产生的炎性细胞因子（最

初在白细胞中被发现并因此得名）。IL-6 也能由脂肪细胞产生，这或许也是肥胖者 CRP 水平较高的原因之一吧。IL-6 和 TNF-α 也能阻断一些由生长因子，如胰岛素样生长因子 -1（前几章提到过，后文会有多次提及）介导的组织修复机制。

如上所述，疼痛和细胞死亡是慢性炎症可预见的后果，但这与衰老的肌肉有什么关系呢？结合前面的内容，你可能会猜测，高水平的炎性细胞因子，如 TNF-α 和 IL-6，与年龄增长伴随的肌肉力量和质量的下降以及身体活动能力和行动能力的丧失有关。对的，这些细胞因子的水平的确会随着年龄的增长而升高，而肌肉又对诸如 TNF-α 和 IL-6 这样能促进蛋白质分解的细胞因子非常敏感，所以肌肉会逐渐流失。[10]

炎症也与**细胞凋亡**（apoptosis）密切相关，这是另一种导致肌少症中肌肉流失的路径。所谓细胞凋亡是一种细胞自杀的程序，典型的例子是在胚胎发育过程中手蹼和脚蹼细胞的去除。

在成年期，清除因受伤、氧化损伤而受损的细胞，或转化为癌细胞的细胞对身体是有益的。细胞因子 TNF-α 可以诱导肌肉细胞凋亡，但如果太多的肌肉细胞死亡，肌肉就会萎缩，进而导致肌少症。

细胞凋亡和炎症与肌少症涉及的第三种机制（就是第三章介绍过的**氧化损伤**）相互作用。在最佳条件下，氧化作用、抗氧化剂和细胞因子之间存在一个平衡。但是过多的 **ROS**（活性氧类，又名自由基，这也是第三章的内容）碰上非常薄弱的细胞抗氧化防御，就会导致肌肉的氧化损伤，从而导致炎症及其后续影响。

下面再深入了解一下肌肉中氧化应激的来源。还记得吗？肌肉会收缩，这是其做功的一种形式。收缩需要能量，这能量从何而来？从**线粒体**中获取的燃料主要以葡萄糖的形式存在（尽管还可以利用脂肪或蛋白质等其他形式的燃料），氧气充足时，氧气会被用来产生细胞的能量货币——**ATP**。同时，正如第三章中解释的那样，氧气可以产生 ROS，而 ROS 又会造成细胞的氧化损伤。于是，你会认为既然锻炼比不锻炼会产生更多的 ROS，不如不锻炼。而事实上，锻炼得越多，肌肉就越能激活抗氧化防御系统。换句话说，运动本身就是一种很好的抗氧化补充剂，甚至可能是最好的一种，因为它直接针对肌肉。就像之前说的，运动是**兴奋效应**（hormesis）的一个绝佳例子，在这种情况下，有一点压力是一件好事。[11] 运动过程中产生的 ROS 可以刺激肌肉使其表现得更好。尽管如此，关于抗氧化剂对老年人的潜在益处的研究还不多。请记住，身体的防御系统会随着年龄的增长而减弱。一些研究人员认为，将抗氧化剂与运动相结合可能是有益的。但在这个问题上，各方还没有达成一致。

最后，请记住，当肌肉流失时会有东西取代它，通常是脂肪。而脂肪是一种非常有趣的组织，它不仅仅是一层惰性的脂肪细胞，还会产生许多激素和细胞因子，特别是上面说过的 IL-6。

深入探讨：肌肉细胞的合成代谢活动

肌肉本身可以产生大量上述的细胞因子，在肌肉中产生的细胞因子被称为**肌细胞因子**（myokine）。例如，当你锻炼时，肌肉会释放 IL-6（记住，这是一种激发炎症的化合物）。你锻炼得越多越努力，IL-6 释放得就会越多，随着年龄的增长，这无疑就是事实。对此你会疑惑："什么？锻炼不是对我有好处吗？"好吧，这恰恰说明了炎症的复杂性。当 IL-6 在血液中循环时，它会刺激能抑制上述炎性细胞因子的其他化合物的释放，并刺激抗炎细胞因子，如 IL-10 的释放。IL-10 则可以阻断许多炎性细胞因子的合成。这个过程是兴奋效应的一个极好的例子：一点坏事（IL-6

水平升高）会产生一个有益的结果（减少炎症）。

肌肉还会产生其他的细胞因子（记住，这些是信号）来告诉肌肉进行生长和修复，它也能向其他身体细胞发送信号。**合成代谢**（anabolism）指的是体内产生细胞和维持细胞活动的代谢过程；相反的作用（即分解）则被称为**分解代谢**（catabolism）。被称为**生长因子**（growth factor）的合成代谢化合物（详见下文），如生长激素（**GH**）和胰岛素样生长因子–1（**IGF–1**），控制着肌肉细胞的生存及生命早期的正常生长。（如果你想温故而知新，可以仔细阅读第三章。）大多数人可能对合成代谢类固醇比较熟悉，它是一种生长因子，通常被非法使用以促进**肌肥大**（hypertrophy，即体积扩大），因为它有刺激肌肉生长的作用。

脑垂体是一个位于大脑底部的小腺体，能释放生长激素，刺激肝脏产生 IGF–1。这些激素能在体内引发很多效应，包括肌肉的修复和生长。

在成人体内，当肌肉遇到较大压力或受到损伤时，生长因子会调用干细胞，产生新的肌肉细胞。例如，IGF–1 可以作用于许多不同的靶点，如干细胞、肌纤维、肌肉代谢活动、蛋白质合成和分解过程及神经肌肉接头。虽然 IGF–1 和其他生长因子，如生长激素，听起来其作用像是有助于预防年龄增长所致的肌肉流失，但实际情况是复杂的。而且奇怪的是，这些因子太多的话反而会抑制肌肉的修复。[12]

骨骼肌还会产生对运动神经元存活至关重要的生长因子。记得吗，是这些神经细胞告诉肌肉收缩。这些生长因子在不同年龄对神经元的影响也不同，神经细胞会产生膜孔［称为**受体**（receptor）］，生长因子可以借助于这些受体进入细胞。随着年龄的增长，运动神经元所产生的某些受体会减少，而其他受体则会增多，这可能一定程度上解释了 IGF–1 不合常理的作用。事实上，肌少症的程度与神经生长因子受体水平的下降密切相关。

就像脂肪一样，肌肉也不仅是被动的靶标，而且在不断地与身体的其他部分积极互动着。这也是肌肉对整体健康产生有益影响的基础。例如，当你锻炼肌肉（运动）时，它们会释放上面描述过的**肌细胞因子**（myokine），并影响其他肌肉，以及脂肪组织、肝脏、胰腺、骨骼、心脏、免疫细胞和脑细胞。

其中一些肌细胞因子可作用于免疫系统，帮助免疫系统保持活性。随着年龄的增长，免疫系统的功能也会减弱，部分表现为清除炎性细胞因子等信号的效率降低。于是这些炎性物质便积聚起来，导致炎性衰老，而炎性衰老则是许多与年龄相关的紊乱的根本原因；而肌肉流失是此类炎症的另一个有害副作用。肌肉越少，免疫系统调控能力越弱，炎症就越多，这构成了一个恶性循环。打破这种恶性循环的方法是保持尽可能多的肌肉量。

一种特别有趣的肌细胞因子是肌生成抑制蛋白（myostatin），具有抑制肌肉生长的作用，看起来有些不合常理，但这也是有道理的，因为你不想让肌肉变得太大。就像《三只熊》[1]所描述的故事一样，你希望肌肉不要太大，也不要太小，合适的就刚好。因此，肌肉生长因子和抑制因子（如肌生成抑制蛋白）之间的动态相互作用使肌肉的大小保持在适当的范围内。那些不产生肌生成抑制蛋白的动物（由于基因突变），或者被药物阻断其抑制作用的动物，肌肉明显更大。肌生成抑制蛋白的基因及其作用，是在培育成体形较大、瘦肉量较多的 2 种新品种牛的研究中确定的。比

---

① 《三只熊》是由英国作家、诗人罗伯特·骚塞最先创作的童话故事，讲述了一个金发姑娘误闯三只狗熊居住的林间小屋，并尝试各种大中小尺寸的器物的故事。——译者注

利时蓝牛和皮埃蒙特牛 [13] 被发现缺乏肌生成抑制蛋白，这导致了它们有较大的体形和更多的肌肉组织。下面还会对肌生成抑制蛋白和合成代谢化合物进行更多的介绍。

另一种重要的肌细胞因子叫作艾帕素（apelin）。当然，其水平也会随着年龄的增长而下降，但还会因锻炼而有所提升。其作用听起来就像青春之泉：刺激线粒体的产生，促进蛋白质的合成，帮助肌肉干细胞发挥作用。[14]

骨骼肌会吸收血液循环中的大部分糖分。当肌肉不断流失时，血糖水平也会随之上升，这会进一步导致与年龄相关的 2 型糖尿病风险。相反，运动可以稳定血糖水平。[15]

线粒体。回想一下本章开头说的，线粒体是细胞的发电机。在年轻人体内，线粒体占肌纤维体积的 5% ~ 12%，具体比例取决于肌肉类型（快缩型还是慢缩型）。由于尚不清楚的原因，这些细胞器的数量会随着肌肉细胞的衰老而减少。

运动中的肌肉会大量使用线粒体，这似乎意味着其有更多的机会释放破坏性 ROS。但事实证明，闲置的线粒体反而会释放更多的破坏性 ROS。而当线粒体在运动中高速处理燃料时，抗氧化防御系统就会启动。耐力性运动还会使肌肉细胞产生更多的线粒体，并激活修复和替换线粒体的系统。当然，这可以抵消线粒体随年龄增长而出现的损失，进而抵消肌肉流失造成的影响。

随着年龄的增长，线粒体也会损坏，出现"渗漏"，一些膜物质会逃逸进细胞中，并触发细胞的自杀程序，进而导致肌肉萎缩或肌肉减少。但讽刺的是，衰老细胞中的线粒体连这种自杀机制都会失去，而这又会通过刺激炎症和氧化损伤进一步增加对衰老肌肉的损害。[16]

深入探讨：线粒体衰老

很少有研究关注线粒体随着年龄增长所发生的变化。其中的一项研究对年轻（平均年龄 21 岁）男性和年长（平均年龄 75 岁）男性进行了为期 12 周的有氧运动训练并对训练前后的状况进行了比较。两组研究对象的肌肉量和调节线粒体活动的蛋白质都有类似的增加。年轻组的**最大摄氧量**（VO$_2$ max）确实超过了年长组。最大摄氧量是衡量运动时摄取氧气的量的指标。

当比较两组积极运动的研究对象的肌肉活检结果时，在年长者的肌肉中可以观察到更高的肌肉细胞死亡率。这种细胞死亡会导致肌少症特有的肌肉萎缩，其正是由线粒体"渗漏"引起的。因此，衰老肌肉细胞中的自杀信号更高，但其清除"渗漏"线粒体的机制却会经常失败。由这个结果推导出的一个可能的解决方案将在下面讨论。[17]

还记得神经肌肉接头（NMJ）吗？在这些位点，神经连接到肌肉并启动收缩。过量的 ROS 不仅会导致 NMJ 的退化，ROS 造成的氧化损伤还会破坏生成 NMJ 的蛋白质的结构，有点像你头发上粘上了泡泡糖。在小鼠身上，当受损线粒体的清除过程（一种**自噬**，第三章有提到）得到改善时，NMJ 的损失就会减少。[18]

那该怎么办？

在你所处的环境中，确实有一些因素可以减少随着年龄增长而造成的肌肉流失，如上面介绍的运动，但如果你仍对此将信将疑，下面会给出更多的证据来说明它保护和保持肌肉质量的原理，以及精瘦的肌肉所带来的许多代谢益处。吃什么也很重要，这里说说与饮食相关的几个方面：

首先，应该摄入多少蛋白质和碳水化合物；其次，是关于饮食或热量限制方面；最后，讨论一下支持或反对其他补充剂（如激素和合成代谢化合物）的证据。

运动。关于运动抗衰老作用的文献可谓数不胜数。几乎所有人都认同，**抗阻力运动**（resistance training）可以减缓甚至逆转一些随着年龄增长而出现的肌肉流失。针对先前所述的肌肉变化（萎缩、卫星细胞数量减少及活性降低），可以通过增大现有肌肉细胞的体积来保持和发展肌肉力量，但我们已不能像年轻时那样生成新的肌肉细胞了。[19]

进行体育活动或缺乏体育活动也会影响线粒体的状况。久坐的生活方式会减少肌肉中线粒体的数量并降低其效率，而运动可以构建并保持健康的线粒体。意大利一项针对老年人的研究发现，参与形成线粒体的一种蛋白质的水平与老年人肌肉质量和力量的下降之间存在显著的相关性。久坐不动者的肌肉中这种蛋白质水平较低，但终身定期锻炼的老年人的肌肉中这种蛋白质水平仍然很高，这无疑又为衰老过程中线粒体质量的评估提供了一种方法。[20]

运动可分为耐力（有氧）运动和**抗阻力运动**（即力量类训练）。当然，也可以两者组合。耐力运动的特点是在一段相对较长的时间（如 20 分钟以上）内反复进行低力度收缩训练。相比之下，抗阻力运动涉及的高力度收缩训练时间则相对较少（每组肌肉的总工作时间少于 2 ~ 4 分钟）。不同结果的研究比比皆是，但此类运动的相对益处以及运动量的问题目前仍然没有定论。但不管怎么说，想要发展甚至保持肌肉的质量和力量，必须进行一些抗阻力运动，其在保持重要的神经肌肉接头方面，比耐力运动更有优势，这一点在前几页已经详细讨论过了。

深入探讨：运动的生化机制

令人惊讶的是，耐力运动和抗阻力运动会分别刺激肌肉中不同的生化路径。耐力运动中，长时间的有氧（消耗氧气）肌肉收缩，会消耗肌肉细胞中的葡萄糖储备，触发一系列的反应，导致 **PGC-1α** 的产生增加（第三章提到过，这是启动修复系统和促进新线粒体发育的化学信号）。PGC 在肌肉细胞内所起的作用有助于抵消细胞中与年龄相关的损失和衰退。而抗阻力运动，伴随着更高力度的肌肉收缩，会让细胞开启另一条生化路径来增加蛋白质合成，进而增加肌肉质量。从这个角度来看，两种类型的运动都很重要：耐力运动可用于诱导修复和维护系统，抗阻力运动则可用于保持肌肉质量。[21]

和其他因素一样，PGC-1α 的水平也会随着年龄的增长而下降，但运动会使其上升。71 岁的老年人，无论是常运动的还是久坐不动的，当他们在固定不动的单车上努力锻炼时，PGC-1α 的水平都出现了上升。令人惊讶的是，久坐不动的男性受试者的增幅甚至高达两倍。这些发现清楚地表明，衰老的肌肉是通过加强线粒体的功能来对运动做出反应的。

另一项针对健康但不运动的老年人（平均年龄 70 岁）的研究着眼于他们肌肉中表达活跃的基因。最初，他们表现出典型的线粒体功能不良的基因表达谱。但在短短 6 个月的抗阻力运动后，他们的表达谱就完全变成了与年轻人相似的情况。运动还改善了他们的肌肉功能：在锻炼前他们的肌肉力量比年轻人弱 59%，而锻炼后仅弱 38%。[22]

回到运动。有氧运动已被证明对方方面面都有好处，从认知能力到心脏健康不一而足，但奇怪的是，并没有很多研究专门探讨其对肌肉的影响。最近的一项研究致力比较三组人群的运动单元（MU，本章前面介绍过其可用于衡量肌肉的质量）的差异。这项研究纳入了一组年轻（平

均年龄 25 岁）男性、一组不跑步的老年（平均年龄 65 岁）男性和一组老年（平均年龄 65 岁）男性跑步能手。这些跑步能手一生都保持着高水平的跑步量，其小腿肌肉中的运动单元（严格意义上，运动单元应包括肌纤维及其运动神经元）数量和年轻男性相似，而不跑步的老年男性则失去了大约 30% 的肌肉量。重要的是，当对两组老年人跑步运动不会用到的肌肉运动单元进行检测时发现，跑步能手们与不跑步的老年人的此类肌肉水平相当。换句话说，还是"用进废退"。[23]

这里提醒一下，运动并不是绝对的青春泉水或不老药。即使有持续的运动，肌肉的强度和力量也还是会随年龄的增长而下降，只不过可以通过锻炼来保持相对更高的肌肉强度和力量。例如，进行举重训练的 80 岁老年人（不论男女），其力量与一组未经训练的 60 岁老年人的相当，而且是同一年龄段未经训练者力量的 4 倍。这是一个不错的回报：从肌肉保留方面来看，这让你年轻了 20 岁。[24]

最后强调一点，并非所有的运动，效果都是一样的。在长时间（通常是一到数个小时）中等强度的运动（如快走；50% ~ 75% 的 VO_2 max）中，线粒体会产生少量的 ROS，这些 ROS 很容易被抗氧化系统清除。同时，长时间的运动刺激除产生了更多的线粒体和抗氧化剂，同时还能降低炎性细胞因子的水平。反观短时间（几分钟到一小时）、高强度的运动（如短跑或举重；80% ~ 100% VO_2 max），则会产生更多的 ROS。

在你迫不及待穿上跑鞋准备出发之前，先回想一下兴奋效应的概念，也就是说，任何压力，比如运动，都有一个有益的阈值。一些研究表明，过量的耐力训练（每天跑 8 小时）实际上会减少老年大鼠运动神经元的修复和出芽。最近的研究结果表明，对年龄较大（超过 45 岁）者来说，长时间的高强度有氧运动可能会对心脏造成损伤。因此，随着年龄的增长，可能抗阻力运动比耐力运动更合适，但也不尽然。在短短一个月的时间里，每天跑4公里（对老鼠来说已经很多了）的小鼠便能够逆转运动后肌肉中神经肌肉接头因年龄发生的损伤。但遗憾的是，人类脊髓运动神经元的丧失似乎并不能通过任何形式的锻炼来避免。然而，抗阻力运动确实会对肌肉和神经功能产生有益的影响，进而也可以弥补这些损失。这种益处之所以出现，似乎是因为当运动神经元在运动过程中被激活时，它们会增加生长因子的产生并促进其转运，从而延长神经元自身的寿命。[25]

一些技巧的使用有助于在抗阻力运动中获得更大的回报，比如之前提到过的高强度锻炼，另一种方法是血流限制性运动。后者可以减少流向肌肉的血液，并通过在肌肉最靠近心脏的部位周围箍一个绑带来限制静脉回流。这限制了肌肉中的氧气供应，阻止肌肉排出废物，从而给肌肉造成压力。将血流限制性运动和低负荷运动结合，可以增加肌肉中蛋白质的合成速度，增加肌肉质量（肌肥大）。更棒的是，通过这种方式，肌肉中卫星细胞的数量也会增加。这种方法由东京大学的佐藤义昭（Yoshiaki Sato）博士首创，最终命名为KAATSU系统并获得专利，此后该方法被扩展成包括各种设备的方案。虽然这是一种安全有效的训练方案，因为低负荷造成的伤害更少，但是也有人因此受伤。所以，和任何锻炼计划一样，你最好在得到专家的建议和指导后开始实施。[26]

肌肉延长收缩（lengthening contraction，**LC**），也称为**离心**（eccentric）收缩，同样会导致大量ROS的释放。与LC相关的问题始于肌肉细胞的拉伸反应，这点在前面解释过。在LC过程中，肌肉要收缩（做功），同时还要拉长。试着往下坡跑，或者以手臂弯曲状态放下重物，你会感觉到这种离心收缩。一些肌纤维不能很好地抵抗LC的拉伸，它们的细胞膜会受损，刺激炎性细胞因子的释放。此外，由ROS所产生的信号会抑制 PGC-1α 水平升高和运动诱导的正常 PGC-1α 峰的出现。（回想一下 PGC-1α 介导细胞的修复系统。）这意味着应该尽量减少 LC 训练，特别是重负荷的 LC 训练。也就是说，轻负荷的 LC 训练可以是一种有益的康复训练方法。毫无疑问，随着年龄的增长，肌肉会更容易受伤，因此也更容易发炎。[27]

运动的替代方案。现在你应该知道运动是对抗肌少症最好的方法了。但如果你不能（或不愿意）经常运动该怎么办？如你所想，运动的很多益处来自它给肌肉造成的压力，然后肌肉就会启动修复系统。那是否可以用其他方式给肌肉施加压力呢？比如电刺激。

神经肌肉电刺激（neuromuscular electrical stimulation，**NMES**）应用表面电极的电流来触发肌肉收缩。这项技术已经成功地用于刺激运动员、儿童和各种疾病患者的肌肉生长。在老年（65 ~ 85 岁）个体中，NMES 增加了以各种参数评估的肌肉力量，如肌力、平衡性、纤维大小，甚至卫星细胞数量。[28]

低水平电流已被用来刺激与站立和行走有关的大脑区域的神经活动。这种刺激称为经颅刺激（意思是直接进入大脑的刺激方式），已被证明可以改善健康老年人站立和行走的能力。事实上，这种干预可能对认知和运动功能都有好处。[29]

另一个有益因素是"热应激"。众所周知，热量会对细胞造成压力，迫使其开启各种修复系统。把肌少症小鼠放在 40℃ 的加热室里（可以想象成小鼠的桑拿），每天 30 分钟，4 周后其症状便有所缓解甚至发生逆转。这种效应在慢缩肌肉中最为明显，因为这些肌肉更多地依赖由线粒体控制的有氧代谢。[30] 这种效应可以解释为什么经常蒸桑拿的芬兰男性的死亡率较低。关于这一点，在第九章会有更多的介绍。

需要多少蛋白质？ 年龄相关的肌肉流失（肌少症）可部分归因于**肌肉蛋白质合成**（muscle protein synthesis，**MPS**）和**肌肉蛋白质分解**（muscle protein breakdown，**MPB**）速率之间的不平衡，这是本章的重点。前面的内容已经解释了 MPS 减慢和肌肉退化加剧的原因。毫无疑问，这与负责肌肉（如肱二头肌或肱三头肌）收缩的蛋白质有关，特别是两种分别叫作肌动蛋白和肌球蛋白的蛋白质。如果不使用你的肌肉，那么其合成或构建（MPS 主导）就会下降，甚至仅凭这个因素就可以解释老年性消瘦，而无须任何伤病因素。

　　身体如何合成肌肉蛋白质？ 公认的逻辑是，要吃大量的蛋白质（许多人说得是动物蛋白）来构建肌肉。事实上，身体可以从几乎所有食物中获得的微量原料来合成大多数**氨基酸**（蛋白质的组成成分）。当然，我们也确实需要从饮食中直接获取一些氨基酸，这类氨基酸称为**必需氨基酸**（essential amino acid，**EAA**）。然后，在肌肉细胞内部，遗传指令会指导特定类型肌肉纤维（快缩型和慢缩型）的构建。肌纤维则是由肌动蛋白和肌球蛋白结合在一起构成的。

　　好了，回到肌肉流失的问题：在健康活跃的个体中，肌肉也会不断地被分解和重建，这个过程叫作更新，它强调肌肉分解和合成之间的平衡。肌肉更新不会随着年龄的增长而发生很大的变化，而人体利用食物中的蛋白质来构建肌肉的能力却会。生理学家称这种能力的下降为**合成代谢抵抗**（anabolic resistance）。这种无法将 EAA 整合为新蛋白质的"抗性"正是引起衰老和与缺乏运动相关的肌肉流失的主要原因。我认为这是因为肌肉细胞从血液中获取蛋白质的能力变差了。像 IGF-1 这样的生长因子会促进肌肉构建组分的获取，而像 IL-6 这样的细胞因子则会阻碍其获取。作为一种生长因子，高蛋白和高热量摄入会刺激 IGF-1 的释放。

换句话说：为了尽可能地保持肌肉质量，我们需要从膳食蛋白质中获取EAA，并进行体力活动，以及尽可能减少肌肉蛋白质的分解。

下面来看看一些数字。如果你已经一整夜没吃东西了，此时吃 15 克蛋白质（相当于 2 个大鸡蛋或 3 个小鸡蛋，或一勺中等量的蛋白质粉）会使肌肉蛋白质合成（MPS）的速度加倍。蛋白质的摄入也会稍微减少其分解的速率（25% ~ 30%）。在禁食状态下，任何类型的中到高强度运动都能显著增加 MPS，适度增加肌肉蛋白质分解（MPB），但在运动后摄入高蛋白食物会进一步增加运动后的 MPS 并减少 MPB。最重要的是：运动后摄入蛋白质不仅能保持肌肉量，而且有助于肌肉的生长。但目前摄入蛋白质的最佳时间尚不清楚，不同的研究也给出了不同的结果，但似乎在运动后几个小时的时间窗口内摄入都是合适的。

随着年龄的增长，运动和蛋白质消耗激发的合成代谢反应（如上文所述，利用膳食蛋白质来构建肌肉）会不断减少。如果体力活动也减少，就像许多老年人的情况一样，肌肉就会出现明显的流失，通常还会被脂肪组织取代。再说一遍：随着年龄的增长，氨基酸合成肌肉蛋白质的能力会下降。但我们可以通过合理的饮食来规避这个问题。

第一，要知道，每餐摄入大量（超过 20 克）的蛋白质会刺激肌肉蛋白质的合成。还记得与年龄相关的 MPS 速率的下降吗？解决这个问题的一种方法就是多吃蛋白质。但千万不要立马开始大吃特吃，因为蛋白质的摄入量有一个最佳值，从长远来看，吃太多可能也对你有害。这个问题稍后再讨论。

第二，吃一些容易消化的蛋白质（如乳清蛋白，这是许多市售蛋白粉的常见成分），还可以进一步刺激 MPS。对于启动 MPS 最重要的 EAA 是**亮氨酸**（leucine），当然其他几种类似的、被统称为**支链氨基酸**的氨基酸也很重要。这些氨基酸通过激活细胞中的 **mTOR** 路径（第三章介绍过，第九章和第十章还会再次讨论这条路径），最终实现蛋白质的合成。一些研究表明，补充亮氨酸也能刺激肌肉的合成，特别是在剧烈运动期间或之后，记住不是运动之前。

通过调整锻炼时间和蛋白质摄入时机，你就可以利用肌肉负荷（导致肌肉分解）和增长（肌肉合成）之间的耦合关系来对抗衰老。一些比较年轻（平均年龄 20 岁）和年长（平均年龄 50 岁）运动员的研究表明，在摄入含有 20 克以上优质蛋白质的一餐前运动，会提升用于 MPS 的氨基酸的利用率。更棒的是，抗阻力运动（举重训练被研究过）可以在训练后的几天内提高 MPS 反应对氨基酸的敏感性。[31]

最后要说的是，你真的不需要在 50 岁之前就担心肌肉合成 – 分解平衡中的合成代谢抵抗部分。因为 50 岁之前，你的肌肉细胞仍然很擅长从血液中获取并利用 EAA。你知道亮氨酸的信号效应吗？ 这个信号就好像是细胞生长的绿灯，它亮的时间越长，过度刺激下细胞癌变的可能性就越大。最近对小鼠（可以在实验中控制饮食）和人类（研究人员必须在几年内收集大群体的数据）的研究表明，早年摄入过多的蛋白质，特别是动物蛋白，会使晚年发生癌症和糖尿病的风险大幅增加。[32] 对于这些针对人类的长期观察性研究，这里必须再多说一句：它们依赖于问卷调查，并将不同年龄段的人混在一起调查，所以对这些研究的结果我们也只能半信半疑。

尽管如此，对小鼠和实验室培养的细胞的研究表明，过多的蛋白质摄入在刺激肌肉合成的同时还可能会产生长期的有害结果。那么，究竟多少蛋白质算是过多呢？目前的建议是：50 岁前要少一些（0.5 ~ 0.8 克 / 千克体重），而 50 岁后要多一些（0.8 ~ 1.8 克 / 千克体重）。[33] 注意到这些研究中数据的可变范围了吗，所以你需要在自己身上进行实验。比如你进行了大量的运动，像锻炼肌肉的举重训练此类，你需要的蛋白质就会稍多一点。

通俗一点，如果你 40 多岁，体重 68 kg（150 磅），那么 60 克可能是你每日摄入蛋白质的上限。如果你是一个像我一样重 52 kg（115 磅）的小老太太，也可以有类似的摄入量。换种表达：118 立方厘米（4 盎司）的鸡胸肉（约一杯剁碎的肉）可以提供大约 35 克蛋白质。许多网站都可以准确地告诉你某种食物中具体有多少蛋白质。

碳水化合物的情况呢？ 最后我们再谈谈饮食。回想一下前几章关于血糖（糖化作用）的破坏性影响。同样的损伤也会发生在肌肉蛋白以及肌肉中的胶原蛋白中。这种损伤与年龄无关，但正如你在前面看到的，随着年龄的增长，肌肉的重构能力会减弱，所以糖化蛋白就很难被代谢掉。在人类和啮齿类动物肌肉的培养细胞中，这种糖化蛋白的数量会随着年龄的增长而增加。而它们正常功能的丧失将导致肌少症。[34]

减少碳水化合物的摄入，就会降低血糖水平。这些改变会增加线粒体活性，虽然又会增加 ROS 的释放量，但这些 ROS 可作为一种温和的应激源或引发兴奋效应。ROS 信号能激发机体的适应性反应，即抗氧化剂释放。有趣的是，服用抗氧化剂补充剂会抑制 ROS 信号并阻碍这一适应性反应的激发。在肌肉中储存的葡萄糖水平较低时进行锻炼，可以增强肌肉对耐力性运动的适应能力。像 PGC-1α 水平、线粒体酶水平、脂肪燃烧效率和抗炎化合物的合成速率之类的都会因此提升。[35]

当然，谈兴奋效应不能抛开剂量。太少不好，太多也不好。那么，碳水化合物的摄入量应该降到多少呢？ 每个人的情况都是不同的，所以没有标准的答案。用自己做实验吧，然后用日志记录下在不同类型的饮食后运动的感觉。那我的建议是什么呢？尽量少摄入碳水化合物，尤其是精制的碳水化合物和单糖。学会阅读食品标签，尽量避免含糖的食物。

热量或饮食限制。许多在动物和人类身上进行的研究表明热量限制可带来有益效果。本书在引言描述过热量限制，第九章还会详细阐述，热量限制可以减轻衰老的影响，包括肌肉流失。在大鼠实验中，热量限制几乎弥合了老年大鼠与年轻大鼠在肌肉质量、力量和氧气输送方面的差距，其部分原因就是热量限制大鼠的线粒体功能得以保留。[36]

这是如何做到的？记得吗，线粒体是产生能量的关键结构，对肌肉至关重要，随着年龄的增长，线粒体可能会被破坏。如果细胞不能清除这些被破坏的线粒体，它们就会释放导致肌肉细胞死亡的化合物，这又会进一步导致肌肉流失。细胞清除受损线粒体的过程被称为**线粒体自噬**（mitophagy，字面意思是吞噬线粒体），这一过程会随着年龄的增长而减弱，但在大鼠和人类中，这一过程会被热量限制逆转。[37]

深入探讨：热量限制

如果你想再深入了解一点，那就继续吧。运动时，钙会在肌肉内释放。这是一种告诉肌肉细胞内的纤维互相拉动并使其产生收缩的化学信号。毫不奇怪，肌肉细胞的内置监控器可以监测钙离子的浓度，就像许多人家里的一氧化碳报警器可以监测一氧化碳的存在一样。当钙离子的浓度较高时，比如在运动中，这些监控器就会发出信号，激活 PGC-1α 系统（前面描述过；简单地说，这个系统负责维修养护）。然后，针对氧化损伤、炎症的细胞防御系统和其他修复系统（如线粒体自噬）就会被激活。[38]

再给你一个理由来认同热量限制的广泛影响。在小鼠实验中，运动和热量限制都会带来有益的效果，但运动只对被使用的肌肉起作用，而热量限制则会影响所有的肌肉，而且只有热量限制能减少脊髓中运动神经元的损失。[39]

激素。众所周知，随着年龄的增长，性激素的水平会下降。但这会影响到肌肉吗？答案是"Yes"。记得吗，女性激素包括雌激素和孕激素；男性激素则是雄激素，其中睾酮是大家最熟悉的。有趣的是，体内的雌激素是通过对睾酮的修饰而产生的，下面会给出一些数据，以显示这些激素和肌少症之间的关系。最后还有要如何利用激素的内容。

健康男性体内的睾酮水平在 30 岁之后会以每年 1% 的速度递减。而女性的睾酮水平则在 20 ~ 45 岁出现下降趋势。睾酮的减少与肌肉质量和力量的下降相关，无论男女，但以男性为甚。我们不应该讶异于二者的这种相关性，因为睾酮是刺激骨骼肌中蛋白质合成的主要激素，并通过激活卫星细胞（肌肉干细胞）促进肌肉修复。

睾酮有多种功效，是因为它可与受体蛋白结合。受体是睾酮穿过细胞膜进入细胞的通道。一旦进入细胞，它就会激活一系列不同的基因，具体取决于所进入的细胞的类型。除了维持和修复肌肉的功能外，睾酮还与精子的产生、睾丸功能、毛发生长、骨密度、性欲和第二性征有关。睾酮水平的下降还与老年男性的死亡率相关。肌少症导致骨骼脆弱，这常常导致致命的跌倒。睾酮缺乏与糖尿病和代谢综合征也有关。所谓代谢综合征是一组同时发生的代谢异常状况，包括血压升高、高血糖、腰部脂肪过多、胆固醇或甘油三酯水平异常。当你有以上异常状况中的 3 种或以上时，你患心脏病、脑卒中和 2 型糖尿病的风险就会增加。

最近的研究表明，雄激素替代疗法能增加 65 岁及以上的男性和女性的肌肉质量，具体取决于其接受激素的方式和时间。具体来说，睾酮会带来剂量依赖性的（服用越多，效果越大）卫星细胞数量增加，以及肌肉纤维数量和大小的增加，不过力量的增加不那么显著。在你迫不及待跑去找医生开处方之前，得先知道睾酮的研究数据也是好坏参半的。早期的研究报道了睾酮不少副作用，包括心血管损伤、血红蛋白水平升高、前列腺肿大和前列腺癌风险增加。尽管仍然好坏参半，但最近的研究却证实了睾酮在对抗肌少症的过程中起到了促进作用，特别是考虑到睾酮还能增加骨密度和骨骼强度。

老年女性雄激素的缺乏与肌肉流失以及性功能、认知能力、情绪和骨密度的变化有关。绝经后，睾酮水平下降到绝经前的 15% 左右；在接下来的几年中，这一水平可能还会继续下降。因此，对于绝经期和绝经后的妇女，睾酮替代疗法可能有一定的治疗作用，不过应监测其血液中的睾酮水平，以便找出睾酮的最低有效剂量。

雌激素水平在更年期也会急剧下降，下一章将对此进行详细讨论。雌激素对肌肉有多种有益作用：减少炎症反应，对抗氧化损伤，激活卫星细胞修复受损组织，并增加卫星细胞的数量。在肌肉细胞中雌激素还有抗氧化作用。激素替代疗法（HRT）可延缓与年龄相关的肌肉流失和骨骼肌中的脂肪积累。绝经后使用 HRT 的女性与未服用药物的女性相比，肌肉力量会有小幅且持续的增强。[40]

一种新型药物，**选择性雄激素受体调节剂**（selective androgen receptor modulator，SARM），目前正在临床试验中，其已被证明可与雄激素受体结合，并在肌肉中发挥特异性作用，且不会对男性的前列腺产生不良影响或导致女性的男性化。[41]

骨骼肌细胞和卫星细胞中都含有雌激素和雄激素的受体。激素在这些细胞内的作用（如维持或修复肌纤维和激活卫星细胞）是由激素与受体的结合介导的。因此，HRT 可以增加并维持肌肉量。HRT 对人体还有其他影响，这点将在第十章中详述。

　　大规模的MYOAGE研究显示出HRT的另一个影响，这项研究由欧盟资助，从2009年持续到2013年，涉及19个国家。使用HRT的绝经后女性，其IGF-1水平更高，还记得吧？IGF-1能激活蛋白质合成并减缓其分解。当然，就像大多数生物活性物质过剩了一样，太多的IGF-1可能也是件坏事。[42]

　　免疫系统也会受到激素的影响。这也可以解释为何随年龄增长而出现的肌肉流失会有性别差异。女性体内雌激素水平降低与前面提及的某些细胞因子分泌增加有关。有趣的是，这些细胞因子主要由脂肪组织产生，且脂肪组织在许多绝经后女性体内会有所增加。而像IL-6这样由脂肪细胞产生的细胞因子会降低肌肉对IGF-1的反应，进一步导致肌少症。[43]

　　导致肌少症的最后一个因素是程序性细胞死亡，即细胞凋亡。在某些情况下，细胞凋亡是有益的，但如果细胞凋亡的调控出了岔子，就会导致不符合预期的组织损失。随着年龄的增长，肌肉中也存在着细胞凋亡——在肌纤维和卫星细胞中，细胞凋亡会上调。雄激素和雌激素已被证明均能通过不同的路径调节细胞凋亡，这进一步凸显了这些激素在维持肌肉生命周期中的重要性。[44]

　　维生素D。维生素D是一种奇怪的营养物质，有点"四不像"的感觉。严格来说，它并不是一种真正的维生素，因为从理论上讲，所有哺乳动物都可以借助阳光对皮下胆固醇的作用，在皮肤细胞中合成足够我们日常所需的维生素D（第四章谈到过）。如果这还不够令人困惑的话，还有一点，这种在皮肤中产生的或以补充剂形式摄入（很少有食物含有它）的化合物还必须在肝脏和肾脏中才能转化为活性形式。虽然前后有两种相似的化合物产生，但这里统称它们为维生素D，因为其专业术语实在太长了。

维生素 D 的主要作用是维持体内钙和磷的最佳水平，因此对保持骨骼健康至关重要。它还是正常免疫功能以及依赖钙和磷的细胞活动的关键。维生素 D 是一种类似于雄激素和雌激素的类固醇激素，其作用方式也相似：与受体结合并激活细胞核中的基因，从而在不同的细胞类型中产生不同的作用。

因为运动神经元依赖钙将收缩信号传递给目标肌肉，所以维生素 D 在我们日渐衰老时能在维持肌肉方面发挥作用。事实上，已有研究发现，血液中维生素 D 的含量与肌肉力量和身体体能之间有很强的相关性。[45] 补充适量的维生素 D（1 000 ~ 5 000 毫克 / 天）似乎并没有什么坏处，下一章还会讨论这个问题。但在购买大量维生素 D 之前，最好检查一下自己的维生素 D 水平。

意料之中的是，维生素 D 可以与其他干预措施协同作用，促进和维持肌肉生长。进行抗阻力运动，补充蛋白质，再加上摄入维生素 D，可以促进老年人肌肉的生长。[46]

生长激素和胰岛素样生长因子 -1。第三章的炎症相关部分已介绍过这两种物质的缩写分别为 GH 和 IGF-1，第九章还会进一步详细讨论。简言之，GH 除了促进身体在儿童阶段的成长之外，还有很多其他功能。在人的一生中，GH 的主要作用是调节细胞的增殖 / 分裂和修复，因此，其还涉及合成代谢或新陈代谢的构建。GH 通过诱导在肝脏中合成的 IGF-1 来协调其功能的实现。IGF-1 在体内不断循环，几乎会影响所有细胞的新陈代谢，特别是激活合成代谢（构建）路径。IGF-1 是肌肉修复和生长的主要启动因子，这主要归因于其多方面的作用：刺激卫星细胞增殖和肌肉蛋白质合成，抑制肌肉蛋白质分解和炎症。**炎性衰老**(inflammaging)

还有一种潜在危害，那就是随着年龄增长，机体释放的炎性细胞因子会越来越多，而产生的 IGF-1 则会越来越少。

成人的 GH 和 IGF-1 水平会随着年龄的增长而下降，同时构建和维持肌肉的路径的活跃程度也会下降。30 岁后，GH 的每日产生量每 10 年大约会下降 15%，与此同时，IGF-1 的产生量也会下降。虽然这些生长因子的下降会导致肌少症，但同时也会降低癌症风险，因为 GH 和 IGF-1 都是可能会导致癌症细胞失控生长的强有力的刺激因素。[47]

一项针对老年人的大型研究发现，较低水平的 IGF-1 与肌少症的风险有关，尤其是在女性中。该研究认为这种联系主要是由于 IGF-1 在调控失去运动神经元连接（神经肌肉接头）的肌纤维的神经再支配过程中发挥的重要作用。[48]

补充 GH 的早期试验在增加肌肉方面（用瘦体重评估）给出了积极的结果。但经过较长时间（超过 1 年）后，受试者出现了副作用（关节和肌肉疼痛、水肿、腕管综合征和高血糖）。这些副作用让人们对 GH 治疗肌少症的疗效疑虑重重。最近用大鼠进行的一项研究更仔细地观察了不同剂量 GH 的影响，发现低剂量不仅不会产生不良影响，还会产生许多积极的效果，如增加肌肉质量和力量、提高抗氧化水平和促进线粒体生成。[49]希望我们能尽快看到更多的人体试验的结果。

肌酸。这是身体产生的另一种会随着年龄的增长而减少的物质，也是一种可以从饮食中获得的化合物，主要来自肉和鱼。肌酸的合成主要在肝脏和肾脏中。由于肌酸在肌肉细胞中发挥作用，所以其对肌肉力量和体能有着重要的影响。当细胞中作为必需能量的 ATP 消耗殆尽时，就是肌酸大展身手的时候了。

详情如下，肌酸会形成一种叫作磷酸肌酸的化学物质，它的作用就是储存一种叫作磷酸根的东西。当你努力锻炼肌肉时，作为主要能量来源的 ATP 通常会在不到 10 秒的时间内被迅速地消耗殆尽。想要重新生成 ATP，就需要添加磷酸根，此时，肌酸就可以派上用场了。由它生成的磷酸肌酸会释放出一个磷酸基团，并将其添加到 ADP（ADP 原有两个磷酸基团）上，形成 ATP 来给你补充能量。

1992 年奥运会上，几名不同运动项目的运动员报告称，他们使用肌酸补充剂来增强训练效果，从此以后肌酸作为提升运动成绩的补充剂广为人知。也是从那以后，肌酸因其在提升运动表现和增加肌肉量方面的效果备受普通大众欢迎。肌酸还有许多其他的作用，如降低血浆甘油三酯（也就是血液中的脂肪）和总胆固醇水平，以及降低空腹血糖水平。

在抗阻力运动的前几个月里，补充肌酸通常能增加 10%～15% 的力量和 1%～3% 的肌肉量。在肌酸水平最低的人群中，其补充的效果通常是最好的。也就是说，大量的研究表明，补充肌酸可以提高所有年龄段研究对象的肌肉量、体能和代谢反应。

研究人员用高达每天 20 克的肌酸剂量进行人体测试，没有发现任何不良影响。几乎所有已发表的研究使用的都是溶解在液体中的一水肌酸。主要的副作用是体重增加，这可以部分归因于肌肉质量的增加。[50] 然而，肌肉中肌酸含量的增加会导致肌肉从身体其他部位吸收水分。所以，补充肌酸后应该注意多喝水，以防脱水。肌酸还可能导致少数人出现恶心和胃痉挛。

PGC-1α。这是一个复杂的缩写，但全称更难记。第三章曾介绍过这种物质，本章前面的内容也再次提到过。之所以要重复讲，是因为我们很容易忘记这个术语到底是什么意思——基本上，它的主要作用是让线粒体保持活力。当然，你知道这有多重要。结合前面提到的关于这种

化合物的所有信息，你可能会认为通过干预措施来增加其在肌肉中的水平将是减缓甚至逆转肌少症的一个有潜力的方向。遗憾的是，目前还没有发现任何药物能特异性地刺激 PGC-1α 在肌肉中的活性。而且过多的 PGC-1α 还会对肌肉、心脏和其他组织产生有害影响。所以，保持一种经常运动、营养均衡的积极健康的生活方式，仍然是目前最大化促进 PGC-1α 生成的最佳选择。[51]

肌细胞因子。肌生成抑制蛋白的情况呢？记得吗，这种肌细胞因子（一种由肌肉细胞产生的信号，缺乏此类因子的品种的牛会长得更大、更强壮）会抑制肌肉的生长。如果能下调或关闭它，是不是即使上了年纪，我们的肌肉也能保持增长？这并不只是推测，因为有很多间接证据表明肌生成抑制蛋白在肌少症中发挥了很大作用，这很可能是通过抑制肌肉干细胞的生成来实现的。

早期的研究表明，去除肌生成抑制蛋白确实会增加肌肉质量，但同时也会减少线粒体的数量和效率，并降低供应肌肉营养的毛细血管网的密度，进而降低肌肉的有氧代谢能力。那能不能找到一种方法来逆转这些副作用呢？还真有这样一种"神药"，叫作阿卡地新（AICAR）。小鼠试验显示，这种药物似乎能模拟肌肉锻炼的有益效果。但请记住，我们不是小鼠。该药物的人体试验研究表明，有部分功效与小鼠的试验吻合（但不是全部）。好消息是，在肌生成抑制蛋白的产生被关闭的老年小鼠中，AICAR 确实增加了 PGC-1α 含量和运动能力。而在肌生成抑制蛋白水平正常的对照组中，AICAR 则不起任何作用。归根结底，这是一个很有前途的研究方向，但几年之内可能不会有任何成果。[52]

异种共生。另一个有前途的研究方向是**异种共生**（parabiosis），但我日渐衰老的肌肉恐怕是等不到这种疗法普及的那一天了。这并不是一个

被普通大众所知晓的术语，目前仅是在啮齿类动物身上试验的一种治疗方法。在这种治疗方法中，幼年鼠和老年鼠的循环系统是连在一起的。老年鼠的血管里流淌着幼年鼠的血液。这也许还算不上青春之泉，但已经很接近了。在接受短时间这种治疗后，老年鼠和幼年鼠的外观和行为表现均变得更年轻了。

重点：与幼年鼠的异种共生增强了老年鼠肌肉的再生能力。这种再生能力源于老年鼠干细胞的激活，而与幼年鼠的干细胞无关。这表明，在幼年动物血液中有一些信号可以使老年动物休眠的干细胞恢复正常的信号。现在这方面的研究有很多，可以多多关注。

基因有何影响呢？

许多使人极度衰弱的疾病都是由编码肌肉重要组成部分的基因的突变引起的，如肌营养不良。目前关于维持或强化肌肉功能的基因控制的相关知识是非常缺乏的。

这里能说的第一个与肌肉功能有关的基因是 *ACTN3*，它编码了一种叫作 α–辅肌动蛋白–3 的蛋白质。方便起见，就叫它 ACTN 吧。这种蛋白质存在于快缩肌纤维中。记得吗，这些快缩肌纤维能在短跑和举重等活动中产生快速、有力的收缩。像许多基因一样，*ACTN3* 也有几种不同的突变型。其中一种突变型能产生功能性的 ACTN 蛋白，而另一种突变型则只能产生无功能性的蛋白。令人惊讶的是，如果你有两个突变基因的副本，你反而不会患病。这与前面提到的大多数遗传性疾病非常不同，一般情况下，两个突变基因的副本必然会致病。

更有趣的是，世界上约 1/4 的人口有该基因的两个无效副本。你可能听说过，这种基因有助于肌肉力量的增长。但不同的是，这种助益很小，可能不到 5%。所以，这种基因对短跑或举重来说并没有多大助益，除非你是一名奥林匹克运动员，在这种情况下即使只有 5% 的增长也是非常重要的。一些研究发现，大多数短跑运动员或举重运动员都有一个，通常是两个 *ACTN3* 的无效副本。而拥有两个无效 *ACTN3* 副本反而可能会增强肌肉的耐力。[53]

本章前面部分讨论过的一个叫作 *MSTN* 的基因。记得吗？肌生成抑制蛋白会抑制肌肉生长，所以如果你拥有这种基因型，所表达的抑制蛋白便不能正常地发挥抑制作用，你就会有更大、更强壮的肌肉。每个人都有成对的染色体，这意味着每个基因都有两个副本，可以是相同的，也可以是不同的。拥有两个低抑制副本的人，会比只有一个这种副本的人拥有更大、更强壮的肌肉，而后者又比没有这种副本的人拥有更大、更强壮的肌肉。

第三种被证明会影响肌肉表现的基因叫作 *ACE*。这个基因控制一种酶的合成，而这种酶又会产生一种影响血压的激素。你可能听说过一种叫作 *ACE* 抑制剂的降压药。这类药物就是通过阻断这种酶的作用而起效的。和许多其他基因一样，*ACE* 也有几种突变型。其中一种，这里称之为"1 号"吧，会降低 *ACE* 的活性。优秀的耐力型运动员体内常有这种突变型基因，如长跑运动员、划艇运动员和登山运动员，但目前原因未知。另一种 *ACE* 的基因型，即"2 号"，会增加 *ACE* 的活性，并与体能和肌肉力量有关。*ACE* 在体内除了有维持血压的作用外，可能还在许多方面发挥着作用，并可能通过未知的机制影响肌肉的收缩效率。有趣的是，生活在厄瓜多尔高海拔地区的原住民的一种适应性表现就是携带"1 号"基因型。在高海拔环境中，这种基因型会促使肺部更努力地吸收氧气。[54]

结　论

随着年龄的增长，肌肉会发生很多变化——这个过程在你意识到之前就已经开始了。尽管在过去的 10 年中，大量的研究揭示了细胞因子、激素、抗氧化剂和代谢化合物在肌肉维持方面的各种作用，但相应的药物和治疗方法却乏善可陈。目前，保持肌肉质量和功能的最佳选择仍然是最简单和副作用最少的运动和热量限制这两种方式。第九章还会更详尽地讨论这个话题。

缩略词表

ATP：三磷酸腺苷，细胞的能量分子

BMI：体质量指数

CT：计算机断层扫描术，一种成像技术

DEXA：双能 X 射线吸收测定法

DR：饮食限制（有时称为热量限制，CR）

EAA：必需氨基酸

GH：生长激素

HRT：激素替代疗法

IGF–1：胰岛素样生长因子 –1

IL–6：白细胞介素 –6，免疫系统产生的一种炎性细胞因子

IL-10：白细胞介素 -10，也是免疫系统产生的一种炎性细胞因子，但可抵抗炎症

LC：肌肉伸长收缩

MPB：肌肉蛋白质分解

MPS：肌肉蛋白质合成

MRI：磁共振成像

MU：运动单元

NMES：神经肌肉电刺激

NMJ：神经肌肉接头，控制肌肉的神经与肌肉连接位点

PGC-1α：过氧化物酶体增殖物激活受体 γ 辅激活因子 -1α，是调节细胞中许多能量路径的总开关

ROS：活性氧类，又称自由基

SARM：选择性雄激素受体调节剂

TNF-α：肿瘤坏死因子 -α，一种由身体产生的炎症分子

Ⅰ型肌纤维：通常被称为慢缩肌纤维或红肌纤维，这些纤维是需氧的，能够长时间收缩

Ⅱ型肌纤维：通常被称为快缩肌纤维或白肌纤维，这些纤维大多进行无氧代谢，会迅速力竭

VO$_2$ max：最大耗氧量（V 代表容积，O$_2$ 代表氧气），是衡量心血管健康的指标之一

第六章

骨　骼

　　骨骼为前一章所谈论的肌肉提供了附着点。当肌肉收缩时，会沿收缩的方向拉起与其相连的骨骼（图 6.1）。肌肉骨骼系统让我们能够完成站立、行走、跳舞等各种动作。而且，就像身体的其他部分一样，它是一个动态的系统，不断发生着变化。这一章将概述骨骼是什么（它们的

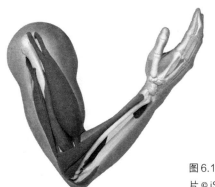

图 6.1　肌肉附着在骨骼上，带动骨骼运动（图片 © iStock / Dorling Kindersley）

解剖结构），它们如何维持（它们的生理功能），以及它们在衰老过程中预期会发生什么变化，并会给出一些关于如何延缓甚至逆转与年龄相关的骨质流失的建议。

概　述

我们全身共有约 206 块骨骼，虽然出生时骨骼数量更多，但其中的一些在成长过程中融合在了一起。有些人的骨骼数量多一点，有些人则少一点，这通常不会引起什么问题。骨骼之所以被称为器官，是因为它是一个有生命的、有许多功能的复杂组织。骨骼（如肋骨和头骨）支持和保护各种器官，在骨髓中产生血细胞，储存钙和其他矿物质，为身体提供刚性和支撑，如前所述，能使运动成为可能。骨骼形状各异，或大或小，还有复杂的内部和外部结构。就像身体的其他部分一样，骨骼及其连接点，即关节，也会受到衰老的影响。和肌肉的情况一样，这些变化也会对我们的生活质量产生重大影响。

骨骼不断地经历着分解和重建，也就是说，骨骼其实一直处于动态环境中。这个过程就像一个房主不断地通过拆旧换新来重新装修房子。事实上，活跃的骨替换过程被称为"重塑"。通过持续监测和重建受损部位，身体的修复系统可以将骨骼保持在最佳状态。骨质量取决于**成骨细胞**（osteoblast）介导的骨形成和**破骨细胞**（osteoclast）介导的骨吸收之间的平衡。在人的一生中，骨吸收和骨形成始终保持相互关联。在青春期后期之前，骨形成的速度大于骨吸收，20 多岁时二者达到平衡，但在 30 岁后形势开始逆转，这意味着骨质从 30 多岁就开始出现流失了。

什么是骨骼？

骨骼解剖学。在继续探讨 30 岁后开始的骨质流失前，我们先来了解一些骨骼解剖学的知识。骨的主要成分为有机组织（由身体自己制造）和无机组织（坚硬的、含矿物质的无机成分）。而骨骼的有机组织部分是由不同类型的细胞及其产生的物质组成的；而无机组织部分主要由含钙和磷酸盐的化合物构成。

成骨细胞主要负责制造新细胞，其所产生的细胞被称为**骨细胞**（osteocyte）；这些细胞共同构成有机骨组织，并参与构建无机组织。破骨细胞则负责分解并重新吸收骨组织。骨的外表面是由扁平的骨细胞组成的光滑层，有点像皮肤表面的表皮细胞；中心则是一个由无机物构成的蜂窝状结构，其中含有骨髓、神经、血管和有机结缔组织（如软骨）。

分布于最外层的坚硬的部分称为**密质骨**（compact bone），骨骼的大部分重量都来自密质骨，其刚性对我们很重要，正因为它不易弯曲，才能支撑住我们的体重和我们施加在骨骼上的负荷，并保护骨骼中较软的中心部分。在骨内部，还有一种叫作**松质骨**（cancellous bone）的多孔组织。这种骨具有蜂窝状的松散空间，其中散布着骨髓（造血细胞所在的地方）和血管。由于松质骨极为松散，虽然重量只占不到 20%，但仍占了大部分体积。这部分骨相对柔软一些，也因此使骨有了一些弹性。虽然好像不合常理，但骨能够轻微弯曲其实是很重要的；否则，它们可能会在承受负荷时折断。

骨骼生理学。和其他组织一样，骨也在不断地经历着分解和重建，科学家称这一过程为重塑。具体一点，现有的骨组织被破骨细胞分解，其残留物被巨噬细胞（清理细胞）清除，然后再由成骨细胞生成新的骨

组织。每年大约有 10% 的骨会以这种方式被更新。你兴许会问，为什么身体要花时间和精力去做这些呢？ 有以下几个原因。首先，身体的其他部位需要钙，所以骨骼被分解后，其所含的钙会被释放到血液中，继而通过血液输送到需要钙的部位，如神经细胞和肌肉细胞。其次，重塑会修复日常压力造成的损伤。反复对骨骼施加压力，如负重运动，会导致负重处的骨质增厚。最后，骨的大小和形状会随着我们的生命进程而不断改变。

上述的成骨细胞和破骨细胞便负责这个重塑过程。它们会受到特定信号的影响，这些信号就像控制音量的按钮一样，可以增强或抑制这一过程。这些细胞还会释放相互影响的化学物质，这就是局部控制。例如，破骨细胞的重吸收会被一种叫作**降血钙素**（calcitonin）的激素所抑制。降血钙素是由甲状腺释放的，能附着在破骨细胞的受体上并降低它们活性的激素。如此一来，破骨细胞就不会分解骨骼来释放钙和磷了，降血钙素就能通过这种抑制作用降低血液中的钙和磷。成骨细胞不受降血钙素的直接影响；但由于两种细胞会相互影响对方的活性，破骨细胞活性的下降最终也会使成骨细胞的活性降低。由于激素通常成对出现，只是作用相反，既然有抑制破骨细胞活性的降血钙素，自然就会有刺激骨细胞增加血钙水平的**甲状旁腺激素**（parathyroid hormone）。

重要的是，要记住上述两种激素之间的平衡是一种理想化的完美状态，实际上这是体内平衡或所谓**内稳态**（homeostasis）的一种体现。随着年龄的增长，内稳态的控制会逐渐被打乱。经常发生的情况是甲状旁腺变得有点小疯狂，如你所料，这会加强破骨细胞的骨吸收作用。

成骨细胞的活性受生长激素（来自脑下垂体）、部分甲状腺激素和性激素的激发。更复杂的是，维生素 D、甲状旁腺激素和骨细胞释放的**细**

胞因子（cytokine，记得吗？这是一些细胞释放的能作用于其他细胞的化学物质）也会刺激成骨细胞。维生素 D 的作用值得一讲，一方面是因为它对内稳态（身体内部保持稳定的状态）的影响；另一方面是因为它在**治疗骨质疏松**（osteoporosis，即随着年龄或疾病而发生的过度骨质流失；稍后再详细介绍）方面的假定作用。

回想一下上一章的内容，维生素 D 实际上是一种激素，能进入细胞并激活特定的基因，其所激活的基因会根据其进入的细胞而有所不同。其中一些基因控制着肠道内钙的吸收，还有一些基因在骨骼、肾脏和甲状旁腺组织中被激活，发挥调节钙平衡的作用。

维生素 D 通过以下几方面来维持骨骼健康：促进饮食中钙的吸收，增加破骨细胞数量以促进骨的再吸收，保持有充足的钙可用于骨的构建，控制其他激素（如甲状旁腺激素）的水平。下文介绍促进骨骼健康可以采取的措施时，会再提到这个重要的物质。

随着年龄的增长，骨骼会发生什么变化？

30 岁左右时，骨吸收速度开始超过骨形成速度。从这个年龄开始，骨组织开始流失。首先开始流失的是多孔海绵状的松质骨，当然密质骨也会流失，但前者的流失速度始终快于后者。通过比较图 6.2 中的两个子图，就可以直观地看出这种流失。想象一下，当一棵树开始从里到外坏死时会发生什么：虽然它的外表看起来依然很健康，但内部却并非如此。因此，它很容易在并不剧烈的"暴雪"或"狂风"中被折断。记得吗，骨骼内部的多孔状松质骨为骨骼提供了弹性。这种弹性大部分来自其中所含的胶原蛋白的长纤维，这种纤维的作用很像支撑高层建筑的垂

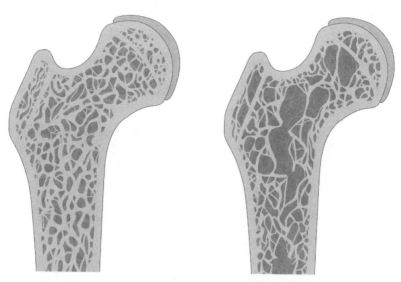

健康的骨骼　　　　　　　　骨质疏松的骨骼

图 6.2　健康的骨骼和骨质疏松的骨骼（图片 © DigitalVision Vectors / wetcake）

直梁。但这种胶原蛋白会被**晚期糖化终末产物**（advanced glycation end products，**AGE**；还记得糖是如何将蛋白质粘在一起的吗？不记得的话请回顾第四章）破坏和削弱。当胶原蛋白流失后，即使坚硬的骨外壳还在，骨折的可能性也会大大增加。遗憾的是，大多数测量骨密度的方法只能检测外层的密质骨。

　　到 80 岁时，男性松质骨的骨密度平均会减少 27%，而女性则平均会减少 43%。在密质骨的骨质流失方面，两性之间也存在类似的差异。女性的骨质流失在更年期会加速，更年期后更是会变本加厉。虽然男性不会经历更年期，但睾酮分泌水平的下降也会导致骨质流失。当骨质流

我们为什么会变老

失达到一定的极端值时，称为骨质疏松；而程度较轻时则称为**骨量减少**（osteopenia）。骨质疏松是一种非常常见的疾病，它会导致严重的后果，带来更高的骨折风险。而骨量减少意味着未来你很有可能患上骨质疏松。许多网站都有关于骨质疏松的危险因素和治疗方法的讨论；美国国立卫生研究院建立的网站就很不错。英国谢菲尔德大学还开发了一个简单的、线上的通过骨密度测量值估计骨质流失水平的小程序。[1]

显然，女性身上发生了什么：在美国，超过 70% 的骨折发生在女性身上，其中大多数（90%）是白人女性。有趣的是，骨折人数中，非裔美国人和西班牙裔美国人只占 4%，尽管其总人数占女性的近 30%。综上所述，雌激素似乎与此脱不了干系。事实也确实如此，许多针对动物和人类的研究都证明了这一点。睾酮也有一定的作用，但为了便于理解，本书将把重点放在雌激素的主导作用上。雌激素会影响男女两性的骨骼健康，但其在男性中的相对作用尚不确定。

那么，让我们更深入地探究一下参与骨形成和骨吸收的细胞。这部分内容有点不可思议，也有点复杂，所以请耐心读下去。成骨细胞和另外某些细胞都能产生一种叫 **RL** 的物质，它能与**受体 R** 结合。受体就像是一把嵌在细胞表层的锁。受体 R 从成骨细胞表面突出，当 RL 结合在 R 上时，就像把钥匙插在锁里一样，成骨细胞会被激活并释放出一系列不同的物质，包括细胞因子（前一章提到过这些细胞激活物），来告诉破骨细胞开始分解骨骼。虽然很不可思议，但告诉破骨细胞分解骨骼的正是成骨细胞。回想一下先前在生理学方面的探讨，分解和构建是内稳态过程的一体两面，同时发生。只不过前者会随着年龄的增长而有些失控而已。

下面是比较复杂的地方。成骨细胞还会产生一种叫作**骨保护素**

（osteoprotegerin，OPG）的东西，它是一种无功能的 R。所以，当环境中存在很多骨保护素时，RL 会结合在骨保护素上，而不是受体 R 上。于是成骨细胞便不会释放信号告诉破骨细胞分解骨组织。最后，雌激素会通过成骨细胞减少 RL 的产生，并增加骨保护素的产生。所以，当雌激素存在时，情况是相当稳定的。这种调节作用在男性和女性中都是一样的，只不过在女性中的作用要明显得多。[2]

甲状旁腺激素与成骨细胞结合后，也通过类似的方式发挥作用。一旦这种激素结合到成骨细胞上，后者就会产生更多的 RL 和更少的骨保护素。这意味着更多的 RL 可以结合到受体 R 上，如前所述，这会刺激破骨细胞分解骨组织。然后，会有更多的骨组织被重新吸收。一些老年女性的甲状旁腺激素水平会随着年龄的增长而上升，但目前还不清楚这对骨质流失的影响有多大。这种激素水平的上升可能只是因为我们从食物中获得的钙减少了。别忘了，这种激素的作用就是保持血液中的钙水平稳定。

成骨细胞还会释放一种叫作**骨钙素**（osteocalcin，**OSC**）的激素。骨钙素会上调成骨细胞的活性，从而加速骨的形成。骨钙素还能调节骨中会使骨骼变硬的矿物质的沉积。有趣的是，当你进行有氧运动时，骨钙素会从骨骼中释放出来，告诉运动中的肌肉（在有氧运动时便是慢缩肌）从血液中吸收更多的营养，如葡萄糖和脂肪酸，以便燃烧这些热量。骨钙素还会促进线粒体产生更多的 ATP。在一个正反馈循环中，骨钙素导致炎性细胞因子 **IL-6** 的释放（前一章介绍过）；而 IL-6 反过来又会促进成骨细胞释放更多的骨钙素。当然，骨钙素的生成速度也会随着年龄的增长而下降，于是身体的耐力便会下降。有人推测骨钙素补充剂可以逆转与年龄相关的衰退，但目前还没有实验证据。[2]

最后，免疫系统中的**衰老细胞**（回想一下第三章的介绍，这些细胞不再分裂，开始释放化学物质并会在它们附近引发炎症）会增强破骨细胞的活性。这种会导致骨质流失的效应，可能会加重骨质疏松和类风湿关节炎的症状。[3]

说回骨骼：在椎骨、腕关节和髋部有大量疏松的松质骨。因此，随着年龄的增长和这部分骨质的流失，这些部位骨折的风险会明显增加。骨质疏松也是导致身高随年龄增长而下降的常见原因。老年人的身高可能会变矮 2.5 ~ 15 厘米（1 ~ 6 英寸）。

由于人体大部分的钙都在骨骼中，骨质流失的增加也会降低人体的总钙含量。而钙是骨骼的重要组成部分，钙的流失意味着新的骨组织更难形成。这就形成了一个恶性循环：骨质流失，会导致更多的骨质流失，最终的结果就是患上骨质疏松。

那该怎么办？

骨密度测量的新方法。 传统的骨密度测量方法依赖于双能 X 射线吸收测定法（DEXA；前面描述过）。该方法可以提供骨矿物质密度的精确测量，即骨骼中无机硬质刚性材料的含量。临床医生喜欢这个术语，但是称其为骨密度更简单，所以这里就用"骨密度"描述这一骨骼属性。虽然骨密度被认为是决定骨折风险的最重要的影像因素，但内部松质骨的弹性也有助于防止骨折。看看这个统计数据：约 2/3 的老年骨折患者的骨密度还未达到诊断骨质疏松所需的阈值。这是怎么回事呢？很可能是松质骨的重构不良导致了这个恼人的结果。其他的影响因素还包括与年龄相关的肌肉流失（前一章讨论过此类情况），以及影响平衡性和视力

的神经系统的变化。这里还是重点说说骨的变化吧。

直到最近，我们都还没有办法测量内部松质骨的密度。而一些新方法的问世使这种测量成为可能。结合这些技术，如显微 CT 扫描或高分辨率 MRI 所得到的信息，可以为治疗骨质疏松性骨质流失提供更有针对性的策略。[4]

钙质。如果能让时光倒流，就能回到骨骼开始生长的青少年时代，然后做所有有助于骨骼生长的事情了。那当然是不可能的，所以在之后的日子里能做点什么来尽可能保护我们的骨骼呢？先从改善骨骼的组成部分开始讲起。50 岁以上女性钙的每日推荐摄入量（recommended daily intake，RDI）为 1 200 毫克，男性为 1 000 毫克。但随着年龄的增长，消化系统从饮食中吸收钙的能力会越来越差，因此，70 岁以后，女性的RDI 需要增加到 1 300 毫克，男性需要增加到 1 200 毫克。[5]

但这些建议并非没有争议。一项最新的综述调查了 50 多项着眼于补钙对 50 岁以上个体骨折影响的研究。令人惊讶的是，很少有随机对照临床试验会观察补钙的效果。结合随机对照研究的数据和其他研究的结果，作者得出的结论是，几乎没有证据表明钙的摄入与骨折风险的降低有相关性。每天服用 1 700 毫克高剂量钙者，骨折风险才略有降低。在开始服用大剂量的钙片之前，也请三思，研究人员报告称，这个剂量会导致心血管风险和便秘等胃肠道副作用，会导致许多人不得不停止服用补充剂。[6]而且，虽然骨骼外层和内层均含有钙质，但更多的钙质在外层的密质骨，而外层密质骨对减少骨质疏松造成的骨折来说不是最重要的。

维生素 D。这种重要的微量营养素通过介导肠道细胞从饮食中吸收钙来确保血液中钙的正常水平。此外，维生素 D 还可直接作用于成骨细胞和破骨细胞，介导骨骼的生长和重塑。因此，许多科学家和医生主张补充维生素 D，但通过对多项研究的比较发现，关于这一点尚未达成一致意见。请记住，我们不能自己产生维生素 D，且大多数食物中的维生素 D 即使有也不会太多。当然，晒太阳时身体就会主动合成它，如果你从来不晒太阳，你可能就需要摄入比下面建议量更多的维生素 D，因为只有暴露在阳光下的皮肤细胞才会产生维生素 D。

也许是钙和维生素 D 的联合补充很重要。不过，最近的一项研究分析了 33 项临床试验的结果，涉及 5 万多名受试者，发现二者的联合补充对骨折复位并没有显著的效果。[7] 但是这些合并结果的研究会有一些统计问题，这一点在引言中讨论过，所以在解读这类研究时应该更谨慎一些。

不幸的是，目前专家们仍无法就血液中维生素 D 的含量标准达成一致。美国国家医学研究所（the National Institute for Medicine）最近建议，血液中活性维生素 D 的含量应为 20 纳克 / 毫升。其根据是相关研究显示，白人女性和男性的维生素 D 含量低于这个水平时，骨折风险较高。如果你觉得这听起来挺合理，那么美国国家科学院医学研究所（the Institute of Medicine of the the National Academies，一个非常有声望的科学家团体）的食品和营养委员会的膳食指南可能比较适合你：其建议 51 ~ 70 岁的成人每天至少摄入 600 IU（即国际单位）的维生素 D，71 岁及以上的成人则至少摄入 1 800 IU 的维生素 D。

而在内分泌学会最近的一次会议上，一种新的、更准确的测量血液中维生素 D 的方法显示，对绝经后女性来说，要让血液中维生素 D 的含量达到 20 纳克 / 毫升，所需的补充量约为 400 IU。[8] 对这些矛盾的建议感到困惑的可不止你一个人。对许多人来说，一点点的过量补充并没有什么坏处。要达到毒性水平，需要在长达数月的时间里服用大量的补充剂。这是因为从食物、补充剂和阳光中获得的所有维生素 D 都必须在体内转化为活性形式才有用；当然，身体会努力调控这一过程。也就是说，会有一些人不能调控这一过程。那么，摄入过多的维生素 D 就会导致血液中的钙含量过高，从而产生各种不适症状，如恶心、呕吐、虚弱和尿频。

*激素疗法。*雌激素和孕激素都能防止骨质流失，也能刺激骨形成，就像之前描述的那样。美国和欧洲的研究表明，绝经后女性服用雌激素，无论是单独服用还是与孕激素联合服用（联合服用通常被称为激素替代疗法），都能显著降低髋部骨折率（高达 50%）。[9]

甚至连我在第一章中批评的妇女健康倡议也证实了使用激素后骨折发生率的降低。使用雌激素或激素替代疗法治疗骨质疏松性骨折的唯一缺点是必须保持主动服用。最好的情况是在绝经后不久开始服用，然后一直继续。遗憾的是，雌激素的保护作用在停止服用后就会消失。[10]

同样，激素替代疗法还能改善骨密度。其中一项主要的研究就是绝经后雌激素 / 孕激素干预（post menopausal estrogen / progestin interventions，PEPI）试验，这是一项为期 3 年的随机对照临床试验（记住，这些试验被认为是药物或治疗效果测试的"金标准"）。大约 875 名健康女性使用了不同组合的激素替代疗法，或者不服用任何药物。所有的雌激素和孕激素联合用药均可显著改善骨密度。[11]

睾酮也可以防止骨质流失。一项研究对比了标准激素替代疗法与雌激素 / 孕激素联合睾酮的不同效果，结果显示两种治疗方法都能减少骨质流失，并增加脊柱和髋骨的骨密度。睾酮的添加进一步提升了髋骨的骨密度。[12]

*药物治疗。*本书不会深入讨论各种市售药物（如福善美这样的双膦酸盐药物），因为这些药物已经上市多年，其利弊众所周知。但制药业正在积极推广的一类新型药物，其作用方式明显与之不同。你可能不熟悉

单克隆抗体（monoclonal antibody, **MA**）这个术语，而这就是这些新药［如罗莫单抗（romosozumab）］的有效成分，所以下面先解释一下。

你可能知道，免疫系统对抗外来入侵者的一种方式是产生一种叫作抗体的蛋白质。抗体能识别另一种分子中的特异性片段。这个片段就是**抗原**（antigen）。单克隆抗体在试管中通过与已知的抗原进行反应而产生，再次遇到该抗原时，便会直接结合在该抗原上，这种结合能阻止抗原分子的正常功能。当这个分子是外来入侵者的一部分时，抗体将使其失活。而作为药物使用时，单克隆抗体会阻断体内某些过程的正常活动。

单克隆抗体作为药物的例子有很多。通常情况下，其副作用比传统的广谱药物要少，这当然是好事。但是含有抗原的分子的活动并不总是已知的，所以单克隆抗体也可能有脱靶效应。例如，新的骨质疏松治疗药物单克隆抗体——罗莫单抗，可能会轻微增加心脏病发作的概率。[13]重要的一点，如果你选择药物治疗路线，请仔细思考一下副作用。如果你的家族史可能会提升某些副作用的风险，而这些风险原本是显著较低的，那么这对你来说可能是一个危险信号。

补充胶原蛋白。骨质疏松性骨质流失相关的动物研究比较棘手的一点是大多数动物不会经历更年期。但是科学家们可以通过移除受试啮齿类动物的卵巢来模拟绝经期。在一项对雌性大鼠的研究中，补充大剂量**水解胶原蛋白**（hydrolyzed collagen, **HC**）——本质上是部分分解的明胶——明显改善了骨骼重量和强度，甚至与未移除卵巢大鼠的结果相当。我一直对身体对口服蛋白质的吸收能力持怀疑态度；毕竟，胃的酸性环境会使蛋白质分解。但就胶原蛋白而言，我的怀疑似乎（大部分）是没有根据的。第一，水解胶原蛋白已经被分解过，更容易被人体吸收，然后被骨骼和关节利用。第二，动物研究表明它是可吸收的。研究人员用

放射性标记的水解胶原蛋白饲喂大鼠，最终，15% ~ 25% 的水解胶原蛋白确实进入了其骨骼和关节。虽然这些研究没有说明应该服用多少或多长时间的水解胶原蛋白才能有助于骨骼的强化，但结果还是充满希望的。水解胶原蛋白是一种可以进入身体的有益的物质。（请阅读下面关于水解胶原蛋白补充剂治疗关节炎的章节。）[14]

运动。用进废退的原则也适用于骨骼，这意味着骨骼必须承受一定负荷。换句话说，为了保持骨量，你必须进行负重运动来迫使自己对抗重力。负重运动包括负重训练、散步、徒步旅行、慢跑、爬楼梯、打网球和跳舞。非负重运动有游泳和骑自行车。

下面会介绍为什么负重运动有助于保持骨量，以及随着年龄的增长，为什么这会变得更加重要。为了让你更加信服，这里给出了几个有趣的例子。在低重力的状态下，宇航员每个月的骨密度会下降 2%；而在另一种极端情况下，职业网球运动员击球手臂上的骨重量比抛球手臂上的骨重量大 1/3。

身体活动给骨骼带来的压力有很多种。最明显的是，肌肉施加在骨上的拉力，而重力还会施加额外的负荷。什么样的负荷会增加骨密度呢？首先，负荷必须是间歇性的，就像你在走路、跑步或举重训练时所经历的那样。光是静坐在某个高重力的房间里并不会使骨骼强化。

站立、行走、跑步的时候，骨骼会承受所附着肌肉的拉扯，这实际上会在某种程度上使骨骼变形。记得吗，骨有很多相对疏松的组织，它们有一定的弹性。当骨骼受到负荷并变形时，成骨细胞的应对就是增强重塑系统的骨形成。对科学家来说，具体是什么样的刺激让骨细胞产生这种反应仍然是个谜。当然，过大的负荷或变形一旦超过骨的弹性负荷限度，便会导致骨损伤或骨折。[15]

运动时,血液会流向运动的肌肉,这会刺激身体的血管(循环)系统。为什么说这对骨骼健康很重要呢? 首先,骨骼一个不为人知的方面是拥有大量的脉管组织——也就是血管。血管几乎对骨骼的所有功能都是必要的,包括发育、一般内稳态(即保持稳定状态)和修复。全身血液流量的很大一部分(10% ~ 15%)都流向了骨骼。回到运动环节:负重运动使骨骼承受负荷,并通过在一定程度上增加血液流动来刺激骨骼生长。相反,无负荷状态(如坐在沙发上)则会使骨量减少,甚至短短几天的无负荷也会使流向骨骼的血液减少。总结:运动可以通过多种方式保持骨骼健康。[16]

最后,回顾一下之前关于骨质疏松的讨论。虽然你可能会认为这只是骨骼的损伤,但实际上这是一种新陈代谢紊乱。因此,流向骨骼的血液多寡对这种病症的发展有很大影响。一项针对 2 000 多名 65 岁或以上女性的研究表明,骨质流失与血流减少有关,尤其是在臀部。此类研究表明,改善血管系统健康状况的干预措施有助于对抗骨质疏松。事实上,这可能也是维生素 D 和激素替代疗法对抗骨质流失的一种途径。[17]

最近,研究人员发现,有一种信号可以告诉骨骼它们正在承受负荷,从而激活其自我构建。对绵羊和大鼠的研究表明,高频、**低强度机械刺激**(low-magnitude mechanical stimulation,LMMS)可以改善骨量和骨密度。令人惊讶的是,刺激的大小——即振动强度——并不重要,频率或速度才是关键。这种类型的刺激对身体虚弱的老年人或处于伤病恢复期的人尤其有益,因为机器传递的压力比那些在运动中承受的压力要低得多。使用 LMMS 的早期临床试验结果显示,这一方法在绝经后女性和残疾儿童中都有成功的希望。[18]

前面在肌肉章节介绍过的血流限制性运动,也被证明能增加骨量,但遗憾的是，目前其在女性身上应用的相关研究还很少。[19]

　　饮食的作用。还记得随着年龄的增长，肌少症的发展会导致肌肉慢慢地被脂肪和纤维组织取代吗？类似的情况也发生在骨骼中，随着年龄的增长，正常的骨髓组织也会慢慢被脂肪细胞所取代。但这并不是一个简单的替换关系。考虑如下事实：肥胖者通常有更高的骨密度（他们的骨头要承载更多的负荷），但也更容易骨折。没有人知道确切的原因，有一种观点认为，作为新生骨组织来源的干细胞可能会被干细胞所在的骨髓中日渐增多的脂肪细胞所吸收。一旦骨干细胞转化为脂肪细胞，它就再也不能产生更多的骨组织了。

　　研究人员通过调整饮食和运动情况来观察小鼠骨骼发生的变化，他们发现：高脂饮食增加了骨髓中的脂肪组织占比，但在短期研究（少于3个月）中，饮食对两种类型的骨骼（密质骨或松质骨）都没有产生影响。而当每种饮食组中的一些小鼠被置于转轮上进行奔跑运动时，它们的脂肪量减少了，而骨体积占比仍很高。

什么是关节？随着年龄的增长，关节会发生什么变化？

　　关节是骨骼之间的衔接或连接，可以提供不同程度的活动。有些关节，如膝关节，在负重的情况下不仅能平稳地移动，同时还能实现大范围的活动。另一些，如连接颅骨的骨缝，在儿童时期融合后就再也不能移动。

　　关节解剖学。解剖学家对关节的分类五花八门，令人眼花缭乱。这里就不赘述了；如果你感兴趣，可以在维基百科上阅读相关介绍。下面将主要介绍几个受年龄影响特别大的关节。

　　随着年龄的增长，许多人会出现**滑膜关节**（synovial joint），如膝盖、手腕、肘部和臀部的僵硬和疼痛。这种类型的关节允许自由运动，不是骨骼之间的直接连接，通常具有较大的活动范围。关节表面的膜会分泌一种称为滑膜液的润滑液（图 6.3）。随着年龄的增长，滑膜液的分泌会减少。此外，关节膜可能会受损，组成关节的骨关节面（运动磨损）和覆盖关节面的**软骨**（cartilage）也是如此。软骨是一种坚韧的橡胶状组织，覆盖着关节处的骨面，也可以构成某些结构，如鼻子、外耳和胸腔的一部分。像骨骼一样，软骨也是由关节中的细胞产生的，这种细胞称为**软骨细胞**（chondrocyte）。

　　覆盖在关节表面的软骨，称为关节软骨，可减少骨关节面的摩擦，

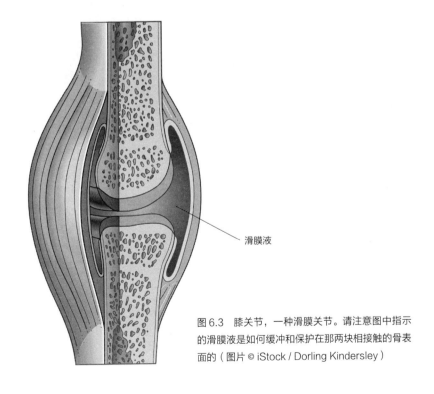

滑膜液

图 6.3　膝关节，一种滑膜关节。请注意图中指示的滑膜液是如何缓冲和保护在那两块相接触的骨表面的（图片 © iStock / Dorling Kindersley）

起减震的作用。随着时间的推移，软骨会逐渐磨损，此时骨骼便会直接互相接触，这感觉可不太好。固定骨骼的韧带也会老化，就像旧的橡皮筋一样，失去弹性。总之，所有这些变化都会减少相应关节的活动范围。

脊柱也会极大地受到衰老的影响。相邻椎突之间的关节称为小关节。这些关节的构造允许弯曲（折弯）和伸展（矫直和延长），并限制旋转。每个小关节有不同的构造，所以脊椎的不同部分会有不同的活动能力。

脊椎还有第二种类型的关节，可能你从来没有把它当作一个关节，这就是椎间盘。椎间盘位于相邻的椎骨之间，是骨骼之间的缓冲装置，但它们也将骨骼连接在一起，只允许有限的活动。脊柱的减震作用至关重要，但不幸的是，椎间盘比身体其他结缔组织退化得更快，经常导致背部疼痛。

关节炎。关节炎是指关节的炎症，尽管这个术语可以包括各种与关节有关的疾病。**骨关节炎**（osteoarthritis，**OA**）是最常见的关节炎类型，也是年龄增长过程中最常见的致残原因。骨关节炎会导致关节软骨的进行性丧失，这一过程通常始于受伤或韧带问题，但会随着年龄的增长而加重。骨关节炎的其他危险因素包括肥胖和遗传。随着人口老龄化的进展和人均体重的增加，骨关节炎的发病率和影响显著上升。[20]

一旦软骨受损，就会成为炎症的目标。记得吗，炎症是愈合过程的正常组成部分，但它可能会失控，特别是当我们逐渐衰老的时候。软骨受损会降低其保护关节的能力，导致更多的损伤和进一步的炎症，这种恶性循环会导致慢性炎症。

一些常见的炎症可能与关节损伤有关。AGE（即晚期糖化终末产物——请回顾前面章节的内容）会使关节软骨更脆弱，更容易撕裂。ROS（即前面讲过的活性氧类）能抑制生长信号，放大来自周围环境的破坏软骨的信息。GH（即生长激素）水平的降低会进一步降低软骨细胞自我修复的能力。因此，健康的软骨细胞会减少，衰老的细胞会增多，而这些衰老的细胞会导致更多的炎症，这就是关节衰退的恶性循环。

骨关节炎带来的明显症状是关节疼痛，可以通过 X 线检查确诊（虽然可能并不必要）。骨关节炎是关节置换最常见的原因，肯定有人听说过这种手术，或者自己就做过。但其实还有其他选择，请继续读下去。

椎间盘退行性病变。40 岁以后，超过 60% 的人会出现椎间盘退行性病变的迹象，但不是每个人都能感觉得到这种改变。简单地说，每个椎间盘都是由一个坚韧的纤维状环及其围绕着的胶质黏稠中心构成的，有点像中央是果冻的甜甜圈。其中的胶质就是减震器。此外，它也是一个压力均衡器。想象一下，从右侧提起一个箱子，脊椎将承受不对称的负荷，此时椎间盘中的胶质会从一侧渗出到另一侧，平衡重量分布。随着年龄的增长，这种胶质会脱水，导致椎间盘萎缩。你肯定见过这一过程的终极后果，如果不加以纠正，就会导致上脊柱的极度弯曲，也就是老年人的驼背。

椎间盘的萎缩不仅会使我们变矮，而且还会使椎间盘本身更干、更薄、更脆弱。这增加了纤维环撕裂和随之而来的椎间盘突出的风险。椎间盘突出意味着椎间盘的外部纤维环撕裂了，中间的胶质脱出了。这种脱出会对附近的神经造成压力，导致被波及的手臂或腿部出现疼痛或麻木，但也并不是每个椎间盘突出的患者都会出现这些症状。

压力会引起疼痛，胶质从椎间盘中心脱出引起的炎症也会引起疼痛。请记住，炎症是身体对损伤的反应，但它也会导致疼痛，因为受损部位血流量的增加和细胞因子的释放会导致组织肿胀（前一章详细描述过这一点）。

与此同时，被称为**骨赘**（osteophyte）的骨质增生也会在椎骨上出现。当关节面出现骨赘时，原本光滑的关节软骨会变得凹凸不平，同时会不断变厚并失去弹性。所有这些变化都会导致下背部正常的屈曲和伸展功能的丧失，进一步加重了驼背的姿势。这会影响颈椎，因为头部必须向前伸出并倾斜，才能正常看东西。最后，所有这些变化都会影响身体的重心，减慢走路的速度，步态也会变得更短促、更谨慎、更蹒跚。

那该怎么办？

目前，还没有经 FDA 批准的治疗骨关节炎潜在病程的疗法。因此，许多人不得不一直忍受着这些症状，直到关节损伤变得严重后进行关节置换。非甾体抗炎药（nonsteroidal anti-inflammatory drugs，NSAIDs，如布洛芬）或注射疗法（见下文）都可以减轻疼痛和僵硬，但这些方法并不能改变疾病的进程。

补充胶原蛋白。 由于胶原蛋白是软骨和骨骼的重要组成部分，也许口服水解胶原蛋白可以缓解骨关节炎。一项小型随机对照临床试验（30名 35 ~ 65 岁伴有严重膝盖疼痛者）表明，受试者每天两次服用 5 克水解胶原蛋白，持续 13 周后，膝盖疼痛显著减轻了。研究人员同时使用了牛源性和猪源性的胶原蛋白，它们同样有效。重要的是，该研究还观察了血液中各种指标的水平，如血糖、胆固醇等，并发现服用水解胶原蛋白不会影响任何这些指标的水平。[21]

注射类固醇。 **类固醇**（steroid）是一类具有多种功效的药物，包括抗炎作用，因此也可应用于骨关节炎的治疗。虽然类固醇能够缓解症状，但长期使用会产生很多有害的副作用，而且实际上还会对要治疗的组织

产生损害。

注射透明质酸。 **透明质酸（HA）** 是一种天然的润滑剂，是关节滑膜液中主要的润滑物质，可以通过增加关节滑膜液来调节关节的位置。它也是软骨的重要组成部分，因为它能帮助组织锁住水分，从而保持弹性。随着年龄的增长，关节和软骨中的透明质酸会逐渐流失。要扭转这种情况可以注射基于透明质酸的化合物（通常称为关节黏弹性补充疗法）。但它们有用吗？

大量临床试验的综述发现，透明质酸可显著改善关节疼痛、功能退化和关节僵硬等情况，持续时间长达 4 个月。虽然大多数试验纳入的对象为不同年龄者，但似乎老年人（65 岁以上）的反应是相似的。不同配方的透明质酸化合物（来自不同厂家）表现同样良好。[22]

干细胞。 越来越多的人正把目光转向干细胞注射治疗骨关节炎。虽然尚缺乏长期实验的结果，但许多短期研究表明，这种治疗方法对髋关节和膝关节的骨关节炎效果良好。[23] 在小鼠实验中，干细胞甚至可以逆转骨质疏松。[24]

在讨论治疗前，让我们更具体地探讨下什么是干细胞以及它们能做什么。想象一下，一个球被放在一座山峰的顶端，它可以向下滚动，并在任何地方停下来。胚胎中的干细胞就像这个球，它们可以到达身体的任何部位，然后产生任何一种类型的成熟细胞。由于这些胚胎干细胞大多来自流产的胎儿，其使用会受到美国法律的限制。

但成人的身体中也有干细胞，只是数量和功能逊于胚胎中的干细胞而已。无论你是受伤了，还是完成了一项高强度的锻炼，受损的组织都需要修复。这时前来帮助你的正是干细胞。只是随着年龄的增长，干细胞的数量会越来越少，而且也会变得不那么有效了。如我们所知，儿童比成人痊愈得快。[25]

　　你可能很容易就能回忆起曾经把自己弄伤的经历。比如我会经常从陡峭的山路上摔倒，但幸运的是，最糟糕的结果也不过是割伤或擦伤膝盖。这些割伤或擦伤会向血液发出求救的信号。首先，是让更多血液流向受伤处。这可以带来免疫细胞，消灭任何可能潜入体内的细菌。其次，免疫细胞也会向局部的干细胞发出信号，让其发挥作用。于是干细胞开始分裂，产生更多的细胞来填补伤口。然后，干细胞还会释放"生长因子"，解开对细胞分裂的限制，并激活更多的干细胞。在一天左右的时间里，这些小小的细胞工厂就会让擦伤处结痂并长出新的皮肤。

　　这些听起来就像魔法，对吧？谁会拒绝注射这些神奇的细胞来治愈各种各样的问题呢？

　　但有几点需要注意。首先，要注意注入的干细胞有不同的来源。理想的情况是，这些细胞应从你的身体中取出，经实验室培养倍增后重新注射到你需要的部位。（目前还没有人知道如何通过静脉注射将干细胞注入血液，并将其定向输送到身体的不同部位。）大多数研究都使用了这种叫作**自体干细胞**（autologous stem cell）的方法；其中"auto-"指的是自我。干细胞的其他来源包括脐带血、胎盘、抽脂或骨髓捐献者，这些统称为**异体**（allogeneic source）干细胞，因为"allo-"的意思是异体的（也就是说，来自别人）。另外，胎盘细胞很有应用前景，因为胎盘中有很多这样的细胞，但和脂肪等来源的细胞都存在一个问题，那就是如何提纯出想要的干细胞类型（如软骨生成细胞）。

　　骨关节炎的干细胞治疗研究主要使用的是来自骨髓的**间充质干细胞**（mesenchymal stem cell，**MSC**）。MSC就像会隐身一样可以避开免疫系统的关注，若非如此，就会导致排斥反应。因此，异体MSC可作为自体

MSC 的替代选择。[26] 美国大多数注射干细胞治疗骨关节炎的诊所使用的是异体 MSC。但请记住，大多数关于骨关节炎干细胞的研究使用的都是自体干细胞。有趣的是，最近一项研究发现向老年人注射异体 MSC 后，这些老年人不仅身体状况有了显著的改善，炎症也有所减少。这里说的是整体的改善，而不仅仅是单个目标关节的改善。[27]

MSC 可以很容易地从采集的骨髓中纯化出来（是的，他们把一根又大又长的针头插入骨头，通常从臀部进针，然后收集骨髓），而且这种细胞在实验室培养环境下生长得很迅速。虽然这种方法很适用于临床试验，但却很难商业化，因为它耗时且费用高昂。其他来源，如抽脂、脐带血和胎盘中的 MSC，也都具有逃避免疫应答的能力。由于异体 MSC 易于储存，所以具有显著的商业应用价值，但一个潜在的不利条件是其对人体的长期影响尚不清楚。

研究人员发现，人体对来自不同供体的 MSC 的反应存在巨大差异，甚至对来自同一供体不同骨骼的 MSC 的反应也存在差异。其他影响干细胞治疗结果的因素包括混合所用的介质、注入的方式以及注入的细胞数量。临床试验正在对这些问题进行探究，但目前尚无明确的答案。[28]

软骨细胞。另一种类似的治疗方法是使用自体来源的关节软骨细胞（即自体细胞）进行治疗。这种商用的治疗方法由 Vericel[29] 公司开发，全称为"基质诱导的自体培养注射软骨细胞"，简称为 MACI；这里的**软骨细胞**（chondrocyte）就是指产生软骨的细胞。外科医生从受损的膝盖软骨（这是该公司唯一有针对性产品的关节）中提取活检样本，并在实验室用其培养出软骨细胞。当获得足够的细胞后，这些细胞会被叠放在一层由猪胶原蛋白构成的膜上，并被设计成与膝盖上缺失的软骨一样的形状。然后再通过手术，将 MACI 植入膝盖受损处。这是第一个经 FDA 批准的使用患者自己膝盖上的健康软骨组织在支架上培养出来的细胞产品。一项为期 5 年的随访研究表明，MACI 治疗的效果始终优于微骨折手术。

微骨折（microfracturing）是 20 世纪 90 年代发展起来的一种颇有争议的治疗方法，它试图通过在软骨和骨头上钻出小孔来让软骨进行自我修复。尽管结果喜忧参半，但该方法在年轻人中有相当高的成功率。但总体而言，MACI 的效果更卓著，已经取代了微骨折成为膝关节软骨损伤最常见的治疗方法（但请留意注释中的免责声明）。[30]

替代疗法。一些新的治疗方法正在研发中。其中一类针对所谓的**细胞外基质**（extracellular matrix，**ECM**），即生成滑膜液和软骨所含物质的地方，另一类则着眼于**衰老细胞**，许多此类细胞存在于骨关节炎者的受损软骨中。（如果你忘记了衰老细胞是什么，可以重温一下第三章。）针对患有严重骨关节炎的小鼠，目前已有可能选择性地杀死其衰老细胞并令其关节恢复健康、无痛。[31] 目前已在临床前试验阶段的另一项颇有前途的研究表明，通过抑制或阻断炎症产生的化学信号，骨关节炎相关的损伤便可以停止，甚至逆转。[32] 但这些研究都还在临床试验阶段；预计在未来几年内尚无望获得结果并应用于治疗。

手术。根据约翰·霍普金斯大学医学院（Johns Hopkins University School of Medicine）最近的一份报告，每年约有 50 万美国人仅因腰背部问题而实施手术，总花费超过 110 亿美元。如果你遇到所谓的"结构状况"，也许接受手术是最佳选择。这些状况包括神经损伤、脊柱肿瘤或畸形、创伤和椎管狭窄（脊柱的管腔狭窄）。手术也可以治疗椎间盘突出或"破裂"，但通常没什么必要。记得吗，随着年龄的增长，椎间盘会发生变化，这经常导致椎间盘的"渗漏"。所以，很多人患有椎间盘突出却没有任何症状。许多因这种类型的椎间盘退行性病变而出现背痛的人在几个月内就能自行痊愈，而不需要手术。[33]

正如第一章中所说，本书并不讨论当前已有的医疗措施，但考虑到背部手术结果的争议性，我建议任何因类似退行性病变而考虑手术的人能够仔细研究并考虑这些统计数据，或者更确切地说，相关数据的缺乏也应纳入考量。许多做过手术的人（据各种估计，占接受手术者的20% ~ 50%），其症状并没有得到缓解。相反，许多没有做手术的人倒是会自行痊愈。一位加拿大的背部治疗专家指出，当他要求患者休息一段时间（与背部手术后所需的休息时间相当）后，95% 的患者称症状得到了缓解。[34]

基因有何影响呢？

就像身体其他部分一样，基因也在骨骼的发育、维护和组成中扮演着重要的角色。不幸的是，其中许多基因的确切作用还没有被识别出来。大量的研究，包括定位这些骨骼特征相关基因的研究，以及对其结果进行的荟萃分析，都指出人体存在许多相关基因，其中每一种基因都对骨骼健康有些微影响。随着 23andMe 等大型基因组项目和各种国家数据库（如 NCBI，即美国国家生物技术信息中心）的持续合作，预计在理解控制骨骼健康的基因方面的空白将逐渐被填补。

有线索表明，一些等位基因（某个给定基因的不同突变型）可能导致本章讨论的一些骨骼状况。例如，白种人比亚洲人更容易携带胶原蛋白基因的风险等位基因，这可能是前者患骨质疏松的风险更高的原因所在。骨质疏松的另一个风险等位基因已经被发现会影响成骨细胞的活性。随着科学家对这些等位基因作用方式的日益了解，他们就可以开发出降低风险或增强保护的疗法。

重要事实：除了环境因素，所有与骨骼和关节维护有关的生理系统都有遗传控制。任何影响该系统（如骨形成或骨吸收）的基因变异（即不同的等位基因）都有或多或少导致年龄相关骨骼疾病的风险。

结　论

本章介绍了很多前景光明的骨骼和关节修复的新方法。不幸的是，让骨骼和关节保持年轻状态是很困难的。合理的饮食和运动是个不错的开始，但即使采取这些预防措施也不一定能保护你免受骨质疏松性骨质流失或关节炎导致的关节恶化的困扰。干细胞再生带来的可能性令人瞩目。预测未来十年，这方面的研究和技术进步将呈指数级增长。

缩略词表

AGE：晚期糖化终末产物

CT：计算机断层扫描术，一种成像技术

DEXA：双能 X 射线吸收测定法

ECM：细胞外基质

FDA：美国食品药品监督管理局，负责审批美国所有的药物

GH：生长激素

HC：水解胶原蛋白

HA：透明质酸，天然的润滑剂

HRT：激素替代疗法

IL–6：白细胞介素 –6，免疫系统产生的一种炎性细胞因子

IU：国际单位，一种衡量维生素剂量的方法

LMMS：高频、低强度机械刺激

MA：单克隆抗体，一种免疫系统分子，只有单个靶标

MSC：一种来自骨髓的干细胞

MRI：磁共振成像，一种可显示软组织的高分辨率成像技术

OA：骨关节炎

RL：一种与受体 R 结合以激活成骨细胞的物质

OPG：一种无效版的受体 R，可用以去除 RL，使其不会激活成骨细胞发出的启动破骨细胞的骨分解活动的信号

OSC：骨钙素，会上调成骨细胞活性，加速骨骼的生长

SC：衰老细胞

WHI：妇女健康倡议，一项关于激素对妇女健康各方面影响的大型研究

第七章

心血管系统

概　述

心血管系统（cardiovascular，CV）由心脏、血管和大约5升不断在系统中流动的血液组成。这是一套由一个泵（拳头大小的心脏）和一堆尺寸不一的管子（血管）组成的管道系统。不过这些管道并不像我们家里的水管那样毫无知觉，而且这个泵也有很多独特结构。心脏肌肉是身体中工作最辛苦的肌肉。即使身体处于静坐或睡觉状态，它也会每分钟向身体输送超过5升的血液。

就像身体的其他系统一样，心血管系统也会经历正常的衰老过程，其症状包括心率轻微减缓、心律可能出现异常以及部分心脏肌肉的流失（回想一下肌少症吧）。随着年龄的增长，也随着弹性蛋白的老化及被弹性较小的纤维结缔组织所取代，这一系统的许多部分会出现硬化，如心脏瓣膜和血管壁会变硬。

于是许多人会随着年龄的增长而患上**高血压**（hypertension，临床上定义为血压大于 130/80 毫米汞柱）。约有 8 500 万美国人被认为患有高血压。血压上升的部分原因是动脉壁的硬化（下面会讨论更多详情），但其他因素也会有影响。例如，血管壁中存在一种能监测血压并将信息发送到大脑的特殊神经细胞。大脑接收到信号后就可以对血管壁的肌肉进行反馈调节来改变血压。有时，改变血压是必要的，如当身体的某个部位需要更多的血流量时。这种神经细胞的敏感性会随着年龄的增长而降低，这就会导致机体调节血压的能力下降。例如，当你突然起身时，你可能会感到头晕，因为机体对大脑动脉中压力的调节能力已经不如以往了。

深入探讨：血压

血液挤压血管壁的压力被称为**血压**（blood pressure，**BP**）。大家都测量过自己的血压吧，正如前一段提到的，血压会经常变动。首先，一些激素以及来自大脑的信号都会影响心脏收缩的速度和强度。心脏更强有力的收缩和更快的跳动速度则会使血压升高。其次，血管的情况也会影响血压。当血管收缩时，其直径会减小，这种血管收缩是由激素和来自大脑的信号控制的，会升高血压并减少收缩区域的血流量。想象水流通过水管时的情景，如果你用直径较小的管道，通过的水就会较少，但因为更多的水试图通过，小管道中的压力会更高。再次，体内的血量也会影响血压。较高的总血量会通过增加每次心跳泵送的血量而使血压升高。最后，更厚更黏稠的血液（由于脱水或凝血障碍）也会使血压升高。

其他的系统变化，如**心血管疾病**（cardiovascular disease，**CVD**），则属病理性，是现代社会导致严重疾病和死亡的主因。心血管疾病是指涉及心脏和（或）血管的疾病，包括高血压、冠心病、脑卒中和充血性心力衰竭等一系列疾病。自1900年以来，每年心血管疾病都是美国人的头号杀手。每天有近2 600名美国人死于心血管疾病——大约每34秒就有1人。美国心脏协会强调了这一问题，预计到2030年，40%的美国成人将至少患有一种心血管疾病，相关医疗费用将是现在的3倍，而这种费用的增加可归因于人口的老龄化。[1]

下面将介绍许多与年龄相关的心血管疾病的病理机制，以及应对其背后相应细胞和生化原因的可能策略。这里不讨论具体的病理特点，因为每个人所面临的心血管疾病各不相同，且每一种疾病在不同人身上也表现各异，这就使得其诊断和治疗成为一种个性化决策。这里也不会讨论膳食胆固醇/饱和脂肪假说。关于这个话题有很多优秀的书籍和文章，但这与此处所关注的心血管年龄相关的影响无关。

什么是心血管系统？它有什么作用？

心血管系统的主要工作是运输氧气、营养物质、激素和废弃产物。血液负责携带这些物质，而让人意外的是，血液本身也是一种液体结缔组织。血液由红细胞、白细胞、血小板和液态血浆组成。心血管系统对机体也有保护作用：①其所含的白细胞就是机体免疫系统的一部分，它可以清除血液中的死亡细胞和濒死细胞，并对抗病原体；②血小板和红细胞则会封住伤口，防止病原体进入人体，也防止重要体液泄漏到体外；③血液中还含有免疫系统产生的抗体和其他化合物；④心血管系统对于维持恒定的体内环境至关重要。例如，血管可通过控制流向皮肤的血流量来帮助稳定体温，血液成分的主动变化有助于维持人体其他因素如酸度或 pH 稳定，以及糖和氧等物质的浓度。

血管解剖学。人体有 3 种主要的血管：**动脉**（artery）、**毛细血管**（capillary）和**静脉**（vein）。血管的尺寸决定了其内部，也就是血管**管腔**（lumen）所流动的血量，管腔就是血液流动的地方。管腔周围是血管壁，毛细血管的血管壁可能很薄，而动脉的血管壁则可能很厚。

可以想象一下水是如何在管道中流动的，管道直径越大，水流动得就越快，这样的类比能让你大致了解血液是如何在血管中流动的。在大血管中，血液流动得很快，压力也更大。而在小血管里，血液可获得的推动力很小，只能慢慢流动。所有的血管都有一层薄而光滑的内膜，叫作**内皮**（endothelium，其结构可见图 7.1），它将血细胞保留在血管内，并有助于防止血液凝结。内皮细胞遍布整个循环系统。内皮在心血管系统中起着非常重要的作用，下面很快会重新提到它。

动脉是将血液从心脏输送出去的一种血管。由动脉输送的通常来自肺部的氧饱和的血液。当血液被极大的力量从心脏泵出时，动脉的血压是体内最高的。为了承受这种压力，动脉壁比其他血管壁更厚、更有弹性、肌肉更发达。最大的动脉离心脏最近，有最具弹性的组织，因此它们可以在每次心跳时被动地伸展和放松；而较小的动脉血管壁则有更多的肌肉。

此处的**平滑肌**（smooth muscle）可以通过收缩或舒张来控制流经系统特定部分的血流量。这就是人体在不同情况下控制血液流向身体不同部位的方式。例如，在你吃完东西后，肠道需要更多的血液将消化后的营养物质输送到使用或储存这些物质的组织中。所以，供给肠道的血管会打开，而很多其他血管则会关闭。平滑肌不受意志控制，而受人体自主（非随意）神经系统的神经、激素和其他化学信号支配。

小动脉（arteriole）是从大的动脉分支出来的较细的动脉，能把血液

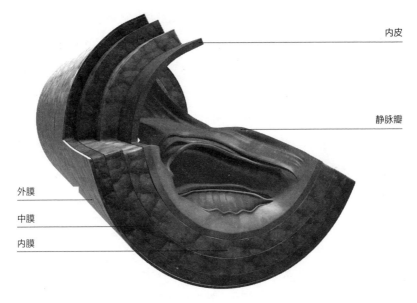

图 7.1 内皮的结构（图片 © iStock / MedicalRF.com）

内皮

静脉瓣

外膜

中膜

内膜

输送到毛细血管，其血压较低，因此血管壁会比大动脉壁薄。

　　毛细血管（capillary）是人体中最小、管壁最薄的血管，也是数量最多的血管。它们几乎遍及身体的所有组织，并接近少数没有直接血液供应的组织的边缘。上面所说的"没有直接血液供应的组织"包括眼睛中的角膜、皮肤中的一些皮层以及像肌腱和韧带这样的结缔组织。毛细血管一端连接小动脉，另一端连接**小静脉**（venule）。毛细血管壁由一层薄薄的内皮细胞组成，这意味着血液和组织之间几乎没有分隔。内皮细胞就像过滤器一样，将血细胞留在血管内，同时允许液体、溶解的气体和其他化合物以扩散的方式进出组织。

　　作为一个负责推动血液通过所有血管的泵，心脏是一个非常精妙的装置。心脏有两侧，右侧连接负责排出二氧化碳、吸收氧气的肺；左侧则与整个身体其他部位相连。其每一侧都有两个腔室，一个位于上方的较小血液接收区域称为**心房**（atrium），另一个位于下方的较大泵血区域称为**心室**（ventricle）。

在一次心跳，也就是一个**心动周期**（cardiac cycle）中，血液首先进入每个心房，其中一些通过一个单向阀被动地流进与心房相连的心室而使心室部分充满。然后，心房收缩并将尽可能多的血液推入心室。这是心跳的"啦嗒"声（LUB-DUB）中的"啦"声（LUB）。现在，心室几乎满了，承受着高压。随后，心室收缩并将血液从心脏推入动脉。当心室收缩，心脏压力最大时，心脏便是处于心动周期的**收缩期**（systole）。心室完成收缩后，就会放松，心动周期的这一部分被称为**舒张期**（diastole），然后被动的充盈又开始了。记住，这两个时期的压力对应的就是你血压测量中的两个数值，记录方式为收缩压（较高）/舒张压（较低）。

心脏之所以能产生自己的节奏，是因为一种叫**起搏细胞**（pacemaker cell）的特殊细胞所产生的电信号。如果这种细胞受损或停止工作，可以植入人工心脏起搏器来接替其发送信号的工作。

随着年龄的增长，心血管会发生什么变化？

心脏衰老。年龄是心血管疾病发展的主要危险因素。超过 10% 的 70 岁以上美国人患有心力衰竭。心力衰竭意味着心脏不能正常泵血，不能为细胞提供足够的血液。超过 90% 的 80 岁以上美国人都有动脉疾病的症状，通常是动脉变窄，而这很容易导致心血管疾病。其症状包括易疲劳和呼吸短促，有时还伴有咳嗽。动脉疾病最严重、最终致命的后果是

心脏病发作，医学术语为心肌梗死（myocardial infarction，MI），字面意思就是心肌的死亡。

同样比例的老年人会发生**心房颤动**（atrial fibrillation，简称房颤）：其发病率在 60 ~ 70 岁人群中为 4%，而在 80 岁以上人群中则高达 10% ~ 17%。[2] 心房颤动意味着心房失去了跳动的节律性，开始混乱而不规则地收缩，无法与下部的心室协调一致。其症状包括心悸（心跳节奏奇怪或漏拍）、呼吸短促和虚弱。

从心脏结构上讲，随着年龄的增长，最常见的问题就是左心室壁增厚。左心室的工作是最繁重的，因为它负责把含氧的血液泵到全身。这种厚度的增加，也就是所谓的**肥大**（hypertrophy），意味着心室内容纳血液的空间减少了，因此心脏不得不更加努力地工作以维持整个身体的血液供应。另外，心房也会随着年龄的增长而增大。

从心脏功能上讲，随着年龄的增长，心脏功能也会发生一些变化。第一，心脏舒张期即心房收缩时，心室充盈的速度会减慢，这意味着心房需要更努力地工作，因此心房会变大。心房颤动患者舒张期的问题会更严重。而涉及收缩期，即心室收缩时的问题会导致运动时最大心率下降和心室泵出的血量下降，最终会导致心力衰竭。但大约一半的心力衰竭病例没有出现收缩功能障碍，这种类型的心力衰竭被称为**射血分数保留性心力衰竭**（preserved ejection fraction，**PEF**），因为从心室泵出的血量没有减少。PEF 在老年人中尤为常见，由于人们对其了解甚少，目前还没有好的治疗方法。有研究证据表明 PEF 会对心脏血管的内皮细胞产生影响。[3] 下文中有更多相关内容。

第二，起搏细胞流失了。因为这些细胞产生心脏跳动的节律，它们的流失会导致心悸、头晕和疲劳。此外，肌肉衰老的典型变化（如肌细胞被结缔组织取代，请见第五章）会阻断起搏细胞之间的电连接。就像在任何电路中一样，如果线路受到干扰，电路就会发生故障。结果是什么呢？那就是古怪的心跳模式，称为**心律失常**（arrhythmias），最常见的类型就是心房颤动。

观察心脏细胞时，会发现衰老的心脏中最明显的变化是纤维组织的发育，这是一种瘢痕组织，这个过程被称为**纤维化**（fibrosis）。为什么心脏会出现这种变化呢？ 原因是免疫细胞被受损组织所吸引，但造成损伤的最初原因尚不清楚。最近的一些研究表明，随着年龄的增长，血管内壁的细胞会释放炎性细胞因子（这种信号会告诉免疫系统有损伤，可能是长期的**氧化损伤**；下文将更详细地介绍）。第一批到达的免疫细胞会试图进行修复；而下一批免疫细胞则专门促进炎症的产生，这在某些情况下是有益的，但在心脏和血管中，这将阻碍细胞再生并促进纤维化。随着年龄的增长，第二批细胞开始占据主导地位，这就导致了**炎性衰老**（inflammaging）现象，之前已讨论过这一点。现在公认的是，这种炎性衰老是引发心肌转化为纤维组织的机制之一。肌肉减少意味着心脏需要更努力地工作，因此心脏会不断生长，最终导致更严重的肥大 。

还记得第四章中提到的**胶原蛋白**（collagen）吗？它们就像细胞外的分子支架，帮助细胞固定在适当的位置。胶原蛋白和它的兄弟，即**弹性蛋白**（elastin），都很强韧，尤其是弹性蛋白，这类物质不仅能保持细胞的位置，还允许它们在正常活动中扩张和收缩。对心肌等组织来说，这显然是很重要的，因为它们需要随着每次跳动而舒张和收缩。随着心脏逐渐衰老，这些有益的蛋白质会被不那么有弹性的纤维组织所取代，这个过程被称为重塑。于是纤维在心房沉积，从而引起心房颤动。[4]在心脏病患者中，血液中心脏纤维蛋白水平的升高，可作为预测心脏问题严重程度的良好指标。

老年人心脏的另一个变化是**淀粉样蛋白**（amyloid）的沉积。淀粉样蛋白是一种聚集在一起的蛋白质团。蛋白质通常以对称或其他功能形态排列着，而当蛋白质不规则地聚集在一起时，它们就不能正常工作，并可能会引发一系列问题，这不足为奇。

当细胞的质量控制（quality control，QC）系统遗漏了形态错误的蛋白质而未能将其清除时，淀粉样蛋白就会形成。因为蛋白质是庞大复杂的分子，具有重要的三维结构（就像乐高积木拼成的建筑），因此其组装过程很容易出现错误。虽然人体的质量控制系统整体表现很好，但偶尔也会出错。此时，这些异常的蛋白质会聚集在一起，形成团块并干扰正常的细胞功能。淀粉样蛋白因其在阿尔茨海默病中的影响而广为人知，但它们也会导致包括心脏病在内的其他病理状况。

淀粉样蛋白沉积也会出现在心房和心室，尽管所沉积的蛋白质类型会因位置的不同而有所差异，其中心房淀粉样蛋白沉积更为常见。毫无疑问，这会加速心房颤动的发展。

如你所知，细胞和器官的结构及功能改变最终都可溯源到细胞内出现的事件。所以，下面来看看心脏中的那些细胞活动，找出导致心脏疾病的病理解释。

深入探讨：心脏和平滑肌细胞线粒体

心脏是一种不间断活动的器官，所以很明显心脏细胞需要大量的能量，这些能量主要由**线粒体**（mitochondria）提供，线粒体是被称为**细胞器**（organelle，第三章介绍过）的许多亚细胞结构中的一种。和其他组织一样，随着心脏细胞的衰老，线粒体也就无法正常工作了。这种衰退可归因于之前提到过的一些相互关联的因素。

首先来重温一下**氧化损伤**和**活性氧类**（ROS）。线粒体处理食物中燃料的方式不可避免地会导致 ROS 的产生。令人惊讶的是，线粒体对自身产生的 ROS 非常敏感。氧化损伤会降低线粒体的活性，而这又会进一步增加 ROS 的产生。尽管机体对 ROS 有一套固有防御机制，但在人的一生之中，总免不了会有一些线粒体被损坏。而更不幸的是，受损的线粒体也会增殖，结果就是细胞的线粒体群可能就发展成了以这种受损的线粒体为主导的情况，就像糟糕的邻居越来越多一样。这种受损的线粒体不仅产生的能量更少，而且还会在一次次恶性循环中释放更多的 ROS，积累更多的损伤。最后要说的是被称为**自噬**的细胞清理过程（第三章介绍过），它可以清除受损的线粒体，但随着年龄的增长，其效果也是日益下降的。

心血管疾病的危险因素，如高血压、高胆固醇、糖尿病和吸烟，都会通过增加 ROS 的产生来造成血管壁的氧化应激。随着 ROS 水平的上升，最终不可避免地会超过机体固有抗氧化防御系统的处理能力。[5]

ROS 还会破坏线粒体的 DNA。在实验室中，将人类血管的平滑肌细胞（稍后会介绍更多相关信息）与 ROS 混合时，其线粒体会产生一些可在心血管疾病患者的线粒体中观察到的损伤。这些细胞不仅产生的 ATP 水平较低，而且更有可能出现巨大的结构变化，从而导致**细胞衰老**（第三章介绍过）和细胞死亡。[6]

如果 DNA 修复不起作用，线粒体就无法自我修复。那么这些关键细胞器中的基因就会发生改变，且不是向着好的方向改变。其结果就是，这些基因所产生的蛋白质不能正常工作，线粒体也不能正常产生能量。

钙泵。线粒体并不是心脏中唯一受 ROS 影响的结构。还有一种是存在于肌肉中可被 ROS 损坏的重要蛋白质——钙泵，它可以在肌肉细胞中转运钙离子。钙离子进入肌细胞会使肌细胞收缩。由此可知，为了使肌肉放松，钙离子必须被泵出到细胞外。这种泵吸收 ATP 形式的能量。受损的线粒体产生的 ATP 更少，这意味着肌肉细胞需要更长的时间来泵出钙离子，当然，受损的钙泵也是不能正常工作的。记得吗，舒张期的变化会延长心动周期中的舒张期，使其效率降低，钙泵的损坏正是造成这个问题的一大主因。

动脉功能障碍。导致心血管疾病风险随年龄增加的主要因素是**动脉功能障碍**（arterial dysfunction）。这意味着动脉评估和响应其相邻区域需求变化的能力下降了，具体原因如下。

随着年龄的增长，动脉会发生两种形式的变化，进而导致心血管疾病风险的增加。这两种形式的变化是相互关联的，下一节会介绍这一点。一种形式的变化是大的弹性动脉的硬化，特别是为头部和大脑提供血液的主动脉和颈动脉。这些动脉会在血液被泵出心脏后舒张，然后再收缩。这种收缩基本上就像一个被压缩的弹簧，被动地帮助心脏将血液推向组织和细胞。随着年龄的增长，动脉会硬化，动脉内的压力也会增加。左心室（泵室）必须更努力地将血液推入弹性较差的动脉，这就会导致心肌肥大（专指心脏变大）。最后，血流丰富的器官（如大脑和肾脏），其组织会在承受血液更大力度的冲击时受到损伤。

随着年龄的增长，动脉发生的第二种形式的重要变化是**内皮功能障碍**（endothelial dysfunction）。记得吗，内皮细胞是位于动脉**管腔**（血管中间的开放空间）中的血液和动脉外壁之间的一层细胞。你可以在图 7.2 中看到这一层细胞，这是许多重要反应发生的位置，包括氧气和二氧化碳进出血液，与此类似的营养物质和废弃物的交换，以及水和激素的交换。

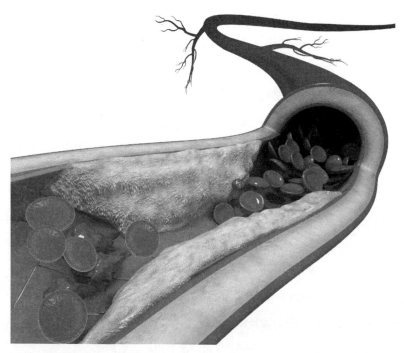

图7.2　斑块堆积覆盖使动脉变窄（图片 © Science Photo Library/PIXOLOGICSTUDIO）

　　科学家们过去认为，动脉中的这一层细胞就像一个筛子，被动地筛选出可以在血液和下层组织之间通过的物质。现在我们知道，内皮细胞的另一个关键作用是合成和释放许多能影响动脉和周围组织的功能和健康状态的生物活性分子。这些分子中最重要的便是**一氧化氮（NO）气体分子**，它有以下几种作用：①导致血管扩张；②抗炎作用；③支持细胞生长，从而修复血管；④防止不必要的凝血。因此，内皮功能障碍是指该组织正常、健康的结构和功能受到干扰。这种功能障碍通常是由 NO 的产生减少导致的。

　　　　　　　　　我们为什么会变老

内皮功能障碍是**动脉粥样硬化**（atherosclerosis）的主要危险因素，动脉粥样硬化的字面意思就是"动脉变硬"，这是心血管疾病风险的预测因素。更具体地看这个词，"*athero-*"指的是软而黏稠的东西，而"*-sclerosis*"指的是硬化，动脉粥样硬化的发生可归因于由血管和免疫细胞、脂质、胆固醇、钙质和死亡细胞废弃物组成的黏稠混合物所形成的**动脉斑块**（plaque）的堆积。还记得线粒体受损会导致细胞衰老吗？这就是上述这些死亡的血管细胞的来源。动脉在生命早期就会开始出现这种黏稠混合物的堆积，而且主要发生在供给心脏的极为重要的动脉。也许在 30 岁，或者更有可能是 40 岁的时候，血管就会进展出这种硬化。

需要区分的是，动脉粥样硬化专指沉积在中、大动脉中的斑块，而**动脉硬化**（arteriosclerosis）指小动脉血管壁内层的变化（图 7.2）。然而，这两个术语经常被混用。

当内皮细胞被 ROS 或炎症等破坏时，免疫细胞会在受影响的区域结痂，这就是动脉斑块形成的开端。胆固醇在这个过程中扮演着重要的角色，稍后会再回到动脉斑块和动脉粥样硬化的话题。

慢性应激会使整个过程雪上加霜。身体在"战斗或逃跑反应"的情况下释放的激素会提高血压，并改变血液所含化学物质，使血管损伤增加并产生斑块。[7]

内皮功能障碍也是许多常见老年疾病，如认知障碍、阿尔茨海默病、胰岛素抵抗和肌少症的可能致病因素。[8]

胆固醇。这个所谓的"坏角色"在体内的含量也会随着年龄的增长而增加。人们经常忘记胆固醇其实也是生命的必需品，因为它是人体细胞膜的重要组成部分。但是过多的胆固醇，尤其是一种特定的称为 LDL 的物质过多，会导致心血管疾病。需要预先说明的是：LDL 和心脏病之

间的关系是复杂的，目前对此还没有完全了解。这里只是走马观花地提一下，如果你想深入探究，可参考本书提供的更详细的资料。

首先解释下这个术语，LDL 的全称为低密度脂蛋白（low-density lipoprotein）。当然，还是叫 LDL 更顺口一些。胆固醇是一种脂质，这意味着它和脂肪一样，不溶于水。想象一下用油和醋做的沙拉汁——水样的醋不会和油脂混合在一起。身体必须给胆固醇和其他脂质裹上蛋白质的外衣，以使它们在血液的水环境中流动，这个外衣就是脂蛋白。

在讨论其运输之前，先回顾一下胆固醇的来源。胆固醇对所有动物而言都是必不可少的，所以几乎人体的每个细胞都能制造它。这意味着即使你只吃纯素的饮食，不吃任何动物制品，也不会因此缺乏胆固醇。而大多数人都是从饮食中获得一些胆固醇，然后再自己制造一些。无论来源如何，大部分胆固醇最终都会进入肝脏，并在那里被包装成 **LDL 颗粒**，也就是一个由蛋白质包裹形成的负责运输大量胆固醇的大型载体。目前的观点是，相比测量这些 LDL 颗粒携带的胆固醇总量，统计这些颗粒的数量更能了解 LDL 可能造成的风险。

简单地说，LDL 的几种亚型都携带胆固醇，这些胆固醇可以被输送到需要它的体细胞。这些细胞通过**受体**（receptor）吸收胆固醇，这些受体就像一扇扇只对 LDL 颗粒开放的特殊大门。

但如果血液中有大量的 LDL 颗粒在循环流动，就会出现问题了。体细胞会拒绝接收 LDL 颗粒，所以其在血液中停留的时间会更长。而 LDL 颗粒又特别容易受到**氧化**损伤。一旦受损，它们更有可能转而损伤血管**内皮**细胞，就像你在上文读到过的。在这个恼人的正反馈循环中，一旦内皮细胞受损，LDL 颗粒就会更容易地穿过血管壁的内层，进而 LDL 颗粒会被免疫系统的**巨噬细胞**（macrophage）摄取。这个术语的字面意思是"巨大的吞食者"，用来形容这些细胞可谓恰如其分。巨噬细胞是体内的"真空吸尘器"，负责吞噬外来细胞和废弃物并将其分解。如果这些废弃物不能被很容易地降解，那么它们就会被积存起来。所有前面提到的能增加 ROS 生成的危险因素，如吸烟和高血压，也会使血管内皮的通透性增加而更容易被 LDL 和巨噬细胞侵入。

　　人体内的 LDL 含量随着年龄的增长而增加的一个原因是，人体产生的负责将 LDL 从血液中移除的受体减少了，而这又要归因于人体产生的胆汁酸的减少。胆汁酸由胆固醇于肝脏加工而产生，并被运送到肠道以帮助消化脂肪。更糟糕的是，随着年龄的增长，不但体内的 LDL 水平会上升，而且机体摄入脂肪和消化脂肪的能力也会下降。有点跑题了，还是回到胆固醇的话题。肝脏产生胆汁酸所使用的胆固醇减少了，同时肝脏也能制造 LDL 受体，于是出于节俭考虑，肝脏会减少其受体的产生，就像你不再通勤上班时会减少开车出行一样。

　　如果这还不够，随着年龄的增长，我们还会看到体内微生物群的变化，也就是位于肠道中的许多有益的细菌和一些不那么有益的细菌的集合。尽管微生物群仍然可说是一个我们不明就里的"黑盒子"，但其中许多菌种的作用如今正变得日益清晰。其中一些菌种会影响体内胆固醇的水平。还记得刚才说到的胆汁酸吗？一些胆汁酸会被肠道细菌分解并排出体外。而肝脏就像一个管弦乐队的指挥，监测并调节着这个过程中体内各种物质的水平，它会通过增加胆固醇用量来产生更多的胆汁酸以对此做出反应，而这种反应反过来又会降低血液中的胆固醇水平。但似乎随着年龄的增长，有此妙用的细菌数量也会减少，这就意味着血液中的胆固醇水平会上升。[9]

为什么会发生这一切？

要想知道如何避免这些动脉功能的变化或对此加以补救，首先要知道造成这些变化的原因。其中相关的大多数机制都已在前几章讲过，所以这应该算是老生常谈了。

硬化。随着动脉壁结构的改变，如肌肉被替换为胶原蛋白和钙质（这发生在图 7.2 所示的血管壁内侧内层），弹性蛋白的断裂（类似皮肤中的情况；这发生在图 7.2 所示的血管壁内侧内层），以及我们的老朋友——（AGE）的生成，动脉壁的硬度也会增加。回想一下，由血液中糖类产生的这些分子会与各种蛋白质发生反应并将它们粘在一起。毫无疑问，ROS 生成增加引起的氧化应激会加剧 AGE 的形成。当然，动脉斑块也对此有所贡献。

内皮功能障碍。为了评估人体血管内皮的功能，研究人员测量了血管受到刺激时舒张（打开）的程度，这种测量方法称为**内皮依赖性舒张**（endothelium-dependent dilation，**EDD**）：EDD 越大，说明内皮功能越好（反之亦然）。一个相关的观点是，尽管有动脉斑块堆积覆盖，但保持良好 EDD 的动脉仍然可以更容易地舒张，能在一定程度上缓解斑块形成的狭窄效应。

这种舒张带来的问题是，代偿性的扩张会产生小动脉瘤。你可以在图 7.3 中看到这种凸起。这些呈气泡状凸起的舒张动脉意味着其内径没有变窄，所以血液流动是畅通的。不幸的是，舒张区的血管壁会更脆弱，当其过度扩张时，很容易破裂。

人体有多种舒张动脉（EDD）的方式，但它们都涉及内皮细胞中产生 **NO** 的酶。当内皮细胞释放的 NO 进入肌肉细胞（在血管壁内层；见

图 7.3）时，肌肉就会放松下来，继而是动脉舒张，因此血流量会增加。血管中 NO 下降是心血管疾病中内皮功能障碍的主要原因。如你所料，由受损线粒体产生的 ROS 也会导致 NO 生成减少。在我的家乡，科罗拉多州的博尔德最近进行的一项研究中，20 名年龄为 60 ~ 79 岁的健康男性和女性服用了一种专门针对线粒体的抗氧化剂（Mito-Q，会在第十章中描述）。在 6 周内，他们血管中与年龄相关的变化发生了逆转，这使得他们的 EDD 年轻了 15 ~ 20 岁。[10]

氧化应激。动物和人类的内皮功能障碍都与动脉中的氧化应激有关。

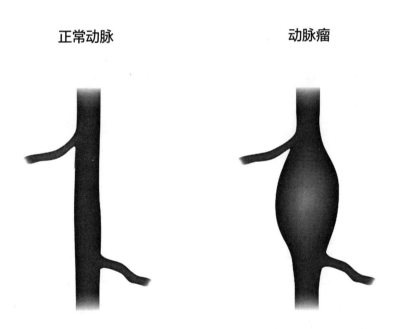

图 7.3　正常动脉与动脉瘤的放大片段示意图（图片 © veronika zakharova / SCIENCE PHOTO LIBRARY）

导致这个现象的原因是什么？ 可能存在两种机制，都是有潜力的修复领域。第一种，高水平的ROS，以及不断降低（或保持不变）的正常抗氧化防御能力。不断增多的ROS会与NO以及产生NO的酶反应，将NO从动脉细胞中抽离。而NO的下降则意味着血管舒张能力的降低，进而是血流量的减少，以及与内皮功能障碍相关的所有下游问题。

炎症。鉴于炎症和氧化应激相互增强，所以随着血管老化会发生慢性低度炎症也就不足为奇了。正如前面章节所讨论的，炎症是免疫系统的一个正常部分，但随着年龄的增长，它会失控，导致慢性"炎性衰老"现象（第三章介绍过）。免疫系统通过产生**细胞因子**（你可以回到第五章重温这些概念；它们基本上是细胞释放的召唤其他细胞做出反应的信号）对炎症做出应答，这些因子能起到加剧或减缓炎症的作用。自然，因血管老化而产生的细胞因子会加剧炎症。

*其他免疫系统应答。*免疫系统的另一个功能是巡视全身以寻找入侵者，如细菌或受损细胞。免疫系统的巡视单位是特化细胞。人们喜欢把免疫系统类比为军事力量。在这个比喻中，免疫细胞就像是被血管内皮吸引来的小型隐秘巡逻队，它们可以穿过血管的内皮层去查探下方的细胞。在穿透血管壁的过程中，它们可能会对相应部位的细胞造成刺激。当然，随着年龄的增长，透过血管壁的可能性会增加，这可能是因为渗透率也会随着年龄的增长而增加。或者换句话说，更多的免疫细胞可能会进入血管壁。如果把这些免疫细胞想象成巡逻的士兵，你可以想象那些年纪大的士兵会粗心大意，或者需要一支更大的巡逻队伍。目前还不清楚是哪个过程导致了炎症，但无论如何，正如下面讨论的那样，有规律的有氧运动会抑制循环中的免疫细胞产生的炎症反应。且运动还能减缓许多其他的血管衰老机制的发展进程。

衰老细胞。正如之前讨论过的，随着年龄的增长，衰老细胞会不断积累，它们产生的不良信号会使心脏等器官受到损伤。这些超过正常寿命却还未死亡的细胞会导致慢性炎症、不必要胶原蛋白的积累（本章前面谈到过的纤维化）以及其他年龄相关问题。在心血管系统中，内皮细胞的衰老会导致钙质积累，进而引发动脉硬化和高血压。在血管中，衰老的免疫细胞会产生斑块，使血管壁变窄、变脆弱。高血压和脆弱的血管这两个过程的结合，导致了很大一部分心血管疾病患者的死亡。在心脏中，慢性炎症导致了之前提到过的一种变化——结缔组织取代了最重要的肌肉。[11]

深入探讨：动脉斑块 [12]

上述所有过程在不同的人群中可能以不同的比例和作用顺序共同参与动脉斑块的产生。这是导致心血管疾病的一个主要诱因，所以如果你想知道关于其形成和作用的更多信息，请继续阅读下面的内容。

正如你所知，动脉内壁的损伤会刺激免疫细胞的应答，而免疫细胞就像正在修补坑洞的修路工。通常，事件始于 LDL 颗粒迁移到平滑肌层，而更小的颗粒会更容易进入平滑肌层。因此，这些小的，所谓的 Lp(a) 颗粒在心脏病的进程中发挥了重要作用。

LDL 颗粒一旦进入平滑肌层，就会持续受到 ROS 的氧化损伤（第三章详细讨论过这些活性氧类）。当 LDL 颗粒被氧化时（如线粒体故障），免疫系统就会派出巨噬细胞。巨噬细胞的字面意思是"巨大的吞食者"，是免疫系统的清除细胞。这些细胞会在受损部位形成一个补丁，并开始形成斑块。但被氧化的 LDL 颗粒也会引发动脉平滑肌层细胞的变化，使其变得更像骨细胞。这种细胞变化意味着内皮细胞的钙含量越来越高，它会变得像骨头一样僵硬。

对 ROS 造成的损伤做出反应的巨噬细胞会被它们"吃进去"的 LDL 中的胆固醇塞满。因此，它们的外观变得蓬松，并由此得到一个专业名称——泡沫细胞。泡沫细胞会黏附在血管内壁的受损区域，即内皮细胞层上，给不断增大的动脉斑块添砖加瓦。然后巨噬细胞还会释放能引起更多炎症的化合物，这样就形成了一个恶性循环。

在不断增大的动脉斑块中，有很多成分是泡沫细胞所吞入的胆固醇。胆固醇是一种没有稳定结构的黏稠物质。因此，动脉斑块也可能是黏稠的。当免疫系统识别出这种物质时，会给它加一个"盖子"来防止其泄漏到血液中。这种斑块上的补丁"盖子"有如下两种类型。

第一种是所谓的"易损斑块"，其外盖不是很坚固，会因血液流动而脱落，尤其是血压较高时动脉斑块便会被侵蚀。被释放的脂肪核可以离开原位，并以凝块的形式在循环系统中流动。当凝块卡在较细的血管里时，就会阻碍相应区域的血液供应。如果这发生在心脏，你就会心脏病发作。如果发生在大脑，你就会发生脑卒中。这么说你就明白了吧。如果这还不够，所有这些黏稠物在血管内和血管壁上的积累均会使管腔变窄，这当然会限制血液流动。而这种限制会导致收缩压升高，舒张压降低，以及前面讨论过的其他心脏相关问题。

第二种类型的斑块称为"稳定斑块"，你大概已经猜到了，它的外盖比易损斑块更厚。这种斑块不容易出现破裂和凝块脱落，但这也是有代价的。因为它更厚，所以会使动脉更窄，随之而来的是血流量的减少。

所谓的好胆固醇，也就是高密度脂蛋白（high density lipoprotein, HDL），的确能把氧化的胆固醇从动脉壁上清除掉。此外，HDL 还能减少血管壁中钙的沉积量，使动脉不那么僵硬。

矛盾的是，用于降低 LDL 胆固醇的他汀类药物会增加斑块中的钙沉积。没有人知道为什么会发生这种情况，但人们普遍认为他汀类药物对心血管疾病有保护作用。研究人员推测，可能是因为更多的钙会使斑块更稳定，从而更不容易脱落而导致心脏病发作。

他汀类药物的另一个自相矛盾的效果是，尽管这类药物在降低胆固醇方面的效果因人而异，但大多数服用这类药物的人确实显示出了健康获益。事实证明，一些他汀类药物可以增强衰老的免疫系统定位有害漏洞的能力。他汀类药物所带来的一些获益可能正是来源于这一预料之外的发现。

冠状动脉钙检测（coronary artery calcium test，CAC）是一种新型的 X 射线检测方法，可以测量心脏动脉中的钙含量。CAC 虽不完美，但能相对较好地帮助预测个体未来罹患心脏病的可能性。如果你一直紧跟着我的思路，你可能就会明白其原因。

大脑和中枢神经系统。上述所有血管效应在大脑中的作用尤其显著，因为大脑需要持续的氧气和营养供应。因此，大脑的血管系统配备了特殊的控制机制来调节其血液供应。当神经细胞工作并需要额外的血流量时，它们会向血管发送信号。血管内皮细胞和肌肉会对此做出反应，暂时增加神经细胞的血液供应以适应其活动水平。但这种协同反应在高血压、阿尔茨海默病和脑卒中等情况下会失效。在这些情况下，活跃的神经细胞无法得到充足的血液供应，会导致更多的组织损伤。大脑需求和血管反应之间的信号传导中断主要是由血管内 ROS 带来的氧化损伤造成的。[13] 下面将更详细地介绍这些 ROS 的来源和可能的治疗方法。

心血管系统的这场"完美风暴"会加重痴呆和其他脑部疾病。随着年龄的增长，大脑的毛细血管系统会恶化，它无法向细胞输送足够的氧气和营养，而心力衰竭又会加重这种情况，升高的血压也会火上浇油，最终导致脑细胞被破坏或杀死。在大脑中，这一系列的事件会导致许多微小的、无症状的脑卒中，每一次都会破坏大脑组织的一小部分，但随着时间的推移，它们会积少成多，直至不可收拾。

运动和心血管疾病

有氧运动。只做抗阻力运动（如举重）并不能改善动脉的健康状况，尽管这种运动可以带来第五章所描述的许多益处。在一些研究中，抗阻力运动甚至会增加颈动脉的硬化，颈动脉负责为大脑输送血液。不过，只要简单地增加有氧运动，就可以抵消抗阻力运动造成的负面影响。一些研究表明，有氧运动只会影响大的弹性动脉（主动脉和颈动脉），却不会影响较小血管的硬化。不过这仍然有待继续研究。

想要了解一些细节吗？那从动物研究开始吧。啮齿类动物（大鼠和小鼠）也像人类一样，不运动的老年动物的颈动脉会比年轻对照组动物的更硬。年龄相关的硬化与动脉壁结构的两种变化有关。第一，更多的胶原蛋白（纤维组织）会沉积在内皮层的外层（你可以回顾一下图7.1，以重温对血管结构的记忆）。第二，保持组织柔软度和弹性的**弹性蛋白**（elastin）会从颈动脉中层流失。这些变化反过来又会导致血管壁释放更多的**细胞因子**（cytokine）信号，进而刺激更多的胶原蛋白合成。换句话说，这是一个恶性循环。[14]

研究人员让大鼠和小鼠进行有氧运动的方法是让它们跑转轮。大鼠和其他啮齿类动物都喜欢这种玩具。当老年动物发现转轮时，它们会跳上转轮奔跑，这种有氧运动逆转了它们的颈动脉硬化，也就是在无转轮的年轻对照组中观察到的现象。具体来说，就是胶原蛋白（和其他硬化成分）会减少；在 NO 的介导下，跑转轮的老年动物的血管舒张也回到了年轻对照组动物的水平；免疫细胞对胶原蛋白的氧化损伤也有所减轻。哇！有氧运动就像老鼠的青春之泉！

在老年男性中，当刺激其血流量以评估 EDD（回想一下这个血管舒张的术语）时，与年轻的对照组相比，久坐不动的受试者显示出的 EDD 增加幅度更小。记得吗？ EDD 大一点是有益的，因为这意味着血管很容易舒张以适应血流量的变化。相比之下，年轻男性和经常进行有氧运动的老年男性的 EDD 是一样的。研究人员发现，对于之前提到的久坐不动的老年男性，12 周的快走运动足以令其恢复年轻时的 EDD 水平。当测量受试者的动脉僵硬度和血压时，在老年男性身上也可观察到同样的有益结果。[15]

在女性中，有规律的有氧运动对内皮功能和动脉僵硬度的作用还不是很明确。当将久坐不动的绝经后女性与经常运动的绝经后女性进行比较（两组雌激素水平都较低）时，其动脉舒张情况并没有显示出明显差异。请记住，舒张情况表明了动脉扩张和输送更多血液的能力。在一些研究中，同样的快走项目在男性中会提高动脉的舒张度，而在绝经后的女性中却没有这种效果。当在实验中联合雌激素替代疗法时，接受雌激素的实验组在有氧运动训练后血流量测量值增加了，而没有接受雌激素的对照组则没有这种现象。这一发现支持了雌激素替代疗法在对抗女性年龄相关变化方面的作用，但这只是一项小型研究。[16]

氧化损伤。那么，这些内皮细胞中的哪些与年龄相关的变化是可以通过运动来逆转的呢？ 你可能还记得，随着年龄的增长，机体的抗氧化防御能力会下降，机体甚至会产生更多的破坏性 ROS（活性氧类）。而且有研究已证实，这种情况也同样会发生在动脉中。目前还不清楚为什么机体的抗氧化防御能力会随着年龄的增长而下降。但无论如何，较高水平的 ROS 必然会降低 **NO** 的效力。ROS 会与内皮细胞释放的 NO 反应，从而消耗体内的 NO 并降低其有益作用。雪上加霜的是，ROS 对 NO 的消耗还会抑制 NO 的产生，同时增加 ROS 的产生。但无论是小鼠还是人类，有规律的有氧运动都可以预防甚至逆转其动脉中的氧化损伤。通过对小鼠进行更广泛的活组织检查发现，**线粒体**（mitochondria，细胞的能量工厂）会随着动物的衰老产生更多的 ROS，但这种趋势在坚持转轮运动的老年小鼠身上被逆转了。

回到人类的线粒体，回想一下，随着年龄的增长，这些重要的细胞器就像缺乏定期保养的汽车一样会累积损伤。而抗阻力运动和有氧运动则对这些小细胞器产生两种有益影响。第一，参与此类运动的人和动物体内的线粒体增殖更多，这增加了具有正常功能的细胞器的数量。第二，运动可以清除 DNA 受损的线粒体，这种清除能促进能量的产生并减少死亡或衰老细胞的数量。你猜这意味着什么？ 这意味着更少的动脉斑块，更少的动脉粥样硬化，以及更少的心血管疾病。

炎症和免疫系统的作用。 就像老年人一样，老年小鼠的免疫细胞也会越来越多地渗入血管壁，正如前面描述动脉斑块形成时所讨论的那样。当老年小鼠坚持转轮运动时，这些渗入血管壁的免疫细胞就消失了，这表明有氧运动抑制了免疫细胞渗入动脉壁的能力或倾向。渗入的免疫细胞更少，意味着它们发出的可刺激炎症的细胞因子信号也更少。当然，炎症越少也就意味着动脉功能越完好。

心脏细胞再生。 在一项小鼠实验中，研究人员发现，无论在正常情况下还是心脏病发作后，运动都能刺激心脏生成新的肌肉细胞。人类的

心脏真的不善于自我再生。年轻人每年仅可以更新约 1% 的心肌细胞，而这一比例还会随着年龄的增长而下降。心肌流失与心力衰竭有关联，所以任何能增加心肌细胞形成的东西都有助于预防心血管疾病。[17]

那该怎么办（除了运动）？

*抗氧化剂。*之前讨论了那么多关于氧化损伤在血管和心脏组织中的影响，你可能会想，为什么不摄入高剂量的抗氧化剂进行干预呢？但请记住，外源性摄入会限制这类抗氧化剂在体内的生产，而只有体内生产的抗氧化剂才能被微调到体内真正需要它们的位点和时间。而且要认识到，ROS 在细胞中也会有一些积极作用，所以不适当地使用抗氧化剂可能是有害的。ROS 产生最多、危害最大的位置是在线粒体中。在过去的 10 年里，大量的研究工作投入到了开发专门针对线粒体的抗氧化剂方面。对试管内线粒体的研究表明，其中一些药物可以保护线粒体免受过量 ROS 的有害影响，比如线粒体 DNA 突变和膜损伤。[18]

对小鼠的初步研究表明，线粒体特异性抗氧化剂可以改善缺乏运动的老年小鼠的 EDD（舒张），但对年轻小鼠或坚持转轮运动的老年小鼠却没有影响。同样，注射高剂量的维生素 C 作为一种有效的抗氧化剂，也选择性地恢复了久坐不动的老年男性的 EDD，而对年轻的对照组和坚持运动的老年男性则没有影响。在健康、缺乏雌激素的绝经后女性中，高剂量维生素 C 改善了久坐受试者的颈动脉僵硬程度，使其达到了坚持进行有氧运动女性的水平。这些结果进一步证实了 ROS 在久坐人群内皮功能障碍中所发挥的重要作用。运动（和给老年女性补充雌激素）可以减少 ROS 对内皮功能的损伤。所以，特异性抗氧化剂会有一定的效果，但也不要忘了它们的副作用。[19]

其中的一种线粒体特异性抗氧化剂——Mito-Q，已被证明可以减少小鼠的心肌肥大和动脉粥样硬化。目前针对这种抗氧化剂，已经进行了几项初步的人体临床试验。其中最近的一项研究中，服用 Mito-Q 者的 EDD 提高了 40% 以上。这涉及另一个正在研究中的领域，我们第十章再来聊聊这种特异性的化合物吧。[20]

抗炎药物。 氧化损伤刺激炎症，反之亦然，所以不难理解，随着年龄的增长，血管系统中也会出现炎症。就像在肌肉中一样，炎性**细胞因子**（第五章介绍过）在实验动物和尸检人体标本的动脉中会随着时间的推移而增加。在小鼠实验中，当用一种叫作水杨酸钠的药物阻断这些细胞因子的作用时，氧化损伤会减少，EDD 也恢复到年轻小鼠的水平。在人体实验中，该药物也降低了久坐不动的老年男性内皮细胞中的细胞因子水平，但对对照组的年轻男性或保持运动的老年男性则没有影响。服用水杨酸钠的久坐男性的动脉舒张情况也有所改善。[21]

吃巧克力。 不，这不是在开玩笑。一项关于巧克力摄入和心脏疾病的荟萃分析（研究人员筛选出了 7 项研究并汇总结果）表明，"高"水平的美味食物对各种心血管病症起保护作用，包括脑卒中、心脏病发作和心血管疾病。这种类型的分析有很多局限性，前面几章已经指出过这一点。不幸的是，因为这组研究中的大多数都没有量化巧克力的摄入量，所以这里还无法告诉你应该吃多少巧克力。话虽如此，这些数据还是很有趣的，因为黑巧克力具有抗氧化的特性，适度食用也不会增加太多的热量。[22]

Senolytics（衰老细胞裂解剂）。 那些在血管中不断积累并会加速衰老进程的衰老细胞，就是已经停止分裂但会引发炎症的细胞。就像一粒老鼠屎坏了一锅粥一样，它们会导致许多与年龄相关的紊乱，包括心力衰竭、糖尿病和动脉粥样硬化。相反，当在去除或抑制这些衰老细胞后，实验动物的许多衰老特征就会被逆转。**senolytics** 就是针对衰老细胞的药物。这类药物的几个临床试验目前正在进行中。其中一种很有前景的药物组合是将抗癌药物达沙替尼与一种天然的非处方抗炎药槲皮素联用。达沙替尼可以清除衰老的人体脂肪细胞，而槲皮素对衰老的人体内皮细胞更有效，两者结合（达沙替尼＋槲皮素）效果最好。不过到目前为止，只有这两种药物的组合在临床试验中进行了评估，且目前的临床试验中没有一项是测试 senolytics 这类药物是否可以抑制心血管疾病的。但是，在小鼠、大鼠实验中，靶向定位并移除衰老细胞确实可以阻止心血管疾病的发展。第十章将会更详细地讨论这些问题，并介绍一些非常规的研发中的产品，如第四章中提到过的美容产品。

另一个相关的策略是首先抑制衰老细胞的发展。为了对这种方法加以解释，这里先介绍一些关于一种称为**去乙酰化酶**（sirtuin，简称**SIRT1**）的蛋白质的背景知识。SIRT1 在细胞中参与许多反应，因为它能激活其他蛋白质，这就等于插手干预了许多途径。其两个已知的作用：①激活**自噬**（autophagy，细胞清理过程），这将 SIRT1 与热量限制联系起来；②可能通过抑制细胞衰老来抑制慢性炎症。在小鼠中，SIRT1 水平的提高能逆转动脉硬化并延长寿命。红葡萄酒中的白藜芦醇被认为可抑制小鼠的衰老，因为它会激活 SIRT1。不过白藜芦醇只是一种可能的有效成分，而且你必须以药丸的形式大量服用，才能获得类似于小鼠身上显示出的效果。SIRT1 的活性依赖于 NAD^+，一种第三章中介绍过的、在细胞中非常重要的介质，其在机体所有细胞中的含量都会随着年龄的增长而减少。在实验室培养的血管细胞中，NAD^+ 水平的增加会使衰老细胞的数量减少，而 NAD^+ 水平的降低则会使衰老细胞的数量增加。[23] 稍后会再提及 NAD$^+$，但要了解更多细节，敬请期待第十章。

显然，目前还没有太多关于人类的证据，但这些从动物体上得到的结果还是很有前景的，而且不仅针对心血管疾病，还有许多与衰老细胞有关的年龄相关疾病。[24]

*米诺地尔。*米诺地尔（又名落健）是一种能刺激头发生长的非处方药物。在一些处方中，口服米诺地尔有时也被用来治疗对其他药物无反应的高血压。这种药物可能通过增加弹性蛋白的产生而实现此效果。在小鼠和大鼠的研究中，米诺地尔能诱导弹性蛋白的形成，降低血压并增大动脉直径。在老年动物中，与年龄相关的血管硬化和直径减小也发生了逆转。更重要的是，即使血液中已没有药物了，这些变化也可持续数周。尽管早期的药物研究表明，它对患有心血管疾病的秃发患者是安全的，但目前还没有任何相关的人类临床研究。[25]

*雷帕霉素。*还记得细胞生长的主要调节因子 **mTOR**（第三章介绍过）吗？人们认为，如果你用雷帕霉素等药物来下调 mTOR，就是在模仿热量限制对生长的抑制作用。虽然目前的研究主要着眼于雷帕霉素对癌症的抑制作用，但也有一些研究着眼于其对心脏病方面的影响。这些研究大多是在啮齿类动物身上进行的，啮齿类动物和人类一样，随着年龄的增长也会出现心血管疾病的症状。给小鼠喂食雷帕霉素后，老年小鼠的部分症状得到了改善：EDD 改善，以及动脉 ROS 水平和动脉硬化水平均降低。[26]第十章会进一步讨论这种药物。

雷帕霉素（又名西罗莫司）在心血管疾病中被批准的一个应用是作为支架的药物涂层。支架是一种植入血管（通常是动脉）以保持血管畅通的管状物。几项大型临床研究表明，与裸金属支架相比，接受涂层支架治疗的患者动脉硬化率更低，治疗更成功。[27]

NAD⁺ 刺激剂。记得吗，NAD^+ 是一种重要的信号，除了调节 SIRT1 外，它还告诉细胞产生更多的抗氧化剂。NAD^+ 的产生，就像体内许多其他有益的化合物一样，会随着年龄的增长而减少。人们正在测试几种可以提高 NAD^+ 水平的化合物在人体不同系统中的作用。其中之一称为 NMN[①]，它是 NAD^+ 的一种前体物质，目前正在研究其对许多年龄相关疾病病理的影响。在衰老小鼠中，NMN 能逆转上述的多种动脉问题和内皮功能障碍。当来自主动脉的细胞在有 NMN 的环境内成长时，它们的 NAD^+ 和抗氧化水平明显增加。NAD^+ 的另一种前体物质叫作 NR[②]。在几项小型试验中，这种维生素被证明是安全的，并可以提高 NAD^+ 水平。它目前以商品名 Niagen 售卖。[28] 第十章对此会有更详细的讨论。

干细胞。心血管疾病会使心脏组织缺氧，导致心肌细胞死亡。这反过来又会引发一连串的灾难：瘢痕组织的形成，血流量和血压的代偿性增加，以及剩余心脏细胞所承受压力的增大。最终，心脏便会衰竭。通过干细胞修复或再生受损的心肌组织，是一个前景光明的新研究方向。

许多类型的干细胞，包括胚胎干细胞（ESC）、心脏干细胞（只存在于心脏中）、肌肉干细胞、成人骨髓细胞及其他类型的干细胞，已经在啮齿类动物中进行了测试，且结果显示潜力很大。一些小型研究也在人类身上进行过，通常是在接受体外心脏手术（open-heart surgery）的患者身上。这些试验的结果表明，通过将干细胞注入体循环或直接注入受损的

---

① NMN 全称烟酰胺单核苷酸（β-nicotinamide mononucleotide），是 NAD^+，即烟酰胺腺嘌呤二核苷酸的前体物质。——译者注

② NR 全称烟酰胺核糖苷（nicotinamide riboside），是 NAD^+ 的另一种前体物质，也被称为维生素 B_3。——译者注

心脏组织，可以明显改善心脏功能。虽然还需要更多的研究验证，但这些初步的临床试验表明，或许有一天干细胞真的能被用来修复受损的心脏组织，从而减轻心血管疾病所带来的负担。[29]

　　一项采用干细胞治疗人类血管疾病的长期研究已经进行了 5 年多。血管炎介导的重度肢体缺血（angitis-induced critical limb ischemia，AICLI）是由手臂或腿部的血管炎引起的，会导致肢体动脉阻塞。其严重病例需要截肢，在某些情况下甚至会死亡。约 20% 的患者不能耐受治疗 AICLI 的重建手术。在一项小型研究中，27 例此类患者接受了干细胞注射治疗，其中约 90% 的人没有截肢，65% 的患者能够恢复正常生活。这些结果为干细胞在其他血管疾病中的应用带来了希望。[30]

　　复合维生素补充剂？ 与上面几段描述的积极结果不同，这里并没有太多的证据表明服用复合维生素补充剂可以降低罹患心脏病的风险。包括长期的医师健康研究 II 期在内的 6 项大型研究，都显示了相同的结果：补充剂不能降低相关风险。真正有助于心脏健康和长寿的是富含水果和蔬菜的饮食，而且可能比补充剂更便宜。具体来说，为了降低心脏病发作和脑卒中的风险，每天至少应摄入 600 克水果和蔬菜。[31]

　　饮食。 关于心脏健康的饮食书已经有很多，这里就不赘述了。请记住，本书致力呈现尚未被广泛宣传的新研究。话虽如此，这里还是推荐迈克尔·赫歇尔·格雷格①关于饮食对包括心血管疾病在内的各种健康问题的有益影响的精彩著作。格雷格收集了大量相关的研究，并以一种通俗易懂的方式进行了整理。不过还得给各位打个预防针：他的目的是促使读

---

①迈克尔·赫歇尔·格雷格(Michael Herschel Greger)，美国医生、作家和公共健康问题的演说家，以倡导全天然健康食品、植物性饮食和反对动物源性食品而闻名。——译者注

者变成素食者。他建议心血管疾病患者应采取低脂饮食，但并不是所有的研究人员都接受这种观点。尽管许多研究表明，动物蛋白的高摄入量与较高的死亡率有关，但这仍是一个有争议的领域，几乎每周都有新的研究出现。格雷格提出了一系列针对各种情况的营养修复方法，但并不是所有的方法都有很好的证据支持，所以你必须通过查阅他援引的大量参考资料来去芜存菁。[32] 这里还是得记住，对人类的营养研究几乎完全是观察性的。正如引言所描述的，这些研究会有一些严重的问题，特别是在没有多次重复进行研究或研究的个体数很少时，而对许多营养研究来说，这两种情况都可能出现。

最后，喂饱体内的微生物群。目前还不清楚具体哪些体内菌群的作用对心脏和其他系统最有利，但初步证据清楚地表明，某些菌群确实对人体具有保护作用。摄入益生菌食品(如含有活菌的酸奶和其他发酵食品）以及益菌元食品（如优先由肠道细菌代谢的大蒜、洋葱和豆类），都是弥补随着年龄的增长而出现的保护性菌群数量下降的方法。[33] 关于这个重要话题的更多内容将在最后两章中介绍。

酒精？ 长期以来，适度饮酒一直被认为对心脏健康有一定益处，尽管这一结论带有些许争议。最近的几项大型研究确实支持适度饮酒对心脏系统有益的这一结论。请记住，这些研究也是观察性的（还记得第一章的内容吗？），这意味着即使这些研究发现了某种趋势，也不一定观察到的就是导致结果的原因。这种对健康的影响也可能来自适度饮酒者普遍存在的其他生活方式因素，如强大的社交网络。而且，研究中许多被定义为禁酒者的人也是因为各种健康问题才戒酒的。将这些人纳入研究很可能会使研究结果出现偏差，比如不喝酒的人更不健康，以及越喝酒越健康。

有鉴于此,喝酒到底有什么好处呢? 在英国的大型 CALIBER 研究中,研究人员发现,与适度饮酒者相比,不饮酒者患 12 种心脏病中的 8 种的风险更高。这些病症包括最常见的心血管问题, 如心脏病发作、脑卒中和心脏相关的猝死。与每天喝一两杯酒的人相比,不饮酒者患心绞痛(一种心脏供血不足的状况)的风险高出 33%,意外死于心脏病的风险高出56%。但是适量饮酒并不能预防 4 种不太常见的心脏疾病,这些疾病会阻碍血液流向大脑,导致较轻的脑卒中和脑出血。[34]

CALIBER 研究的独特之处在于,"不饮酒者"被划分为不同的类别,以区分不饮酒者和戒酒者(这些人过去可能是重度饮酒者,因此可能有更高的心脏病风险)。过去的研究将这些人群归为一类,而使得不饮酒者发生心脏病的风险看起来更高。当然,过量饮酒会抵消所有这些益处,并提高发生心脏疾病的风险。

但这些结果不应诱使那些不饮酒者开始喝酒,以获得预防心脏病的能力。饮酒会导致肝脏疾病,一些研究表明它也会导致乳腺癌。减少心脏病危险因素的更安全的方法包括戒烟、定期锻炼和健康饮食。这些常识性的建议也得到了盖茨基金会最近支持的一项全球性研究的背书。这项研究调查的人群与英国的 CALIBER 研究非常不同,他们采用了荟萃分析,并结合了之前的研究结果。你知道我对这些分析抱有怎样的看法,但尽管如此,他们给出的饮酒会导致"全因死亡"(即任何原因的死亡)的结论还是非常发人深省的。[35]

环境诱因。在这一点上,有一些警告的话是必须要先讲的。许多事件都可能诱使动脉斑块松动,进而脱离原位并导致心脏病发作。据统计,心脏病发作在低温时和清晨更常见。一项针对大约 15 亿使用夏令时人群的大规模不受监管的实验凸显了睡眠的重要性。在春天,当我们只少睡

1小时，心脏病发作的风险在接下来的几天里会增加25%。相反，在秋天，多睡1小时则具有保护作用，可以减少20%的冠状动脉疾病发作。

包括流感和肺炎在内的上呼吸道感染也会提高人们心脏病发作的风险。最后，在运动期间和运动结束时，致命性心脏病发作的风险也会上升，特别是对于那些身体不太健康的人而言。这就是为什么在开始一项锻炼计划之前，你总是会被警告让你先咨询医生。与运动相关的风险会因空气污染，尤其是颗粒物污染而再度提升。当然，情绪压力也会诱发诸如心脏病之类的冠状动脉疾病的发作，但是这些疾病之间的相关性还没有得到很好的研究。

基因有何影响呢？

首先，有证据表明许多基因在心血管系统中既起保护作用又起破坏作用。研究人员还在不断地发现新的此类基因。因此，下面列出的基因只是初步归纳的结果，但目前的证据确实支持这些基因的双向作用。也就是说，许多生活方式因素，如睡眠和饮食，都会影响基因的作用。换句话说，你可能携带**一些风险等位基因**（risk allele，此处为使你有患心血管疾病风险的基因型），但你对自己生活方式的选择会改变这种风险。记得吗，第三章讨论过这些基因型的作用。

CETP。这个基因编码一种能将胆固醇从HDL转移到LDL的蛋白质。这种转移并不是一件好事，因为LDL可以渗入血管壁，导致动脉粥样硬化和心脏病。因此，降低该蛋白质常态活性的等位基因（即将胆固醇从LDL转移到HDL的基因）具有保护作用。其中一些基因及其作用已经在人体研究中被发现和证实，并促成了一种能抑制CETP活性、降低LDL

水平的药物的开发。[36] 该基因的其他突变型会使 LDL 颗粒变大，使其更难进入到动脉壁中。因此，LDL 颗粒变大对动脉疾病有保护作用。

NPC1L1。这种基因决定了将胆固醇从肠道吸收并使其进入血液循环的"闸门"作用。因此，降低这一基因的活性将降低 LDL 水平和血管损伤的风险。除了影响 LDL 基线水平外，这种基因的突变还会影响机体对一些通过阻断闸门来降低胆固醇的药物的反应。[37]

ApoE。*ApoE* 有 3 种常见的等位基因。由这些等位基因产生的蛋白质分别被称为 *ApoE2*、*ApoE3*（在美国最常见）和 *ApoE4*。携带 1 个或 2 个 *ApoE4* 等位基因副本会增加个体患各种疾病的风险，包括动脉粥样硬化、阿尔茨海默病和多发性硬化，而且还会加速端粒缩短。[38] *ApoE2* 等位基因具有一定的保护作用，而常见的 *ApoE3* 等位基因则既不会升高也不会降低这些风险。一种不常见的等位基因 *ApoE5* 似乎会增加心脏病发作的风险。[38]

HMGCoA。这个基因编码一种主要的胆固醇合成酶，这种酶可被他汀类药物阻断。当然，他汀类药物是目前用来降低胆固醇水平和预防心脏病的主要处方药。有趣的是，这种酶及其编码基因直到他汀类药物被发现后才为人所知，因为当时的研究主要偏向于去理解此类药物为什么有效。这一基因的多种突变型都可通过降低 LDL 水平来降低心血管疾病的风险。这些保护性等位基因也会影响一些他汀类药物降低 LDL 水平的能力。[39]

LIPC。这个基因编码肝脂肪酶（hepatic lipase，HL），一种由肝脏产生的、能在脂蛋白代谢中发挥作用的酶。携带能产生高活性酶的基因型者，拥有快速分解 HDL 的能力。相反，如果携带另一种能产生较低活性酶的基因型者，HDL 胆固醇水平就会更高。

LPL。这个基因编码一种可以分解由 LDL 颗粒所携带的甘油三酯（一种由三个脂肪酸构成的脂类）的酶。甘油三酯一旦被分解，产生的脂肪酸便可以作为燃料使用。事实证明，相较于葡萄糖，心脏更喜欢用这些脂肪酸作为燃料。因此，那些体内该种酶不能正常工作的人，其脂肪酸水平较低，于是心脏不得不加倍努力，这可能会使那些人更容易患上心脏病。[40]

凝血酶原。其编码基因决定了一种与凝血有关的同名蛋白质的含量。这种基因最常见的、也是问题最多的突变型叫作凝血酶原 G20210A。这种风险等位基因增加了血凝块（血栓）的发生风险。最严重的血栓是深静脉血栓和肺动脉血栓。

唔！这是什么意思？ 当血凝块从原静脉中脱落并在血液中流动时称为静脉血栓。血液会沿静脉回流到心脏的右侧，所以如果在静脉中形成的血凝块破裂，它就会流到这里。然后，血液再从这里流向肺部，当血凝块继续进入肺部，堵塞了肺动脉或其分支，这就是肺栓塞，意思是血凝块被卡住了。这种类型的栓塞后果可能很严重：在美国，15% 的猝死被认为是肺栓塞造成的。

携带一个风险等位基因副本者，发生血凝块的风险从 1‰（没有这种基因型者）增加到 2.5‰。而携带两个副本者，风险则会上升到 20‰。比较下这些数据你会发现，大多数人一生都不会出现血栓。

凝血酶原活化血凝块所必需的相关基因称为因子 V，它也有一个众所周知的导致血栓形成的风险等位基因。携带一个突变型副本会使血栓形成风险增加 4 倍，其中男性的风险还要略高（5 倍），服用口服避孕药的女性的风险也略高（6 倍）。

血管紧张素转换酶（*angiotensin-converting enzyme*，*ACE*）。这是一

种能间接影响血压的酶。能产生更多这种酶的基因变异会使血压略微升高。有趣的是，当携带这种酶的编码基因的人摄入了富含高饱和脂肪的食物时，其对血压的升高作用会更明显。

许多控制血压的药物都是通过阻断这种酶而发挥作用的。在一项规模相对较小的研究中，这种基因最常见的突变型已经被证明会影响基因携带者对某些药物降血压效果的反应速度。

FTO。其编码基因包含了产生"脂肪量和肥胖相关"蛋白质的指令。这种酶通过与 DNA 的相互作用来激活多种基因，其中许多基因与大脑关于饮食的决定有关。这一基因有许多突变型，其中一些已经被证明会增加肥胖和 2 型糖尿病的概率；因此，它们可能容易使人罹患心血管疾病。

结　论

近一个世纪以来，心血管疾病一直是美国人的头号杀手。直到新的药物和介入治疗的出现，心血管疾病的地位才逐渐被癌症取代。对许多人来说，通过生活方式的调整和营养补充剂的摄入来避免这些极端病症还是有可能做到的。本书最后两章会提供更多相关的细节。

缩略词表

AICLI：血管炎介导的重度肢体缺血

ATP：三磷酸腺苷，细胞的能量分子

BP：血压

CV：心血管

CVD：心血管疾病

ED：内皮功能障碍

EDD：内皮依赖性舒张

LDL：低密度脂蛋白

MI：心肌梗死

NO：一氧化氮，一种气态信号分子

PEF：射血分数保留性心力衰竭

ROS：活性氧类，又称自由基

第八章

大脑与认知能力衰退

有一个科学之谜尚未解开：人类大脑的奥秘，

以及它是如何产生思想和感情、希望和欲望、爱情和美的体验的，

更不用说舞蹈、视觉艺术、文学和音乐了。

——保罗·丘奇兰德[①]

概　述

当然，并没有一个叫作"认知"的器官，但这可能是大多数人随着自身年龄增长会愈发关心的大脑功能。大脑维持着自我意识，这可能是

---

①保罗·丘奇兰德（Paul Churchland），一位具有启发性和争议性的加拿大思想家和科学哲学家，以研究神经哲学和心灵哲学而闻名。他最著名的观点是提倡"取消式唯物主义"。——译者注

我们在衰老过程中最害怕失去的部分。本章将探讨大脑的解剖结构和功能，以便你对认知能力及其丧失的可能性有个基本的了解。接下来将探讨"正常的"年龄相关的大脑变化，某些可能影响认知能力的病理状况，以及如何才能将认知能力丧失水平降至最低。

维基百科将"认知"定义为"一种像人类一样处理信息、应用知识和改变偏好的能力。"这个定义相当宽泛，但其本质还是人类体验。人类的认知过程可以是有意识的，也可以是无意识的，并包括心智、推理、知觉、智力、学习和记忆等抽象概念。

以上这些能力是在大脑细胞之间复杂的相互作用中产生的，其具体作用方式尚不清楚。这一领域的许多突破都是由一种叫作磁共振成像（magnetic resonance imaging，MRI）的技术带来的，第五章介绍过这一技术。其用途如今已经扩展至评估大脑不同区域的活动，即功能性磁共振成像（functional magnetic resonance imaging，fMRI）。[1]

借助 fMRI，科学家可以在要求实验对象执行不同的任务的同时用 MRI 仪器对大脑进行成像。fMRI 可以检测到血流量的增加。由于血流量是细胞活动的一种衡量手段，大脑某一特定区域的血流量增加意味着这片区域正在执行任务。通常用于检验的大脑任务包括解决问题、音乐表演、阅读和写作。fMRI 的结果可能会让人掉进这样的思维陷阱：大脑的某个区域负责某某任务（填入你最喜欢的过程）。但事实上，某些任务其实是许多大脑区域合作完成的，但某些区域可能对该任务或其协调完成至关重要。

刚才说过，大脑的一个区域并不负责特定的任务，但接下来我不得不反驳自己。是否如此，其实还是取决于任务本身。下面举两个例子吧。第一个例子，从 20 世纪 50 年代开始，神经外科医生发现，通过切断连接大脑两个半球之间的神经束，可以减少某些类型的癫痫发作甚至将其治愈。这一连接部位被称为**胼胝体**(corpus collosum)。在这个手术过程中，患者是清醒的。这听起来很是毛骨悚然，不过你得知道大脑本身并没有痛觉感受器，而头皮很容易被局部麻醉剂麻醉。许多手术患者同意参加实验，允许神经外科医生用一个携带少量电荷的小型仪器触碰大脑的各个区域。神经外科医生发现，某个特定的区域确实可以引起特定的反应，如抑郁、闻到玫瑰的香味、看到猫的图像等。

第二个例子，许多离奇的神经系统疾病是由特定大脑区域的病理状态（如肿瘤）或创伤引起的。一种典型的疾病是"视觉**失认症**"(agnosia，失认症指无法接收和翻译感官信息)，奥利弗·萨克斯[①]在《错把妻子当帽子》(*The Man Who Mistook His Wife for a Hat*) 一书中描述了这种病。[2]在这种情况下，一种类型的阿尔茨海默病会使大脑中整合视觉信息的区域退化，导致患者看到的信息混乱地拼贴在一起。重要事实：庞大而复杂的任务需要将来自大脑多个区域的信息整合在一起，而每个区域都有自己的具体分工。

本章将首先介绍大脑的结构组成并重点介绍几个重要的区域。然后会简要介绍一下大脑的细胞类型以及它们是如何工作并产生界定我们神经系统的活动的。接下来就是重头戏了：随着年龄的增长，大脑细胞和功能会发生什么变化，还有一些关于如何减缓或防止认知能力衰退的新研究的结果。

[①]奥利弗·萨克斯（ Oliver Sacks，1937—2015 ），英国著名脑神经学专家、作家，在医学和文学领域均享有盛誉，其撰写的众多科普作品风靡欧美，《错把妻子当帽子》是其中最为出色的一部。——译者注

什么是大脑？它是如何产生认知能力的？

大脑解剖学。 广义上，大脑可以细分为 3 个区域：**前脑**（forebrain）、**中脑**（midbrain）和**后脑**（hindbrain）。前脑和中脑包括各个脑叶及其下层区域；后脑则由脑干和小脑组成。这些部位在胚胎发育的早期开始发育，最终形成高度特化的区域。例如，前脑将发育成**大脑皮层**（cerebral cortex）的外层，参与知觉、学习和自主运动的意识过程。大脑皮层是人类有别于其他哺乳动物的大脑区域，其高度卷曲的褶皱在人类大脑中尤为明显，为高度特化的细胞提供了巨大的表面积。

前脑还包括更深层次的区域，涉及感觉信息的处理和重要生理行为的调节，如饥饿、口渴、战斗或逃跑以及性。和其他脊椎动物一样，人类也拥有一些较低层级的大脑结构，如小脑和脑干。这些区域主要控制运动和平衡（小脑），还有无意识的生理功能，如呼吸、心跳和消化（延髓）。

神经元和"联网的"大脑。 大脑和其他器官一样，都是由各种不同类型的细胞"组装"而成的。大脑最重要的细胞类型被称为**神经元**（neuron），其特殊之处在于它们可以相互沟通。如果不深究这些细胞实现沟通的化学细节，这个过程有点像电流沿着一根电线向下流，然后把信号传输到另一根相邻的电线上。让人叹为观止的是神经元所传递信息的复杂性，这些信息可以由大脑中大量相互作用的神经元间的沟通组合而成。

你可以在图 8.1 中看到两个这样的神经元。注意每一个神经元都有许多分支从中心圆形细胞体向外伸出，这些是细胞膜的延伸，称为**树突**（dendrite），负责连接其他神经元。一个神经元可以有成百上千的树突。所有这些细胞都能接收到被称为**冲动**（impulse）的信号。所有这些输入会在细胞体中进行整理，然后根据输入信号的数量和类型做出是否发送输出信号的决定。如果是，那么另一种可以延伸到第二个细胞的香肠样长管状突起，被称为**轴突**（axon），就会被激活，冲动沿其传递并到达其末端。这两个细胞之间的连接如图 8.1 小图所示。请注意，这两个细胞实际上并没有真正接触，这种连接结构称为**突触**（synapse）。在这里，电信号释放出**神经递质**（neurotransmitter，**NT**，在图上呈小点状），这是一种可以穿过突触的微小间隙进入另一个细胞的化学物质。

化学突触

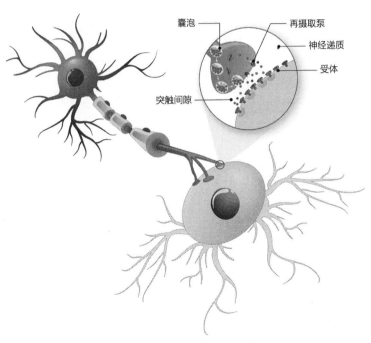

图 8.1 两个连接的神经元，右上角的小图显示了它们的突触间连接（图片 © iStock / ttsz）

当神经递质接触到第二个神经元时，一个新的电信号就会生成，并由此产生这个细胞的输出信号。大脑有几十种不同的神经递质。通常任意单个神经元都能产生一种以上的神经递质。由不同的神经递质产生的信号可以相互抵消，这是神经元"决定"是否传输次级信号的一种方式。例如，假设一个神经元上有两个树突的输入，其中一个在其突触处释放激活性神经递质，而另一个则释放抑制性神经递质。其结果就是，这个神经元不会沿传递链向下发送信号。

思考一下这种神经元相互作用的含义。一个孤立的神经元"决定"将信号传递给下游细胞，随后的每一个突触都能触发传递链中另一个细胞的相同输出。考虑到人类大脑可能有 900 亿个神经元（这个估计只是一个大致范围，从 500 亿到 1 000 亿不等），每个神经元又可以与其他细胞形成数以千计的突触，于是才有了数量惊人的信息交流。

有些信号会涉及到来自身体的输入，如体温、血压、血液化学成分等的相关信号。这些信号将由大脑的"较低级"区域接收，如脑干或小脑。接收到信号的神经元可以连接到反应细胞，然后将信号传回身体的相应部位。假设输入的信号表示皮肤温度，同样的，接收细胞也可以将信息传递到大脑皮层的感觉中心，从而让你感知到温度。而大脑皮层接收这个信号后，还可能会触发一个冲动并传递到大脑下部的运动中枢，告诉你离壁炉远一点。除了感受温度外，为了让你审视火焰的美感或燃烧木材对环境的影响，信号还会通过不同的路径或神经元网络进行传播。

这其中许多路径都是简单的**信号转导**（signal transduction）回路。这意味着某种类型的信号（如热量）被皮肤中的感觉神经元转换成了轴突中的电信号（也就是冲动）。然后，这个信号被传递到脊髓中的一个中间神经元并穿过那里的第一个突触。然后，脊髓神经元的轴突会与大脑中的多个细胞发生突触反应，形成反馈，反馈信息随后会沿着脊髓传回到身体中应该对此做出反应（如血管扩张、出汗等）的部位。

在这里讨论认知过程是因为我们对大脑皮层主要发生了什么感兴趣。通过 fMRI 的实验，我们知道了大部分与认知能力相关的区域都在大脑皮层，也就是覆盖了大脑表面大部分区域的褶皱中。语言、音乐和艺术相关的能力都在此处产生。这里还有一些记忆功能。这些能力依赖于这些区域神经元间对信息（信号、冲动）的顺畅交流。

以音乐为例，为了演奏一段音乐，你需要依赖乐谱上的视觉输入（如果你使用乐谱的话），或者依赖你对旋律的记忆来进行神经元输入。这些信息会被进一步分解为不同的信号。一些信号携带音符代表的音调，另一些信号来自记忆音符类型和演奏方式的神经元的活动，还有一些信号则被传递到控制自主运动的大脑皮层区域。最后一种信号继而又被传递到与脊髓沟通的大脑低级区域，通过沿运动神经元发送信号来收缩或放松操纵乐器的肌肉。

记忆。学习是大脑的主要活动。不管我们是有意识地认识事实或积累经验，还是无意识地积蓄情绪和生理反应，大脑都一直不断地在学习。学习包含神经学家所说的**编码**（encoding），或者大众所说的记忆。

例如，当你感知一个物体时，大脑不同区域的神经元会分别处理关于该物体的形状、颜色、气味、声音等的不同信息，然后大脑会在这些神经元之间建立连接。之后，当你回忆起这个物体时，这些连接就会被激活。但是请注意，当你的大脑皮层激活这个网络时，神经元的连接就会发生改变。换句话说，保存和唤起记忆的神经元反应是一个很复杂的过程。记忆有多种不同的类型（如短期记忆、长期记忆、情景记忆、工作记忆等），它们抵御衰老过程的能力各不相同。[3]但无论如何，所有类型的记忆都依赖神经元之间的网络连接。任何损伤神经元及其之间连接的过程都会影响记忆。下面将探讨衰老是如何影响这些损伤过程的。

神经元和"激素的"大脑。在联网的大脑（即通过突触连接的神经元网络）中，信息可以快速传递。想象一下，当你切蔬菜的时候，刀刃碰到手指时的速度有多快？此时触觉信号先沿着感觉神经元快速传递到脊髓的第一个突触，在那里进行信息处理，然后会有一个运动信号返回到手部，于是你在刀割破手指之前就会把手指缩回来。

大脑也会创造出持久的状态，比如专注、睡眠、焦虑和快乐。这些状态是由神经元产生的，它们将轴突延伸到更大范围的大脑区域，在那里它们扩散性地释放神经递质，从而同时影响许多突触。一个这样的神经元可以调节成千上万个其他神经元的活动，就好像它是一个巨大的广播网络一样。它是如何做到的呢？首先，单个神经元会将神经递质释放到细胞之间的空隙中，然后神经递质从这些空隙中扩散到包含有数千个神经元的大型网络中的所有突触处。

神经学家将这种大规模的神经递质释放及其作用称为**神经调节**（neuromodulation）。神经调节的作用是调节联网的大脑中突触接收到的信号，这个过程就像手机上的音量键只能改变信号的响度，而不能改变信号的内容一样。但与突触信号相比，神经调节需要更长的时间来建立和持续。

"激素的"大脑所用到的神经递质是由某种神经元产生，其位于脑干和中脑中较小但明确的区域。特定的细胞簇负责释放特定的神经递质。这些细胞的轴突能探入前脑和中脑的大片区域，传递其神经递质调节信号。例如，以这种方式释放**多巴胺**（dopamine，一种与奖励或愉悦感觉及肌肉控制相关的特定神经递质）的神经元位于中脑的三个细胞簇中。

因此，这些区域之间的联系被称为**奖励路径**（reward pathway）。当大脑要为某些行为奖励自己时，这个神经调节系统就会被激活。许多药物滥用也会激活这一路径，但这种激活会奖励吸毒行为，导致上瘾；如果路径过度活跃，还会导致精神错乱和出现幻觉。

其中一个产生多巴胺的细胞簇位于被称为**黑质**（substantia nigra，在拉丁语中意思是黑色结构，因为早期显微镜学家发现它为黑色）的区域。这个区域会将多巴胺释放到控制运动的大脑区域。这种细胞簇在**帕金森病**（parkinson's disease）患者中是明显受损的，这解释了与疾病相伴的身体震颤和控制问题。

神经胶质。中枢神经系统（大脑和脊髓）中超过 90% 的细胞并不是神经元，而大部分是**神经胶质细胞**（glia）。神经胶质细胞最初被认为像结缔组织的"胶水"一样，只是负责将无依靠的神经元固定在原地，但现在我们知道了，神经胶质细胞在维持大脑的正常功能中发挥着许多重要作用；其中一部分是结构支持（是的，还是起到胶水的作用），将氧气和食物运输到神经元，免疫功能（预防致病生物和毒素），以及清除废弃物。基本上，神经元只专注在传递信息方面，其他的事情则主要是依赖神经胶质细胞来完成。

随着年龄的增长，大脑会发生什么变化？

我们都注意到，与年龄相关的认知变化是因人而异、变化多端的。有人在 95 岁的时候还可以凭记忆背诵长诗或解出很难的数学题，而也有人会在 50 岁的时候患上痴呆。这涉及很多因素，包括个人的整体健康状况、教育程度、社会经济地位和遗传性因素。在大多数健康的老年人中，认知能力不会下降太多。事实上，积累的经验能带来智慧，我们可以在一生中不断学习新的技能，活到老学到老嘛。[4]

两个多世纪以来，人们一直在研究与年龄相关的大脑变化，但目前仍然不能确定什么才是"正常"的变化。这种不确定性很大程度上是由于查探活人大脑状况的难度太大。最新的技术进步，如 MRI（磁共振成像），正在改变这一状况。随年龄出现的最明显的变化是大脑重量的下降，在中年之前大脑的重量是相当稳定的，随后就开始下降。与重量高度相关的脑容量在 30 ~ 50 岁时会每年下降 0.1% ~ 0.2%，70 岁之后会每年下降 0.3% ~ 0.5%。[5]

我们失去了什么？ 科学家们过去认为，随着年龄的增长，我们会失去越来越多的神经元。而最近的研究发现，一般来说，神经元随年龄增长出现的丧失基本是无法检测到的，或是相对轻微的。不过如果你超过了 80 岁，那就一切难料了。80 岁以后，神经元会由于某些有时会导致阿尔茨海默病的进程而丧失，下面将详细讨论这个问题。神经元数量也会受到脑血管疾病的影响（即血管损伤，前一章介绍过），当然，这种疾病也随着年龄的增长而变得更为常见。

当神经元死亡时，它们会被神经胶质细胞取代，因为除了一些特殊情况（关于这一点请继续阅读）外，成年后便不会再产生新的神经元。有趣的是，脑干中的神经元数量在整个生命过程中都保持着相当稳定的状态，这可能是因为这部分大脑的许多区域控制的是重要的生理功能，如呼吸和心率。脑干中也有少数几个会随着年龄增长而萎缩的区域：第一个区域是控制对压力和恐惧产生生理反应的区域；第二个区域是产生多巴胺（即所谓的奖励神经递质）的区域；第三个区域是海马体，大脑中部一个重要的记忆区域，也会随着年龄的增长而萎缩。[6] 因此，我们可以预期受这些区域控制的行为会发生一些变化，如海马体中与年龄相关的萎缩会损害记忆。

那么，如果说随着年龄的增长，我们并没有失去那么多神经元，为什么大脑还会变小？事实证明，虽然神经元的总体数量变化不大，但单个神经元会萎缩。具体来说，其树突会丢失。[7] 回想一下，**树突**是神经元细胞膜的分支部分，负责与其他神经元"对话"。换句话说，大多数输入到神经元的信息都是通过树突传递的。如果负责对话的树突丢失了，那么神经元接收到的信息就会减少，神经系统就会衰退萎缩。想想你的手机：如果一些信号塔消失了，你就不能打电话了。同样的，神经元连接在记忆过程中也起着至关重要的作用。

树突在整个生命过程中不断地被替换。当然，当树突丢失时，神经元之间的交流就会减少，但总的来说，这并不是导致认知能力衰退的一个主要因素。如果我们在变老的同时还能保持健康（如没有心血管疾病或糖尿病此类代谢紊乱），神经递质水平也不会下降太多。

也就是说，神经递质水平的变化可以并且确实能导致随着年龄增长而在大脑中出现的一些变化。神经系统最著名的退行性疾病之一就是**帕金森病（PD）**。在帕金森病中，多巴胺水平有所下降，而多巴胺控制着一些**运动神经元**（motor neuron，激活肌肉的神经细胞）的活动。当多巴胺水平下降而**兴奋性神经递质**（excitatory neurotransmitter，导致肌肉活动）水平保持不变时，小肌肉收缩就不受控制了，其结果便是帕金森病特征性的身体震颤。

当检测感知感觉输入的神经元死亡且没有被替代时，人体的感觉感知能力便会下降。然后会发生什么呢？我们的听觉、视觉和嗅觉都不如从前了。而当失去这些输入时，大脑的输出也会受到影响。这就是老年人不能很好地调节体温的原因。还有一个受影响的功能在第五章中讨论过，就是控制姿势和平衡的能力。此外，衰老的另一个影响是降低信息在神经元中的传递速度，结果就是反应变慢。好消息是，我们能预期到这一点并采取措施弥补。

不受欢迎的收获。随着年龄的增长，人体内有一种叫作**脂褐素**（lipofuscin）的黄褐色黏稠物会增多。当我们逐渐衰老，脂褐素会在许多器官中积累。其来源尚不清楚，但科学家认为它是一种用于存放被分解的细胞结构（如细胞膜和细胞器）的垃圾桶。当这些细胞组件被活性氧类（ROS）等化学物质破坏时，它们会被部分分解并回收。第三章谈到过这个过程——**自噬**（autophagy）。和其他过程一样，随着年龄的增长，自噬的效力也开始减退。对受损组件的分解和回收变得不那么彻底，残留的黏稠物会以脂褐素的形式粘在一起。这种物质本身可能有害，也可能无害，但它确实占据了细胞内的空间，所以其他本应在那里的东西反而被挤了出去。脂褐素的数量在不同类型的神经元中差别很大，但它倾向于在大脑皮层的大型神经元和运动神经元中更多地积累。

神经退行性疾病可能是由于神经元斑块和缠结。随着年龄的增长，收获的另一类东西是**斑块**（plaque）和**缠结**（tangle）。斑块是指在大脑神经元之间积累的蛋白质团，如图8.2所示。**淀粉样蛋白斑**（amyloid plaque）是阿尔茨海默病的典型特征。淀粉样蛋白是身体正常产生的蛋白质的碎片的总称。而β-淀粉样蛋白与阿尔茨海默病有关，是来源于神经元细胞膜中的特定蛋白质中的一种碎片。在健康的大脑中，这些蛋白质碎片会被完全分解和消除。在阿尔茨海默病患者大脑中，这些碎片则会累积起来形成硬块，称为斑块。阿尔茨海默病患者脑中通常有很多这样的斑块，不过没有这种疾病的人也可能有这些斑块。许多研究人员认为，

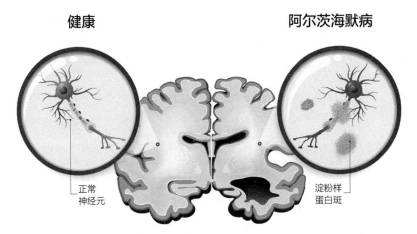

健康   阿尔茨海默病

正常
神经元

淀粉样
蛋白斑

图 8.2　健康人和阿尔茨海默病患者的大脑，分别显示出健康的神经元和有淀粉样蛋白斑的神经元（图片 © iStock / ttsz）

大量的斑块是有毒的，因此会损害神经元，但这是一个备受争议的话题。

当最初的蛋白质被酶切割，产生的碎片聚成一团时，斑块就形成了。β－淀粉样蛋白对实验室培养的神经元的突触毒性特别大。记得吗？突触是神经元沟通的位置，因此这种突触的损坏会对大脑造成广泛的破坏。这是过去仅针对特定突触或神经递质类型的阿尔茨海默病疗法失败的原因之一。目前，一种很有前景的新疗法所针对的就是那个进行最初切割的酶，这些药物被称为 BACE 抑制剂，正处于临床试验阶段。[8]

神经原纤维缠结（neurofibrillary tangle）是聚集在神经元内部的蛋白质团。在阿尔茨海默病中，缠结主要由一种叫作 **tau** 蛋白的物质组成。正常情况下，tau 蛋白的作用是将营养物质和其他重要物质从神经细胞的一部分转移到另一部分。在阿尔茨海默病情况下，tau 蛋白会变得异常并最终分解，导致缠结形成。当然，tau 蛋白的正常功能也丧失了，这意味着神经元会慢慢地被饿死。形成突触的轴突末端，也就是与其他神经元沟通的结构，是最先被饿死的。结果，受影响的神经元无法与其他细胞交流，大脑回路开始崩溃。

为了治疗阿尔茨海默病，研究人员已经尝试了很多清除斑块和缠结的方法，但无一奏效。最近有研究人员发现，一些阿尔茨海默病患者脑中的斑块和缠结是**朊病毒**（prion）活动造成的，这为新治疗方法的问世带来了希望。

你不常遇到朊病毒这个词，是有原因的，它确实不常见。这是一种形状错误（错误折叠）的蛋白质或蛋白质片段，其形状像是一种感染源，正常形状的蛋白质会被转化为错误折叠形式的朊病毒。然后这些新产生的朊病毒也会如法炮制，这个过程就会传播开来。朊病毒会破坏大脑，是疯牛病的罪魁祸首。这种朊病毒在年轻、早发的阿尔茨海默病患者中最常见，但在老年人中较少，原因尚不清楚。[9]

阿尔茨海默病和帕金森病是两种最常见的衰老相关的神经退行性疾病，它们的共同特征是受衰老冲击最大的细胞类型的丧失，这可能并不是巧合。在阿尔茨海默病中，首先出现损伤的便是**大脑皮层**（cortex）和**海马细胞**（hippocampal cell）；而在帕金森病中，则是**黑质**（substantia nigra）神经元。前一种疾病影响学习能力和记忆力，而后者则影响运动功能。

随着年龄的增长，几乎每个人的记忆力和运动功能都会有所下降。这些功能依赖于前一段落重点强调（加黑）的在阿尔茨海默病和帕金森病中会受影响的神经元所形成的网络。但是随着年龄的增长，出现一些记忆力或运动功能的丧失是正常的，这并不会被诊断为上述两种疾病。换句话说，每个人的大脑都会经历与年龄相关的变化，其终点都是神经退行性疾病，但大多数人都活不到那一天。

与其他慢性疾病不同，阿尔茨海默病在老龄化人口中越来越常见。最近统计表明，阿尔茨海默病已成为美国 65 岁以上人群的第三大死因，仅次于冠心病和癌症。也难怪很多人都对此忧心忡忡。

*由血流量变化引起的问题。*许多痴呆的最早也可能最关键的起源事件就是大脑循环受损。既然神经元是巨大的、新陈代谢活跃的细胞，那么保持流向大脑的血流量充足的重要性就显而易见了。大脑只占体重的不足 5%（在某些情况下会更少），却消耗了身体近 25% 的能量预算。当**一氧化氮（NO）**水平下降时，大脑中的血流量会减少。回想一下第七章所说的 NO 在外周循环或体循环中的作用：它会导致血管扩张。脑血流量的减少会降低淀粉样蛋白的清除效率，而 β - 淀粉样蛋白会在阿尔茨海默病患者的大脑中积累到很高的水平。[10]

血流量减少相对容易检测，所以其可作为阿尔茨海默病患者的早期诊断工具。你会说，那又怎样？既然这不可避免，为什么要费心诊断呢？首先，如果你知道你有患上阿尔茨海默病的风险，你可以开始做出一些本章后面所描述的生活方式的改变。导致血流量减少的罪魁祸首似乎是一种叫作白细胞的血细胞，它们黏附在毛细血管壁上，堵塞了这些小血管。给予经过基因改造的阿尔茨海默病模型小鼠一种能够阻止白细胞黏附在毛细血管上的抗体进行治疗后，血流量便恢复了。和人类一样，这些小鼠也会失去记忆，但抗体治疗可使其恢复记忆，即使阿尔茨海默病晚期的小鼠也是如此。[11]

在某些情况下，抑制大脑中的 NO 可能是有益的。先别举手提问，请继续读下去。研究人员认为，神经胶质细胞被激活并随后释放炎性化合物的过程，可能会导致神经退行性疾病的进展。如果这些神经胶质细胞被抑制，那么神经元的退化就可能被阻断。**一叶萩碱**（securinine）是一种提取自植物根部的天然成分，用于治疗多种神经系统疾病，如肌萎缩侧索硬化（amyotrophic lateral sclerosis，ALS，又名卢伽雷病）、脊髓灰质炎和多发性硬化。巴克老龄化研究所（Buck Institute for Research on Aging）最近的一项研究发现，一叶萩碱能显著抑制一种神经胶质细胞中NO 的产生。他们还发现，从实验室中培养的、经一叶萩碱处理的细胞中提取的一种物质，可以减少导致帕金森病的神经元退化。[12]

此外，随着年龄的增长，大脑中会积累更多的铁离子，但没有人知道真正原因。铁离子是大脑中许多酶的重要组成部分，但高浓度的铁离子作为一种活性物质则会导致氧化损伤。关于这一点，稍后会更详细介绍。

你可能还记得，第四章详细介绍了 **AGE**（晚期糖化终末产物）的一些有害影响。你猜怎么着？ 这些物质也会在大脑中积聚并导致问题，因为它们会阻塞脑循环系统。

为什么会发生这一切？

*神经元的能量需求。*神经元需要消耗大量的能量。虽然大脑最多只占体重的 5% 左右，却能消耗身体总能量供应的 20% 以上。这有两个原因：①神经元相对于其他细胞来说真的很大，仅仅是在这些巨大的细胞周围运送营养物质就需要消耗大量的能量；②为了发送信号，神经元必须保持恒定的电荷，这就像你的电视机需要连接上电源才能工作一样。

要从食物中获取能量意味着线粒体必须保持活跃。你肯定还记得，线粒体越活跃，产生 ROS（活性氧类或自由基）的可能性就越大。过量的 ROS 会破坏蛋白质、细胞膜、DNA，当然，还有线粒体本身。受损的线粒体不仅产生能量的效率较低，从而限制神经元的活动，而且还可能产生更多的 ROS。尸检显示，如果神经元中的 DNA 受损，其所含的重要基因就无法发挥作用，这也会对神经元的活动产生不利影响。[13]

低氧水平。正如前一章所讲，年龄是导致心血管疾病（cardiovascular disease，CVD）的一个危险因素。当心脏不能有效地泵血时，即使是很短的时间，血液中的氧含量也会下降。除了线粒体中 ROS 的产生增加外，大脑中的低氧水平还会导致一种叫作 NMDA 的神经递质的释放增加。反过来，这种神经递质又会允许更多的钙离子进入神经元。任何东西过量都会对细胞造成破坏，神经元中的钙离子过量也不例外；它可以导致细胞失效或死亡。[14]

炎症。是的，大脑中也有炎症。第三章描述了很多关于炎症机制的内容，因为这是衰老过程中的一个重要问题。关于炎症的一个最近的进展显示，细胞因子，即第五章介绍过的炎症化合物，会在大脑中产生一组特定症状。这些特定症状包括发热和相关的代谢影响，如食欲不振以及一些行为变化，如疲劳、抑郁和轻度认知障碍，这些行为效应被统称为"疾病行为"。**小胶质细胞**（microglia）是大脑免疫系统的组成成分，与大脑的血管系统一起导致并维持这些行为变化。[15]

对于机体对抗疾病时出现的这些疾病行为，我们都很熟悉。疲劳和抑郁是适应性的，它会让我们躺下不动，为免疫系统节省资源以备康复之需。然而，如果炎症持续，这种行为会一直徘徊不去，甚至会加剧神经系统疾病。例如，细菌感染后炎症水平高的阿尔茨海默病患者的认知能力下降的程度要比没有感染，也就是炎症水平较低患者大得多。[16]

设法移除小鼠的小胶质细胞是可行的。为什么想这么做呢？就像在其他组织中一样，这些细胞也会衰老（第三章中介绍的另一种导致衰老的因素），并开始产生可能导致炎症的化合物。小鼠体内的小胶质细胞被研究人员杀死后，在几周内又会重新生长起来，而且这些经实验治疗的小鼠在认知能力的多项测试中表现得更好。当然，在空间能力测试中也表现得更好，或焦虑程度表现得更低，这可能并不符合我们对于恢复认知能力的期望。治疗后的动物仍然表现出炎症增强。这些结果意味着什么？ 小胶质细胞的替换可能是恢复或保护认知能力的一个步骤，但这一点还有争议。看起来，老化的大脑可能还有除小胶质细胞以外的其他导致炎症的原因。这些发现只是初步结果，肯定还需要进一步研究。

mTOR 的作用。第三章介绍过 **mTOR**，由于它在细胞代谢中的核心作用，它也可以极大地影响大脑功能，对这一点你大概也不会觉得奇怪。具体来说，mTOR 与阿尔茨海默病和其他痴呆的病程发展有关。为了理解这是如何发生的，必须得回过头来看看大脑的循环系统。像身体的其他器官一样，大脑依赖于心脏泵送的持续血流。大脑所需的血流量相当于一般成人心总输出量的 15%。大脑组织本身比较脆弱，新陈代谢需求又大，所以需要严格控制大脑内的血压：压力过大，组织就会受损；压力太小，氧气输送就会不足，还会伴随出现各种问题。

主要在啮齿类动物中进行的实验表明，即使大脑血压相较最佳压力只有轻微下降，也会导致认知障碍、突触变化（通常不是好的变化）和 β-淀粉样蛋白碎片粘结（斑块的前兆）。

mTOR 的重要之处是它会减少大脑中 NO 的含量。回想一下，NO 在血管系统中很重要，因为它会导致血管内皮层的扩张，从而增加血流量。相反，用**雷帕霉素**（rapamycin，一种会在第十章详细介绍的 mTOR 阻断剂）阻断 mTOR 的作用，则会逆转这种效果。生活方式改变，如运动和低碳水化合物饮食（特别是生酮饮食；更详细的介绍在第九章），也被证明可以改变 mTOR 的活性。一个相关的因素是，大脑循环血量的降低，会减

缓 β–淀粉样蛋白等废弃物的自然清除率，这些废弃物通常经由内部血液流动清除。雷帕霉素也能提高 β–淀粉样蛋白的清除率。[17]

那该怎么办？

运动。运动对大脑健康的有益影响已众所周知。自 20 世纪 70 年代以来，研究人员就发现，老年运动员在各种感知、认知和运动任务上的表现都优于同年龄的非运动员。虽然其效果并不算显著，但在初步评估之后，这种效果会持续几十年，并始终朝着正确的方向发展。令人惊讶的是，额叶皮层和海马体实际上会随着规律的有氧运动而增大。

当科学家们将不同的研究结合在一起（记住我对这类研究过程的警告）时，他们能够精确地指出运动带来的非常具体的好处：[18]

·执行功能（以注意力、专注性和条理性为特征的高级心理过程）比其他认知过程提升更多

·女性比男性受益更多

·力量训练和有氧训练相结合比单独有氧训练收获更多

·30 分钟以上的运动比短时间的运动更有益

至少在小鼠中，经常有氧运动还有一个额外的好处，即可以预防青光眼。

深入探讨：为什么运动对大脑有好处？

运动能影响大脑的进化吗？要解答这个问题，我们得沿着进化的道路走一趟。**古人类**（hominin，包括现代人类及其已经灭绝的近亲）在大约 600 万年前，从包括现存的人类近亲黑猩猩和倭黑猩猩在内的类群中

分离出来。在那段时间里，古人类进化出了许多解剖和行为上的适应能力，这些适应能力使我们有别于其他灵长类动物。可能是其中的如下两个进化变化将运动和大脑功能联系了起来，并且这两个变化对现代人类仍然很重要。

第一个，我们的祖先从四肢行走转变为直立行走。这种所谓的**两足行走姿势**（bipedal posture）意味着，我们的身体有时会只靠一只脚不稳定地保持平衡，而不是像类人猿那样通过四肢中的两条或两条以上触地来保持平衡。这样一来，大脑必须要先整合大量的位置和感觉输入信息，然后进化出适当的肌肉控制输出，才能让身体保持平衡。与此同时，我们的祖先还必须注意路上的障碍、可能的捕食者，当然还有任何可能存在的食物。正因为我们是两足动物，所以我们的大脑会比我们的四足祖先面临更多认知能力的挑战。

第二个，古人类的生活方式涉及更多的有氧运动。200万年前，这些古人类生活的环境变得寒冷干燥；他们之前所食用的植物也开始消失。狩猎和采集在后续近200万年的时间里取代了先前的植物类食物，直到大约1万年前农业发展起来，这种状况才有所改变。

与早期那些久坐不动的食草灵长类祖先相比，狩猎采集者需要行走更长的距离。在人类的进化史中，这种行走意味着更多的有氧运动。

而如果要走得更远，大脑就必须储存更多的位置数据，这样才能找到回家的路。这表明，更长的行走距离和大脑海马的生长之间存在联系，海马正是大脑中主要负责存储记忆的区域。此外，狩猎采集者必须处理有关食物可得性的感官信息，这是海马需要面对的其中一项挑战。而且，他们必须适时做出决定并计划他们的路线，这是需要由海马和额叶皮层以及其他大脑区域支持的认知任务。狩猎采集者也经常进行集体觅食，在这种情况下，大脑要在帮助他们保持身体平衡和特定空间位置的同时，处理他们的对话。所有这类多重任务的处理在一定程度上是由额叶皮层控制的，而额叶皮层也会随着年龄的增长而缩小。

现代人类不再需要长途跋涉去获得食物，除非去杂货店也需要很长的车程。大脑随着年龄增长而出现的萎缩、记忆和认知能力的衰退可能与我们新的（从进化的角度来看）久坐习惯有关。但是仅仅一周跑几次步可能并不是我们能做的扭转这些衰退的最好对策。

如果运动和大脑发育之间的联系是因上面所描述的挑战而加深的，那么我们的运动计划就应该包含一些认知活动。这可能会提升运动对思维过程的促进能力，并可能会改变如阿尔茨海默病这样的神经退行性疾病的进程。

这种组合在小鼠中很奏效。当小鼠在一个能接触到各种感官刺激的复杂的认知环境中锻炼时，其结果比在一个无聊的笼子中锻炼的小鼠更好。而且这种组合还有一种附加效应：运动本身就对海马有好处，但在一个布满各种刺激的环境中将身体活动与认知需求结合起来就会锦上添花，也就会产生更多的新神经元。在运动中和运动后多动动脑子，似乎还可以提高新生神经元的存活率。

虽然将这一结论推广到人类的尝试目前还只在实验室试验阶段，但我们已经迫不及待了。事实上，我怀疑很多人已经将认知挑战融入到了日常的锻炼中。在山间小路上散步或跑步比在公路上跑步更有趣，和朋友一边聊天一边徒步或骑自行车也更富有趣味。所以，坚持下去吧，其实这是在重演古老的狩猎采集者的行为，正是他们赐予了我们如此发达的大脑。[19]

饮食。[20]饮食正逐渐成为大脑健康的一个重要影响因素。许多研究表明，富含蔬菜、水果和坚果的饮食对大脑和心血管的健康都有保护作用。水果的保护作用可能缘于其所含的类黄酮化合物对大脑小胶质细胞炎症的抑制作用。类黄酮是一个笼统的术语，指的是由饮食中所包含的植物所产生的、对健康有益的化合物。上述发现证实了地中海饮食[①]和得舒饮食[②]的好处，这些饮食富含植物性食物和单不饱和脂肪。最近的研究也表明，高脂肪的生酮饮食[③]对认知能力也有保护作用。这些发现未必就相互矛盾，虽然地中海饮食和类似的饮食中碳水化合物含量很高（这些是好的碳水化合物，而不是高度加工的碳水化合物），而生酮饮食中碳水化合物含量很低。首先，每个人的新陈代谢不同，所以适合我的饮食可能不适合你。其次，即使饮食中碳水化合物含量相对较高，相应的运动和生活方式（如饮食限制）也可以使血糖保持在较低水平。尽管还没有大规模的临床试验来验证这些饮食方法在防止认知能力下降方面的效果，但斯蒂文·马斯利[④]博士描述了他进行的一些支持这种类似饮食方法的小型试验。同样的，这里还是要谨记第一章所阐明的关于样本量较小和不

---

①地中海饮食（Mediterranean diet），是泛指希腊、西班牙、法国和意大利南部等处于地中海沿岸的南欧各国以蔬菜、水果、鱼类、五谷杂粮、豆类和橄榄油为主的饮食风格。研究发现地中海饮食可以减少患心脏病的风险，还可以保护大脑血管免受损伤。——译者注

②得舒饮食（DASH diet），是由1997年美国开展的一项大型的高血压防治计划（Dietary Approaches to Stop Hypertension; DASH）发展而来的一种饮食方案，其特点是富含蔬菜、水果，并尽量减少饮食中的油脂量（特别是富含饱和脂肪酸的动物性油脂），常被用作预防及控制高血压的饮食模式。——译者注

③生酮饮食（ketogenic diet），通常是指碳水化合物含量非常低、蛋白质含量适中、脂肪含量高的饮食，旨在诱导酮病或酮体的产生。最初用于治疗癫痫，后作为一种减肥饮食法而广为人知。——译者注

④斯蒂文·马斯利（Steven Masley），美国著名医生、营养学家和畅销书作家。——译者注

受控研究的附加说明。

好脂肪，坏脂肪。许多针对老年人的大型研究（其中一项综合分析研究调查了 23 688 名 65 岁以上的老年人）都强调了长链的 ω–3 脂肪酸对认知健康的保护作用，这种脂肪酸通常存在于鲑鱼或金枪鱼等冷水鱼中。[21] 长期的芝加哥健康与老龄化项目发现，较高的 ω–3 脂肪酸摄入与较低的阿尔茨海默病风险显著相关。其中一种叫 DHA 的脂肪酸与其相关性最高；第二种是 EPA，与其没有相关性；第三种是 α–亚麻酸，仅在携带 *APOE-ε4* 等位基因的人群中与风险降低相关，而 *APOE-ε4* 等位基因是已知的阿尔茨海默病危险因素。[22]

这里没有针对胆固醇问题给出任何饮食建议，因为相关的观点似乎每年都在发生变化。然而，胆固醇确实可能是阿尔茨海默病的一个重要因素。例如，胆固醇参与 β–淀粉样蛋白的生成和沉积。而且，阿尔茨海默病最重要的单一遗传危险因素是一种被称为 *APOE-ε4* 的基因，它在大脑中的作用就是产生主要的胆固醇转运体（该基因的作用会在本章的最后一节有更多的介绍）。动物实验表明，能产生高水平的血胆固醇的饮食，也会增加大脑中 β–淀粉样蛋白的沉积。相反，饮食中大部分为不饱和脂肪的动物学习速度更快，记忆力更好。[23] 需要强调的是，这个问题确实是有争议的，而且此刻，人们的看法也正在迅速改变着。本章的后面将提供一些资料来源，便于你自行更新相关的观点。

尽管互联网上充斥着各种补充剂能防止认知能力衰退的说法，但相关临床试验却很少。但例外的是 B 族维生素中的**叶酸**（folate）。叶酸对大脑的发育和功能至关重要。低叶酸状态和（或）高同型半胱氨酸水平（叶酸水平低时就会累积这种氨基酸）与衰老过程中的认知能力障碍有关。你可能在网上看到过同型半胱氨酸检测的相关参考资料，这是一种判断是否存在叶酸不足的方法。如果你想了解更多关于叶酸如何调节同型半胱氨酸水平的细节，可以参考图 3.1。

另一个需要注意的是：如果你读到过同型半胱氨酸的相关参考资料，你可能已经收到了要求你进行 *MTHFR* 基因检测的建议。如果没有，也不用担心，但是如果你在考虑做这个检测，我得说我所看到的关于 *MTHFR* 作用的大部分内容都过于简单化了。许多人声称，如果你有某种基因型〔又称**单核苷酸多态性（SNP）**或**变异型**，也在第三章讨论过〕，你就会有**甲基化**（methylation，有些人错误地称之为解毒作用）的问题。*MTHFR* 是参与甲基化这一重要过程的众多基因之一，该过程能修复 DNA 损伤，并帮助分解体内有毒和不需要的物质。所谓甲基化，简单地说就是把甲基（1 个碳原子加 3 个氢原子）添加到其他分子中，就像接力赛一样。*MTHFR* 是最快的甲基化参与者，所以如果它发生了变异，你的"团队"动作就会减慢，但大多数基因型仍然可以正常工作。

有证据表明可以补充其他 B 族维生素（本质上与叶酸相同的叶酸盐是 B 族维生素中的一种）。在一项为期 2 年的随机、安慰剂对照试验中，168 名有轻度认知能力障碍的老年受试者每天服用 800 μg 叶酸、500 μg 维生素 B_{12} 和 20 mg 维生素 B_6。两组患者都发生了由阿尔茨海默病引起的典型脑区萎缩。而且这种萎缩与认知能力衰退呈相关性。好消息是，服用 B 族维生素的受试者脑区萎缩较小。研究开始时同型半胱氨酸水平越高的受试者获益越大。因此，降低同型半胱氨酸水平可能是预防认知能力衰退和痴呆的一个手段。[24] 显然，补充 B 族维生素的作用应该在更大规模、更长期的试验中进一步研究。

最后大概也是不言自明的一点，**热量限制（CR）**有助于维持大脑功能。热量限制可以通过增强神经元的修复和维护活动、增加保护性蛋白的产生等路径达到这一目的。此外，仅仅是避免与过量食物摄入相关的代谢活动就可以将许多导致认知能力衰退的危险因素，如高胆固醇和高血压降至最低。[25]

刷牙。新的研究表明，导致牙龈疾病的细菌可以进入大脑，并引发与阿尔茨海默病相关的蛋白质损伤。具体地说，这些细菌会产生分解大脑蛋白质的化合物，这些碎片就是与阿尔茨海默病密切相关的蛋白质碎片。在小鼠实验中，一种可以排出这种细菌产物的药物逆转了 β–淀粉样蛋白（阿尔茨海默病患者大脑中发现的蛋白质碎片）的生成。一项初步的人体临床试验也给出了与之类似的结果；而更大规模的试验正在进行中。[26]

其他感染也与阿尔茨海默病的发展有关。这些发现支持了前体蛋白的保护作用，其分解导致了淀粉样斑块的形成。下面所述的综合方法，包括将细菌或病毒感染的评估和治疗作为阿尔茨海默病治疗的一个方面。

综合方法。尽管做了很多努力，但是对阿尔茨海默病的药物治疗并没有什么明显的成果。事实上，在数千种被测试的药物中，只有不到 1%得到了 FDA 的批准。目前有 3 种针对早期、中度阿尔茨海默病的在售药物，这些药物被称为**胆碱酯酶抑制剂**（cholinesterase inhibitor），可以阻止乙酰胆碱酯酶的活动，而这种酶可以分解一种叫作**乙酰胆碱**（acetylcholine）的神经递质。

没有人知道为什么抑制这种可以延长神经递质作用时间的酶，却能减少痴呆的症状。一种假设是，在涉及注意力、记忆和认知活动的大脑区域的交流路径中，乙酰胆碱是一种重要的神经递质。因此，抑制乙酰胆碱的分解可以改善记忆力，还可以帮助阿尔茨海默病患者或帕金森病患者保持自主性和个性。它似乎对那些病症较严重的痴呆患者更有效（如那些发病年龄更小、营养状况不佳，或有错觉或幻觉等症状者）。

第 4 种药物盐酸美金刚（memantine）则被批准用于治疗更严重的阿尔茨海默病，它会影响不同神经递质的活性。不幸的是，就像胆碱酯酶抑制剂一样，也是有益效果有限，而副作用可能很严重。话虽如此，一些证据表明，将一种名为卡巴拉汀的胆碱酯酶抑制剂［rivastigmine，商品名为艾斯能（Exelon）］与盐酸美金刚联合使用可以改善一些人的记忆力和情绪。[27] 这一结论是基于纳入少数几项研究的荟萃分析得到的，但纳入的每项研究的受试者都相对较少。（还记得第一章说过的对此类荟萃分析的纠结心态吧。）作者所描述的改善虽然很小，但却是平均水平。目前某些人群可能会从这种治疗中获益良多，但所有这类药物都可能有副作用，所以选择时需谨慎。

由于缺乏药物疗法，一些研究人员开始寻找替代疗法。过去几十年的深入研究已经挖掘出了许多阿尔茨海默病的潜在致病因素。巴克老龄化研究所的一个研究小组致力识别和利用这些因素（包括血糖、激素和压力水平）开发一种可以用来治疗阿尔茨海默病等神经退行性疾病导致的认知能力衰退的个性化方法。这种方法在小型试验中取得了一定成功，在概念上类似于癌症的个性化免疫疗法，其会在每个评估对象的一系列**生物标志物**（biomarker，一些很容易收集的测量指标，如胆固醇、同型半胱氨酸、血糖等）的基础上综合考虑来生成个性化的治疗方案。[28]

威尔康奈尔医学院（Weill Cornell Medicine）和纽约长老会医院（New York–Presbyterian Hospital）的一个大型跨学科小组率先采用了类似的方法，专注于相关症状的预防。他们也和其他研究人员一样，确定了一些阿尔茨海默病的危险因素。其中一些因素是可以随着生活方式的改变而改变的，如运动、血糖水平和血压。其他因素是不可改变的，如年龄（阿尔茨海默病的最大危险因素）和基因。通过将每位患者的这些危险因素的数据和认知评估进行综合考虑，就可以预测患者未来的患病风险，并确定个性化的降低风险的策略。有趣的是，对风险降低影响最大的是运动和饮食。[29]

令人振奋的对抗 β - 淀粉样蛋白的疫苗目前正处于临床试验早期阶段。记得吗，β - 淀粉样蛋白是在阿尔茨海默病患者的大脑中发现的一种正常蛋白质的碎片。这种疫苗在动物实验中被证明是有效的，且在一项针对轻度阿尔茨海默病患者的早期试验中，该疫苗没有引起任何副作用，而且确实激活了免疫应答。目前正在进行临床试验，以确定疫苗是否能减轻症状。[30]

补充剂、营养保健品、其他药品。第十章调查了许多据称可以延长健康寿命和提高生活质量的替代化学疗法。坚持读到那里，或者直接跳到那里，就可以了解诸如阿德拉①、激素、维生素和其他化合物在提高认知能力方面的作用。提前警示：关于此类产品效果的证据都很少。

早期的生活经历。有几项研究表明，如果能在生命早期进行更多的认知活动（培养阅读和写作能力），那么在生命后期认知能力衰退的概率就会较低。[31]这一发现引发了一种推测，即可以在生命早期建立一个认知能力储存库，以保护我们在生命后期免受认知能力衰退之苦。有趣的是：应该在多早进行这种培养呢？

大脑训练。填字游戏、聪明格、数独游戏和 Lumiosity②有什么相同

---

①阿德拉（Adderall），一种苯丙胺制剂，可引起深度精神作用，包括警觉性、主动性和信心提高，有欣快感和疲劳减低感，语言增多，以及集中注意力的能力增强。——译者注

② Lumiosity，一款据称能锻炼大脑的颜色分辨能力的益智游戏。——译者注

之处？很多媒体都在吹捧这些游戏能提高认知能力。除了能提高填字游戏、数独游戏等的水平之外，没有证据表明这些大脑训练活动还能有其他任何作用。事实上，花时间在这些活动上反而会使花在那些真正能提高认知能力的活动，比如锻炼或社交的时间大大减少。[32]

*视力和听力丧失。*众所周知，随着年龄的增长，视力和听力损伤是很寻常的事。但很少有人知道，它们也是认知能力衰退的危险因素。视力丧失影响着 3 700 万 50 岁以上的美国人，而 80 岁以上的美国人中有 1/4 会出现视力丧失。大多数老年人的视力丧失是由如下四个常见问题引起的。因为有充分的证据表明，视力下降是认知能力下降的一个危险因素，所以这里同时描述了常见的原因和一些可行的治疗方法。[33]

黄斑变性（macular degeneration）是由视网膜的部分退化引起的，视网膜位于眼球的后层，负责记录我们看到的图像，并将图像从眼睛传送到大脑。视网膜就像老式照相机里的胶片；其上的视神经将图像传送到大脑。在美国，黄斑变性是造成视力丧失的主要原因。[34] 维生素补充剂可以延缓病情的发展，最近已经开发出一种可以使某些类型疾病的患者保持视力的药物。

青光眼（glaucoma）是由眼睛前部的液体积聚引起的。多余的液体会增加眼压，从而损害视神经。而神经一旦受损，就无法恢复，但一些治疗可以防止视神经的进一步损伤。药物性滴眼液可以通过减少眼睛分泌的液体量来延缓青光眼患者视力丧失的进程。另外，还有一些类型的药物可以改善眼睛的自然排液系统。此外，人们还开发了两种激光手术，以减轻由某些类型的青光眼引起的眼压升高。[35]

糖尿病（diabetes）的并发症之一就是对眼睛的损害，其特有的高血糖水平会损伤视网膜。糖尿病也是青光眼和白内障的危险因素，还会引发一种不太常见的疾病——糖尿病性黄斑水肿。良好的血糖控制可以减缓这种损伤，但对老年人来说，如果血糖降得过低，后果可能会很严重。虽然有几种针对性的治疗方法，但这种损伤也是无法逆转的。[36]

白内障（cataracts）也会随着年龄的增长而越来越常见。在美国，超过一半的 80 岁以上的老年人患有白内障。这种形式的视力丧失缘于晶状体的变化。晶状体是一个负责将光线聚焦在视网膜上的透明区域。晶状体里的蛋白质聚焦光线以便大脑形成我们看到的图像。随着年龄的增长，这些蛋白质会凝集在一起，使晶状体变得混浊，并减少到达视网膜的光线。混浊严重时可能会导致视力模糊。在早期阶段，矫正眼镜可能会有一定帮助，但随着视力越来越模糊，唯一有效的治疗方法就是手术。白内障切除术是美国最常见的手术之一，也是最安全、最有效的手术之一。约 90% 接受白内障切除术的患者术后视力有所改善。[37]

睡眠。许多关于患有睡眠呼吸暂停综合征或其他呼吸问题的老年人的研究表明，这些人相比无此类疾病者会有更多的认知问题和痴呆表现。在更大规模的研究人群中，研究人员专门研究了睡眠质量（如失眠）的影响，并发现睡眠不足和认知能力低下之间存在相关性。越来越多的研究表明，良好的睡眠对神经退行性疾病和其他疾病都具有保护作用。尽管现有的实验性研究还很少，但现有的研究结果确实表明良好的睡眠可以提升老年人的认知能力。[38]

睡眠不足和睡眠时间缩短会降低胰岛素的敏感性，因为当你熬夜的时候，生长激素和皮质醇水平会更高，而这些激素又会降低大脑有效利用葡萄糖的能力。褪黑素正被越来越多地用于治疗阿尔茨海默病患者的睡眠障碍，并可能降低与睡眠不足相关的风险。第九章会再次提到这个话题，探讨可以延长健康寿命的措施。

管理心血管疾病的危险因素。由于循环不良与神经退行性疾病和痴呆之间所呈现出来的相关性，管理好心血管疾病的危险因素显然是非常重要的。这些危险因素包括血压、吸烟和糖尿病。

药物警告。有些药物会影响认知和情绪状态。阿片类药物（镇痛麻醉剂）、苯二氮䓬类药物（一种镇静剂）和抗胆碱能药物（这些药物会阻断神经递质乙酰胆碱的作用）具有特别高的致认知障碍风险。这种风险在此类药物与其他药物联合使用时还会增加，而药物联用是老年人的一种常见做法。所以要意识到这种可能性，并检查所有新药的潜在副作用。当然，也包括所谓的营养保健品，甚至营养补充剂和非处方药，它们都可能与处方药产生相互作用。高酒精摄入量也是导致老年人痴呆和认知障碍的一个经常被忽视的危险因素。

不该做什么？ 吸烟是一大禁忌，主要是因为它与冠状动脉疾病有关，而且如上所述，吸烟会影响大脑健康，也会增加脑卒中的风险，这对大脑健康有明显的，甚至破坏性的影响。一些证据表明，吸烟本身也会对认知能力产生有害影响，但相关研究数据目前还不太详细。同样，尽管有少数研究表明大麻可能会影响认知能力，但这些研究的可信度并不高。

压力是导致认知能力衰退和记忆丧失的另一个危险因素。波士顿纵向研究（Boston Longitudinal Study）对 112 名受试者进行了超过 10 年的跟踪研究，并对他们的日常压力和记忆力进行了评估。结果发现，受试者自我报告的日常压力水平和较高的皮质醇（压力的血液生物标志物）水平与更多的记忆问题呈现相关性。[39] 芝加哥健康与老龄化项目（Chicago Health and Aging Project）在对 6 000 多名老年人进行了近 7 年的跟踪调查后，也发现压力与认知表现之间存在同样的关系。[40]

另一个潜在的"不该做"是选择性外科手术。任何接受过全身麻醉的人都体会过随之而来的混淆感。大多数人很快就恢复了，但这种恢复在老年人身上是迟缓的，这可能取决于患者手术前的基础条件。大量最新的、较小规模的研究表明，麻醉药并没有风险。当然，你肯定知道小型研究的问题所在。请继续关注更多关于这个话题的研究结果，特别是如果你正在考虑选择性外科手术的话。

最后，如果你或你身边的人存在抑郁症，这也是认知能力衰退的一个危险因素。虽然对抑郁症影响认知的机制还不清楚，但可能与肾上腺皮质激素之类的应激激素的增加、炎症以及 β - 淀粉样蛋白碎片产生的增加等有关。[41] 鉴于抑郁症会随着年龄的增长越来越普遍，所以这也是一个应该时常监测的危险因素。

基因有何影响呢？ [42]

就像心血管疾病一样，越来越多的基因被发现与神经系统的功能和健康以及认知状况有关。因此，下面列出的内容也会不断更新。SNPedia.com 网站是寻找基因及其在许多疾病中作用的一个极好的资源。记住，要将这些信息应用到自己或他人身上，你需要获取关于自身基因的特定数据，例如，由越来越多的商业机构所提供的相关基因数据。第三章关于基因的一节深入讨论过这个问题。

早老素基因。由该基因产生的蛋白质与阿尔茨海默病患者脑中积累的 β - 淀粉样蛋白的生成有关。已知这种基因的一些突变型会导致早发性阿尔茨海默病，并会在家族中遗传。

ApoE 基因。这个基因编码大脑中胆固醇的主要搬运蛋白。你可以把这种编码蛋白想象成亚马逊公司的送货卡车。由于胆固醇在细胞膜中发挥着重要作用，故其运载系统的变化也可能会影响大脑健康。该基因有三种常见的形式，即等位基因。携带 *ApoE4* 等位基因中的一个或两个副本会增加罹患晚发性阿尔茨海默病的风险。第二种基因型（*APoE2* 等位基因）则具有一定的保护作用，而最常见的 *APoE3* 等位基因对阿尔茨海默病风险的作用似乎是中性的。

ApoE4 等位基因并不是阿尔茨海默病的直接决定因素——至少 1/3 的阿尔茨海默病患者没有 *ApoE4* 等位基因，而一些拥有两个该等位基因副本者也从未患上阿尔茨海默病。但总的来说，拥有两个该基因副本者比拥有 *ApoE3* 基因者患阿尔兹海默病的风险高 15 倍。这些数字再次突显了一个关键的、但经常被遗忘的遗传学警告。基因就像蓝图，其被细胞"解释"的方式可以受到许多生活方式因素的影响。同一个基因指令在每个人身上以相同的形式表达出来的情况其实是极其罕见的。

淀粉样前体蛋白（amyloid precursor protein，APP）。APP 基因编码淀粉样前体蛋白，请记住这是一种简写的方式，说明构建该蛋白质的指令是由这个基因发出的。APP 存在于神经元的细胞膜中，因此可能与神经元的活动有关。其功能尚不清楚，但被认为在突触形成中发挥作用，也可能在铁输出中发挥作用。APP 是 β–淀粉样蛋白的母体，而 β–淀粉样蛋白又是阿尔茨海默病患者大脑中发现的斑块的主要成分。大约有 20 种 *APP* 的基因突变被认为与阿尔茨海默病有关。

髓系细胞触发受体（triggering receptor expressed on myeloid cells，TREM2）。这种基因的罕见突变型可能由于其抗炎功能而存在引起阿尔茨海默病的显著风险。而其正常表达的蛋白质则被认为可以防止斑块的形成。

CR1（簇集蛋白）。这一基因也被称为 APOJ，在清除细胞废弃物方面起着重要作用，目前已经发现其有多种基因型。其中一种等位基因具有

轻微的保护作用，而另一种则会增加晚发性阿尔茨海默病的风险。

CCL11（趋化因子配体 11 或 Eotaxin-1）。该基因编码炎性蛋白 Eotaxin-1，这种趋化蛋白是在浸泡大脑和脊髓的液体中被发现的。其含量会随着年龄的增长而增加，并可能是随着年龄增长而观察到的神经元数量下降的原因。几项小型研究发现，拥有该基因某种基因型的人可能免受阿尔茨海默病的侵袭。

结　论

随着年龄的增长，保持认知健康是所有人的首要任务。这一领域的研究相对较新，结果也在不断更新中，因此很难得出一些绝对性结论。话虽如此，还是有一些建议是无可争议的。首先，应尽可能长时间地保持身体的活跃，即运动。运动对身体有好处，这意味着它对大脑也有好处。其次，尽量避免压力。运动也有助于缓解压力，关于这一点的更多内容将在最后一章中介绍。最后，吃得好点，虽然有争议，但这里说的"好"似乎意味着更少的碳水化合物，尤其是精加工的碳水化合物，关于这一点的更多内容也会在最后一章介绍。朗达·帕特里克博士（Dr. Rhonda Patrick）建立了一个很好的网站，会经常更新并发布这个领域的一些新发现。[43]

缩略词表

AD：阿尔茨海默病

AGE：晚期糖化终末产物

ALS：肌萎缩侧索硬化，又名卢伽雷病

CR：热量限制

CVD：心血管疾病

DHA：一种对细胞膜形成很重要的脂肪酸

EPA：另一种对细胞膜形成很重要的脂肪酸

FDA：美国食品药品监督管理局

MRI：磁共振成像

fMRI：功能性磁共振成像

MTHFR：在同型半胱氨酸的产生中起重要作用的基因

mTOR：哺乳动物雷帕霉素靶蛋白，一种控制细胞活性的蛋白质

NMDA：一种活性神经递质

NO：一氧化氮

NT：神经递质

PD：帕金森病

ROS：活性氧类，又称自由基

第九章

干预措施一：可采取的行动

我们不知道还要多久才能战胜衰老。

但我们应该让人们真正保持年轻健康的状态，无论他能活多久。

因为这意味着死亡的风险将不会上升。

——衰老研究专家奥布里·德·格雷（Aubrey de Grey）

概　述

好吧，读到这里，你可能仍会对身体系统随着年龄增长而发生的一切感到不知所措。可我得说，虽然死亡不可避免，但这并不意味着衰老就必然得伴随着糟糕的健康状况。当然，很多基因会让你有患上某些疾病的风险，但有益的基因也会让你有更多机会保持健康。何况不管基因本身是好是坏，你所处的环境，包括吃的食物、睡眠时间、压力水平，都会对基因产生影响。你可以采取很多行动来改善长期的健康结果。其中一些行动确实会对基因产生影响，但大多数则会更直接地作用于特定的身体系统。一些行动可能会延长你的寿命，但在我看来，最重要的影响是它们给你的**健康寿命**（health span），也就是一个人一生中处于健康状态的那部分时间所带来的好处。

本书已经介绍过许多这样的行动，但本章会将其加以汇总，回顾支持它们的证据，并给出可以实施的最有效的形式。在生活方式方面可采取的行动，这里称之为**行为干预**（behavioral intervention），这可能是当前促进健康和改善衰老有害影响的最有效的手段。换句话说，你可以在不服用任何补充剂或药物的情况下采取这些行动。对一些人来说，这些行动很容易实施；而对另一些人来说，由于各种原因，它们很困难。对于后一类人，药物开发人员正在努力找出这些行动背后促进健康的细胞机制，以期用药物来进行替代。下一章会讨论其中的一些策略，同时探讨那些在延缓衰老方面显示出一定潜力的补充剂和营养化合物〔也被称为**"营养保健品"**（nutraceuticals）〕。

这类干预措施中最著名的两种就是热量限制（或者更广义地说，饮食限制）和运动。这两种措施实施成本相对廉价，而且已被证明在影响健康寿命，甚至实际寿命方面可能都极其有效。然而，环顾任何一个发达社会，你会发现，对许多人来说，这些简单的措施反而可能是实现我们所渴望的理想效果的最困难的方法。正因如此，人们才会选择使用药物或营养保健品来达到同样的目的。[1]

热量限制

热量限制可以减少热量的摄入，而不会引起营养不良或影响必需营养素的摄入。显然，"减少"是一个相对的概念。摄入量的减少如何界定？可以是相对于你自己的摄入量，也可以是相对于一个与你体形相似的"平均个体"的摄入量。在一系列动物模型中，热量限制是在延长健康寿命和实际寿命方面研究得最多、最强有力的非药物干预手段。在这些研究中，减少的食物量通常是动物自主摄取食物量的30%左右。在酵母菌、果蝇和线虫中，热量限制将其寿命延长了200% ~ 300%，也就是正常寿命的2 ~ 3倍。且在这段延长的时间里，这些动物大部分时间都是健康的。而在部分大鼠和小鼠中，热量限制可使其寿命延长50%，并能预防或延缓许多慢性疾病的发生，如肥胖、2型糖尿病、癌症、心脏病、神经退行性疾病和一些自身免疫性疾病。

总的来说，在延长寿命方面，热量限制对小型动物的效果比对人类和其他灵长类动物更好。从进化的角度来看，这不无道理。想想在一只老鼠的寿命（在野外可能不超过1年）中，有多少时间要受饥荒季节的影响？是的，绝对是很大一部分。然后不妨回想一下，延长寿命的主要进化动力是延长动物的繁殖时间，正如第二章所讨论的那样。因此，一只正在食物匮乏的夏天忍饥挨饿的老鼠，为了成功繁殖，它的寿命至少需要延长几个月，甚至半生的时间。而对人类来说，一个挨饿的夏天在长达30年（可能是人类祖先的平均寿命）的寿命中所占的比例并不大，所以我们不能指望像老鼠一样靠热量限制延长那么多相对寿命，但我们确实可以借此延长自己的健康寿命。

两项针对灵长类动物（猴子）的长期研究，尽管存在一些设计问题，但也阐明了热量限制的益处。和人类一样，人类的灵长类近亲也会患上各种与年龄相关的疾病，如糖尿病、心血管疾病、肌少症、骨质流失、免疫功能改变和认知能力衰退。在这两项研究中，进行热量限制的猴子比那些想吃多少就吃多少的猴子活得更长、更健康，尽管这两项研究都使用了我认为相当糟糕的饮食。因为这些研究（以及其他灵长类动物研究）引入了不同年龄的动物，并在中途改变了一些实验方法，所以很难具体地说热量限制到底能让猴子的寿命延长多久，但热量限制对健康状况的改善是惊人的。在这两项研究中，减少热量摄入能将与年龄相关的疾病，如心脏病的发病率减少 50% 以上。

那么，热量限制对人类的效果又如何呢？ 热量摄入受限可能是人类在历史上大部分时间的常态，但由于营养不良通常伴随着饥饿而来，所以很难说清楚热量摄入减少的具体影响。在第二次世界大战期间，有一个著名的例子，奥斯陆居民在 1941—1945 年经历了 20% 的热量限制但没有引发营养不良的情况（因为挪威政府在这 4 年时间里对食物实行定量配给）。但在此期间，男女两性的死亡率都比战前水平低了 30%。[2]

大量的人体临床试验也支持热量限制所带来的益处。有趣的是，接受热量限制的受试者用于体力活动的能量并没有减少。换句话说，尽管他们摄入了更少的热量，但他们在行走、坐、卧等日常活动中消耗的热量与之前并无二致。对这一有些不合常理的结果，一种可能的解释是，热量限制改善了机体对**胰岛素**（insulin，控制血糖和脂肪储存的激素）的敏感性。这种敏感性可衡量机体对碳水化合物的反应有多快多好。换句话说，对胰岛素敏感性的提升意味着机体对摄入热量的利用率更高了，这就像拥有一辆更省油的汽车：你可以用更少的汽油开更远的路。另一种可能的解释与线粒体活动有关，下面将简短回顾这个问题。

　　　　　　　我们为什么会变老

一项研究显示，即使在年轻人中，持续 6 个月 25% 的热量限制也能降低近 30% 的 10 年心血管疾病风险。上述研究评估了受试者心血管疾病的危险因素，如总胆固醇、高密度脂蛋白胆固醇、血压和年龄。**氧化应激**（oxidative stress）的测量值，即**线粒体**（mitochondria）受损情况的测量值（见第三章），随着热量限制的实施而呈现下降趋势；而肌肉中线粒体的数量则随之增加了 35%。如果这还不足够，还有许多其他健康指标的改善也与热量限制（或其他形式的饮食限制）有关，包括总脂肪和内脏脂肪、骨质疏松、大脑健康、关节炎、肌少症（第五章讨论的肌肉流失）、糖尿病、结肠健康、癌症的发病率及炎症。[3]

饮食限制

尽管有不少证据支持热量限制对健康和长寿有益处，但有多少人会愿意将食物摄入量减少 30% 以保持"正常"体重呢？恐怕不会很多。而且，猜测长时间的热量限制可能并不有益于健康，特别是随着年龄的增长，机体会需要更多的蛋白质（见第五章）。在 75 岁以上的老年人中，许多人很难保持体重，这也是不少人反对对这一群体进行热量限制的原因。幸运的是，对我们这种懒人来说，我们可以用其他不那么痛苦的方法模拟热量限制。

间歇性禁食（intermittent fasting, IF）。**间歇性禁食**是一种很有前途的热量限制替代方法。间歇性禁食的策略包括隔天禁食（每隔一天进食），以及间隔饮食法（例如，"5 ∶ 2 饮食"，即每周 5 天正常摄入食物，另 2 天禁食或显著减少热量的摄入）。但是，挨饿一两天仍然很难熬。而且，尽管热量限制和间歇性禁食所带来的体重减轻对许多人来说是有益的，但对正常体重的老年人来说可能就是有问题的，因为后者还面临着

与年龄相关的肌肉质量和骨密度的下降。一种更可行的方法是**限时进食法**（time-restricted feeding，**TRF**），或者"模拟"禁食状态的特殊配方饮食，即**禁食模拟饮食法**（fasting-mimicking diet，**FMD**）。在限时进食法中，正常的热量摄入被限制在6 ~ 12小时的窗口期内，而一天的其余时间里都要禁食。对我来说最简单的实践就是，早一点吃晚饭（在下午5 ~ 6点吃），然后第二天不吃早饭，等到第二天中午到下午1点才吃当天第一顿饭。更长时间的禁食当然更困难，但也有不少人出于健康或精神方面的考量会定期进行。动物实验相关文献中，禁食带来的一个有趣益处是，长期禁食和FMD都能促进化疗对癌细胞的毒性作用，同时会使正常细胞能够抵抗住这种毒性并在治疗后更快地再生。[4]

这里不得不多说一句，研究人员还没有就禁食应该控制在多长时间达成一致。目前还没有任何已完成的人类研究可对此盖棺定论。只能说在这一点上，关于饮食限制的有益作用的证据是强有力的。我经常身体力行，因为我相信它有用。

*常量营养元素限制。*既然你已相信热量限制是有益的，我就可以多说一些了。当研究人员只限制小鼠从脂质中摄入的热量，而不减少其总热量摄入时，它们的寿命没有显示出任何改善。而当蛋白质被限制摄入，同时允许动物尽情享用其他食物时，它们获得的寿命增长相当于热量限制时的一半。这是什么道理呢？

回想一下**mTOR**系统对寿命的延长作用（第三章介绍过，下面会详细讨论）。简而言之，mTOR系统就像一个管弦乐队的指挥，将许多独立的输入整合在一起，并产生人类赖以生存的代谢路径。当蛋白质摄入减少时，mTOR的活动会减慢。反过来，不能肆无忌惮的生长，就意味着细胞必须更有效率地清理和回收任何不必要的东西。有趣的是，在人体用来制造蛋白质的 20 种氨基酸中，只限制其中 1 种（甲硫氨酸）就能起到同样的延长寿命的效果。当用植物蛋白替代动物蛋白时，mTOR 这种减缓幅度就没那么大了，这表明植物蛋白具有保护作用。[5] 然而，正如第五章所详细讨论过的，机体对蛋白质的需求量会随着年龄的增长而增加，部分原因是老化的消化系统从食物中摄取氨基酸的效率降低了。

常量营养元素碳水化合物的摄入受限也被证明是有益的。是的，我知道，多年来我们被告知要吃高碳水、低脂肪的饮食，但是，正如你现在所知道的，这些饮食建议主要是基于流行病学研究给出的，而这些研究存在很多问题，这在第一章就谈过了。许多最近的研究（当然，对这些研究也应持怀疑态度）表明，只限制碳水化合物摄入的饮食有益于长寿和健康。[6] 关注最新研究的好处是，科学可以从以往的工作中不断学习，并会在早期发现的基础上加入新的预测和试验。新的发现包含了对碳水化合物如何影响胰岛素和胰岛素控制的各种身体系统的深入理解。记得吗？当机体摄入碳水化合物时，胰腺会释放胰岛素，胰岛素通常会激活全身的细胞，特别是肌肉和肝脏的细胞，来捕获血液中的糖（因为碳水化合物会快速分解为葡萄糖）。然而，含大量碳水化合物的食物，尤其是精加工食品中的单糖，会导致机体不断释放胰岛素。而且，血液中的糖如果没有及时被需要它的细胞获取，就会迅速被储存在脂肪细胞中。

本书讨论的所有身体系统都会以不同的方式受到胰岛素的影响，更重要的是，受到胰岛素抵抗的影响。你可以把胰岛素抵抗想象成那个喊"狼来了"的小男孩。过多的胰岛素，过于频繁的释放，会让身体的细胞不再听其号令。这会发生什么？对，血糖水平升高。最普遍、最具破坏性的后果是 2 型糖尿病，但高血糖还会有其他各种不良影响，想必你已经听说过其中一些，比如蛋白质的糖化（见第四章）、炎症（见第三章）和神经元损伤（见第八章）。此外，胰岛素还会告诉脂肪细胞将糖从血液中提取出来，并以脂肪的形式储存起来。与肥胖人数增加相伴的，是高碳水化合物饮食的流行，以及将胰岛素作为 2 型糖尿病的治疗药物的普及，这并不令人惊讶。

深入探究：热量限制是如何起作用的？

基本上，无论是在你的有生之年，还是在 12 小时的窗口期之内减少热量的摄入，似乎对所有细胞都有同样的效果。其中许多效果都在第三章介绍过。在这里让我们重新审视其对应的细胞和分子过程，以回答热量限制、间歇性禁食、限时进食法都是如何起作用的问题。

首先，请记住**线粒体**在你生命中所扮演的重要角色。大多数细胞里都有数百个这样的小东西，不断地运转，制造一切必要的 ATP，即身体的能量货币。如果细胞里没有它们的存在，你将在几分钟内死亡。更少的热量意味着线粒体膜上的电子传递链中的输入更少。但是，电子也可能会偶然地从中溢出，形成**活性氧类**（**ROS**），也就是**自由基**（free radical）。这些自由基会破坏线粒体中的 DNA、细胞核（你的基因）中的 DNA 以及细胞中重要的蛋白质，这种损伤称为氧化损伤。重要事实：摄入的食物能量越少，能逃逸并导致氧化损伤的电子就越少。

不幸的是，上段文字将情况过于简单化了。研究人员注意到，在接受热量限制的动物中，线粒体的活性实际上反而增加了。还记得之前提到的人体研究吗？热量限制组的受试者在产生体力活动所需能量方面没有任何问题，这一发现很容易用这些产生能量的细胞器的活跃度增加来解释。但这里不得不问一句，如果 ROS 的产生也增加了呢？

新的研究结果表明线粒体活跃导致的 ROS 水平的增加会激活相应的

保护基因。这些基因，就像第一张倒下的多米诺骨牌一样，会启动许多适应性反应，包括防御机制和抗压能力的增强，以使机体拥有更好的健康状况和更长的寿命。

来自食物中的营养分子沿着线粒体膜的各个位点，利用沿电子传递链输送的能量来产生 ATP。摄入的食物能量越少，意味着生成的 ATP 就越少，这听起来很糟糕。但当 ATP 供应下降时，传感器机制就会被激活。这种情况有点像当你家里的温度低于恒温器的设定值时所发生的情况，这时暖气会启动使温度回升。

ATP 传感器是由 AMP 触发的。这是一种非常巧妙的机制，下面会详细地进行描述。ATP 是一个有三个 P– 基团（也就是磷酸键）的分子，可以形象地表示为 A–P–P~P。当细胞在需要能量的反应中使用 ATP 时（就像你花钱买任何需要货币交易的东西一样），最后一个 P– 基团会被移除。生成的分子叫作 ADP（D 代表二磷酸根，意味着它有两个 P– 基团），看起来像这样：A–P–P。如果失去第二个磷酸根，则会形成 AMP（单磷酸根：A–P）。AMP 通常会被送回线粒体，在那里吸收从电子传递链中采集的能量，并与第二及第三个 P– 基团结合重新形成 ATP。ADP 和 AMP 都是细胞 ATP 供应不足的信号，就像银行的透支通知。ADP 和 AMP 都可以激活实际的信号分子，这是能量生产链中的第一张多米诺骨牌。

其引发的下游活动不仅能产生更多的 ATP，而且还会启动一系列的维持和修复程序而使细胞保持精简，并减缓许多衰老的退行性变进程。

自噬。自噬（autophagy）就是其中一种维持程序。自噬是对细胞中所有清扫过程的总称。当细胞中的蛋白质和其他结构受损时，它们会被标记上一种"条形码"来提示清扫系统将其清除。这种清扫系统由与线粒体大小和形状相似的微观细胞结构组成，其作用就像真空吸尘器。但

这种清扫结构比真空吸尘器做得更好，因为它们会将被分解物质的基本组分重新释放出来，以便机体重复利用。如果自噬不发生，细胞中就会藏污纳垢，最终损伤细胞并形成衰老细胞（见第三章）；当然，这些都会导致与衰老相关的疾病。

本章所介绍的许多行为干预，如热量限制、饮食限制、运动，以及会在下一章中讨论的延长寿命的各种化合物，如雷帕霉素和白藜芦醇，都有部分作用是通过激活自噬来实现的。[7]

线粒体自噬（mitophagy）是自噬的一种形式，负责分解并回收受损的线粒体。但你会说，如果线粒体被分解掉，ATP 不是会很快耗尽吗？这一机制的巧妙之处就在于，AMP 信号也会同时激活导致健康线粒体分裂并产生更多线粒体的过程。

这还不是全部。AMP 信号还会降低 mTOR 的活性。回想一下，mTOR 是协调细胞构建过程的总开关［这些过程统称为**合成代谢**（anabolism），是新陈代谢的构建部分而非分解部分］。当食物充足时，mTOR 的"音量旋钮"会被调高，于是资源主要被用来制造新的细胞组件和新的细胞。有时这是一件好事，但通常，mTOR 的上调是因为我们摄入了太多的热量。而节俭的身体从不浪费资源，所以身体或许会将这些能量用于构建更大的肌肉细胞，但也会用于增加脂肪细胞的体积。反之，如果食物的能量受热量限制、间歇性禁食、限时进食法的限制，则mTOR 会由于资源有限而被调低。如果你对此好奇，后面还会再来讨论mTOR。

饥饿激素

另一种似乎对哺乳动物很重要的化合物是 **FGF21**，也被称为"饥饿激素"。它是由肝脏在食物摄入量较低的时候产生的。FGF21 随后被释放到血液中并随血液循环到身体各处，告诉细胞要动员并燃烧脂肪酸作为燃料。实验结果显示，即使没有食物限制，能产生更多饥饿激素的小鼠也比对照组的小鼠活得更长，对胰岛素更敏感。回想一下，胰岛素是一种由胰腺分泌的激素，能告诉细胞在进食后将糖从血液中抽离出来。对胰岛素所传递信息不敏感（即胰岛素抵抗）的人或小鼠就有患 2 型糖尿病的风险。

能产生更多 FGF21 的小鼠，体形也更小，因为它们对生长激素和胰岛素样生长因子 –1（第三章介绍的 IGF–1）缺乏敏感性。这是有道理的，因为如果你正在挨饿，你自然不想把有限的能量储备用于生长。尽管我们不想让人类像这些小鼠一样变得又矮又瘦，但我们对使用 FGF21 治疗某些疾病很感兴趣。[8]

深入探究：为什么人体会对饮食有这些复杂的反应？

如果你对进化论的解释感兴趣，请阅读这一节。细胞在新陈代谢、修复、细胞分裂和生长过程中产生日常节律。这种可上下调节的循环几乎存在于所有生物中，尽管其确切性质因物种而异并取决于每个物种的生命周期。大多数生物体都有生物钟，称为**昼夜节律**（circadian clock），其告诉体内的细胞在 24 小时内所处的相对时间点。这些信息提供了生存优势，因为如此一来，特定行为和新陈代谢就可以被协调到一天的特定时间。

在包括我们的祖先在内的大多数动物物种中，进食只会发生在白天有限的时间段内。相比之下，处于现代生活中的我们吃饭更频繁，禁食时间更短。这种生活模式会增加进食后的新陈代谢活动。

在我们吃完东西后，胰岛素会被释放出来，mTOR 活动紧随其后，随之而来的是蛋白质和其他细胞组分的构建。另一方面，一段时间的禁食会激活 AMP 系统，从而触发修复和分解代谢，或称分解过程。AMP 系统也会抑制 mTOR 的活性。这种抑制是合理的，因为当作为"刹车制动"的 AMP 系统开启时，你当然不希望同时踩下"油门踏板"（即 mTOR，第三章介绍过，下一章还会重温）。

饮食和禁食都可以通过产生特定蛋白质来影响昼夜节律，这些蛋白质可以关闭或打开各种基因。这是对饮食模式如何影响新陈代谢中的昼夜节律模式的一个冗长的解释。在数十亿年的生命演化中，我们的祖先逐渐进化出这些模式，一方面能充分利用可获得食物的时间；另一方面又将修复和维护的时间安排在不同的时间段，互不干扰。

你是不是会因此想到其他扰乱"正常"昼夜节律模式的事情，比如夜班工作是不是也会影响新陈代谢的模式呢？你是对的。事实上，人们已经发现，睡眠模式的改变会导致肥胖、2 型糖尿病和心血管疾病。最后，意料之中的一点，年龄也会影响体内的昼夜节律。但是，无论这种节律改变的原因是什么，只要把进食时间限制在 12 小时或更短的时间内，就能使新陈代谢的修复和维持模式恢复正常。[9]

酒精

一些研究表明，适度饮酒可能有一定的益处，但这些结果尚存在争议，第七章讨论过存在于这些研究中的一些问题。红葡萄酒常常因其抗衰老功效而被单列出来，不过这一功效是如何发挥的还需要更多的研究。下一章将会讨论一种可能导致这种情况的化学物质——白藜芦醇。但其对心脏的益处可能会被其同时引起的癌症风险增加所抵消，尤其是乳腺癌。此处尤其重要的一点是，饮酒会增加热量的摄入。

运动

如果你觉得自己读到的论述运动益处的文章还不够多，这里会再总结一下。如果有一件事能有助于延长你的健康寿命并提高生活质量的话，那无疑就是适度的运动。[10]在任何年龄段，有氧和力量训练都能使身体各个生理系统快速受益。血管系统的功能改善可能是许多此类效应的基础。随着年龄的增长，保持肌肉量变得越来越重要，这是运动带来的另一个益处，正如第五章所讨论的那样。

肌肉能让我们自如地活动，这也是我们希望尽可能长时间保持的一项功能，而且活跃的肌肉组织还能释放各种化合物来抵抗炎症，而炎症是导致年龄相关疾病的主要因素之一。当你运动时，肌肉的收缩实际上会造成其部分细胞受损。与其他损伤一样，肌肉损伤也会产生急性**炎症**（inflammation）。这也是一个向免疫系统发出求救信号的过程。在其修复过程中，肌肉细胞会释放出**抗炎**（anti-inflammatory）化合物。因此，如果可能的话，在运动时尽量不要服用消炎药。第五章描述过一些在晚年阶段避免肌肉流失和增加肌肉量的新想法。

有氧运动（aerobic exercise，如快走、跑步、骑自行车）和**抗阻力运动**（resistance exercise，如负重训练）都对线粒体有积极的影响。如果你想选择一种可以在你衰老时使用的保持和增加肌肉量的方法，最近的研究表明抗阻力运动是更好的选择。这种类型的运动能提升这些重要的结构（即肌肉）的功能（通过耗氧量衡量）和蛋白质合成（产生更多的线粒体）。但也要记住，有氧运动对心血管系统有益，而抗阻力运动则不然。而且有氧运动还可以间接地增加肌肉量，所以也对线粒体产生同样有益。

无论哪种运动都有助于降低你的生理年龄。生理年龄并不是实际年龄，后者只代表你活着的年数。在最近的一项欧洲研究中，研究人员调查了超过 12.5 万名接受运动压力测试（一种诊断心脏问题的常见方法）的患者，发现受试者在测试中的表现是未来 10 年生存的最佳预测指标。而且这是在考虑了实际年龄、性别、吸烟情况、体质量指数、冠状动脉疾病和高血压等因素之后得出的结论。[11]

如果这还不够，有一项研究分析了 120 多万美国人填写的调查问卷后发现，运动能显著改善心理健康状况。（但请记住第一章中提到的自我报告的准确性问题。）该研究以自我报告的"糟糕日子"为基础，对运动和不运动的人进行了比较。其发现在调查前的 1 个月内，运动者心理健康状况不佳的天数比不运动者少。更多的好消息是，各种各样的运动都能改善心理健康状况。尽管研究人员只研究了少数运动项目，但最积极的影响来自每次持续约 45 分钟、每周进行 3 ~ 5 次的团体项目、骑自行车和健身房锻炼。[12]

现在，你可能在想，运动听起来就像青春之泉，但随之而来的问题是：要做多少运动，多久做一次呢？好吧，就像饮食限制的情况一样，还没有任何针对人类的大型研究来确定这个问题的答案。很多研究（其中一些在第五章已经讨论过）还阐述了各种类型的运动对老年人的有益影响。

越来越多的文献开始系统地研究运动的最佳"剂量"问题。例如，一项研究对老年人（60 ~ 75 岁）和年轻人（20 ~ 35 岁）进行了比较，特别关注肌肉发育后两组研究对象维持肌肉量各自所需的运动量。为了使你更明白，下面列出了一些细节。70 名成人被分成两个年龄组，参与了一个两阶段的实验。第一阶段包括负重训练（即抗阻力运动），每周 3 次，共 16 周。在此期间，年轻受试者和老年受试者都获得了力量和肌肉量的增长。年轻受试者开始时的基准较高，但两组受试者获得增益的数值相似。这里可不仅仅只是用卷尺测量腿围得出的结论，每个人还都进行了肌肉活检，并确定了其腿部尺寸和可承受的最大负荷。

第一阶段之后是为期 32 周的第二阶段，每组受试者又分别被随机分为三组：第一组不运动，第二组保持第一阶段运动量的 1/3（即每周有一天实施与第一阶段相同的负荷重量和 3 种运动类型），第三组保持第一阶段运动量的 1/9（即每周有一天实施与第一阶段相同的负荷重量和 3 种运动类型，但每种类型的运动只重复一次，而在第二组重复三次）。这不是很复杂，对吧？

意外的是，在年轻受试者中，第二、三组的运动量都能让其保持肌肉量。而在老年受试者中，尽管第二、三组的肌肉量都有所下降（第二组的下降量低于第三组），但这两组老年人的肌肉量都保持了他们在第一阶段获得的一些增长。而且重要的是，两组老年人的力量都没有下降。总结一下：你可以在 4 个月的时间里，从每周 3 次，每次 3 组，3 种类型的负重训练中获得很大的肌肉增益。而在接下来的 8 个月里，这种增益可以用较小的投入去维持。这项研究在一年后结束，所以不知道在那之后各受试组出现了何种程度的下降（如果有的话）。重要事实：在任何年龄段进行负重训练都能带来巨大的回报。需要注意的是：如果你从来没有进行过负重训练，那就找个健身教练或者参加有资质的专业人士开设的课程来开始锻炼吧。因为如果动作做错了，很容易弄伤自己。[13]

冷热暴露

你是不是也不喜欢极端的温度，只喜欢待在有空调或暖气的房间里？但科学家们发现，人类短期暴露在一些极端状况下可以促进健康。这是第三章所介绍的**兴奋效应**（hormesis）的一个例子。兴奋效应是指一点点的压力，比如极度的冷或热，会开启人体细胞中的防御机制。这些防御机制会持续发挥作用，使人更健康。长期的观察发现，在线虫、果蝇和老鼠等模式生物中，暴露在极端温度下可以延长其寿命，并增强其抵御其他压力的能力。

研究人员对芬兰一些经常蒸桑拿的中年男性进行了研究，以探究蒸桑拿的效果。研究人员将每周蒸一次桑拿的男性与经常蒸桑拿的男性进行比较后发现，蒸桑拿爱好者患上几种心脏病的风险以及全因死亡率大大降低了（每周蒸 2 ~ 3 次桑拿的对照组降低了 78%，每周蒸 4 ~ 7 次桑拿的对照组降低了 39%）。与每周只蒸一次桑拿者相比，每周蒸 4 ~ 7 次桑拿者患任何形式的痴呆的风险要低 66%，患阿尔茨海默病的风险要低 65%。研究人员发现，蒸桑拿爱好者在高血压、炎症、脑卒中和呼吸系统疾病方面的风险也有类似的降低。[14] 就我个人而言，我宁愿跑 16 千米（10 英里）也不愿在桑拿房里待 10 分钟，但考虑到锻炼不可能对每个人都适用，所以定期蒸桑拿的作用也是不容小觑的。

高温的有益作用可能是由一组称为**热休克蛋白**（heat shock protein, **HSP**）的蛋白质介导的。热休克蛋白最初是在果蝇体内发现的，其存在于从细菌到人类的几乎所有生物体中。当暴露在寒冷、紫外线、伤口和组织愈合等其他压力下时，它们也会被释放出来。热休克蛋白主要通过稳定而又能被热或其他应激源破坏的蛋白质来发挥作用，从而保护细胞的完整性。由于这一作用，热休克蛋白在许多重要的代谢功能中都扮演着重要的角色，包括心脏保护、免疫活动和自噬。在每天接受蒸桑拿样热暴露的小鼠中，热应激和随后发生的热休克蛋白的激活，确确实实地逆转了肌肉的线粒体损伤和氧化损伤。[15]

一些证据表明，暴露在寒冷中，比如浸入冰浴中（听起来比蒸桑拿更难受），也可以产生有益的效果，包括减少炎症化合物和应激激素的产生，以及改变血液的化学成分等。这些作用已被证明能改善免疫系统对感染和炎症的反应。[16] 但你也可以通过控制呼吸进行冥想来达到同样的效果。请继续读下去。

间歇性生活？

现在你可能在想，自己该采取哪一种行动。不出所料，一些科学家提出了一种组合方法。再次提醒你一下我们的进化背景。我们的祖先是因为暴露在冷、热、（相对）短时间的低食物摄入量（我能说这就是饥饿吗？）和定期摄入少量的"有毒"（如变质的）食物的环境中，从而触发体内的修复系统。回想一下兴奋效应的概念：少量的坏事会引发健康的反应来克服前者。今天，少数幸存下来的狩猎采集者的饮食非常多样化，这取决于食物的季节性供应。大多数人可能不会选择吃祖先们被迫吃的食物，如爬行动物、苦味植物、昆虫等。但这种食物的多样性也可以带来兴奋效应以及多样的营养来源。

欧洲的几项小型研究表明，将上述几种压力（冷、热、禁食）结合起来有改善代谢指标的效果，如体重、胰岛素、血糖水平和包括胆固醇在内的各种脂质水平。研究人员称这种方式为**间歇性生活**（intermittent living），因为它模拟了人类祖先的生活方式。他们认为，每个月用几天的时间将上述多种因素结合在一起，可以起到一种类似疫苗的作用，促使我们的细胞（本质上我们的细胞和祖先的一样）发展出抵御现代生活方式挑战的相应机制。[17]

降低慢性应激水平

我们的祖先会不断面临许多短期的环境挑战，而这些急性或短期的应激反应使他们能够将资源输送到需要这些资源的身体系统中去。一旦压力消失，应激反应也就结束了。而现代的生活方式则充满了长期应激，许多人可能在很长一段时间内应激系统都处于开启状态，或者很频繁地进入短时间的开启状态。

应激反应的一个重要组成部分是维持这一反应继续进展的激素，这些激素包括肾上腺素和皮质醇。尤其是皮质醇，它会在情绪紧张时释放出来，其部分作用包括分解肌肉组织（为预期的紧急情况产生能量）和加速胃溃疡进程（通过增加胃酸的形成）。也许最糟糕的是，持续高水平的皮质醇会降低大脑适应和学习新情况并存储这些经历的能力。

我们可以对生活方式做出很多改变（太多了，无法一一描述，包括正念和冥想、瑜伽、认知行为疗法等）。本书末尾的注释中列出了一些很好的阅读材料，便于你去了解。[18]

保证 8 小时睡眠

对于在这一章给出的各种行为改变，我想以睡眠为其画上一个完美的句号。众所周知，昼夜节律影响着许多生物过程。意料之中的是，打乱这些节律会导致与年龄相关的病理变化，包括神经退行性变、肥胖和 2 型糖尿病。我知道晚上睡个好觉很难，但它确实可以帮助从大脑到皮肤的所有身体系统维持最佳的健康状况。一项自然实验报道了一个惊人的发现，睡眠对心血管健康起着至关重要的作用，在春季时间交替为夏季时间后的 24 小时内，虽然我们只少睡了 1 小时，但心脏病的发作率却增加了 20%。最近的很多研究也都强调了睡眠对延长健康寿命的重要性，并提出了一些提高睡眠质量的方法。本书末尾的注释也给出了其中的一些内容。[19]

结　论

改变生活方式可以对健康寿命，当然也包括实际寿命，产生深远的影响。改变可能很容易，也可能很难，这完全取决于你当前的行为模式。不要太快地做出太多改变，要知道欲速则不达。可以尝试一种你认为可行的方法，然后观察几个月，看看它是否有积极的效果。下一章将更详细地描述这种自我实验的方式。如果你觉得此时改变行为似乎很难，那就继续读下去。因为最后一章还将介绍一些正在日益发展的、能减缓衰老的可用的药物和补充剂。

缩略词表

ATP：三磷酸腺苷，细胞的能量分子

ADP、AMP：ATP 的小片段，分别含有 2 个和 1 个 P- 基团

CR：热量限制

DR：饮食限制

FGF21：饥饿激素

FMD：禁食模拟饮食法

HSP：热休克蛋白

IGF–1：胰岛素样生长因子 –1

IF：间歇性禁食

mTOR：哺乳动物雷帕霉素靶蛋白，一种控制细胞活性的蛋白质

ROS：活性氧类，又称自由基

TRF：限时进食法

第十章

干预措施二：可使用的药物和补充剂

我不想通过我的作品而不朽：我想通过不死而永生。

——伍迪·艾伦[1]

概　述

也许，除了前一章描述的那些与生活方式相关的措施外，你还想再做点什么。可能饮食限制或运动并不适合你，但你仍然想努力延长你的健康寿命。那么这一章的内容就是为你准备的。

---

[1]伍迪·艾伦（Woody Allen），美国著名电影导演，戏剧和电影剧作家，电影演员，爵士乐单簧管演奏家。——译者注

请记住，这里讨论的许多化合物只有初步的数据支持，但在我看来，这些数据真的很不错。其中一些化合物可能很难找到，而且由于人体试验的数据有限，你可能不得不在服用的剂量和时间上仔细斟酌一番。很多研究人员就是这么做的，并基于小样本实验分享了他们的经验。当然，你知道我对小样本实验的看法。话虽如此，但其实最好的对照组就是你自己。对比一下服用和不服用补充剂时的感觉，你也能成为一名实验科学家。

这里会描述一些虽由小型生物技术公司销售的，但却有充足的证据证明其效果的化合物。请记住，这不是在为该药物/补充剂或公司背书。还请记住，进行相关研究的科学家通常都是这类制药公司的董事会成员。这种情况肯定会带来利益冲突。

本章第一部分将介绍那些被发现对长寿和（或）健康寿命有积极影响的药物。一些专门研究衰老的科学家和医生正在向人们推荐并开出这些药物的处方。尽管其中有许多人标榜自己是抗衰老治疗的专家，但实际上他们所掌握的信息最多也就与你在这里阅读到的相同而已。更糟的是，可能他们依据的仅仅是充斥在互联网上的虚假信息。请记住第一章中关于在互联网上筛选信息的告诫。

第二部分将讨论**"生物制剂"**（biological），即由活细胞制造生成的化合物。在大多数情况下，这些细胞是由实验室培养的细胞纯化而来，而不是新培养的。这类制剂包括激素、酶激活物质和能够破坏衰老细胞的治疗性化合物。

第三部分会介绍一些有证据表明可延长健康寿命的补充剂和所谓的天然化合物，如维生素和其他天然补充剂，以及食物来源的化合物，这些统称为**"营养保健品"**（nutraceutical）。一如既往，下面将讨论这些化合物会如何影响健康或寿命。

接下来将讨论已知的对健康和寿命有影响的基因。更具体地说，这里会提供一个关于这些基因如何工作的指南。当你了解了基因相互作用的方式，你就能理解同一基因的不同基因型是如何保护你或将你置于危险之中的。这里还介绍了一些生物标志物，即针对基因活动或最后几章讲到的干预措施效果的可测量的标志物。

最后一部分内容引入了自我实验的理念。由于本章描述的许多化合物还没有被大规模商业化，所以你得自己去寻找它们，而不是从医生那里得到处方。而且其中大多数甚至都没有实施过大型临床试验，所以它们没有确定的剂量或给药方案。但是，会给你一些科学的实验报告来指导你进行自我实验。抗衰老化合物的研究还处于起步阶段，目前的选择有两个：一是等待几年甚至几十年，让制药公司先进行实践；二是现在你亲自上阵，自行调节。

化学干预措施：小分子物质

所谓的**小分子物质**（small molecule）就是通常所说的药物，如我们经常使用的阿司匹林、布洛芬和其他药物。相比体内产生的大分子，这些化合物更容易进行化学合成。其中一些药物已经应用了很长时间，所以可获得很多安全性数据。这些数据中的一部分就是关于药物使用和某种结果之间的相关性的，如延长寿命。

抱着延长健康寿命和实际寿命的目的来使用药物，比之前描述的行为干预策略更具有风险性。这里将纳入的相关药物和补充剂限制在那些已有强有力的实验证据的一类里，然而，它们大多数依然缺乏大规模和长期的临床试验数据。话虽如此，但之所以将它们纳入进来，是因为其动物试验数据和初步的人体试验证据是非常喜人的。所有这些药物都在进一步的研究过程中。在我看来，这个警告意味着，如果你想服用其中任何一种，你应该自己做一点研究。本着这种精神，本书为那些打算开始服药者在注释中提供了引证资料，记得不要忘了重读一下第一章给出的寻找更多最新研究的建议。

雷帕霉素。尽管刚才说过所有这些化合物都有很好的实验证据，但这里还是要从由于一些令人不快的副作用而逐渐失宠的雷帕霉素开始说起。（一些类似雷帕霉素的药物正在进行治疗癌症的临床试验。）从技术上讲，雷帕霉素甚至不是一个"小"分子，尽管它现在可由化学合成获得。

从雷帕霉素开始的原因是，它能阐明一种潜在的抗衰老药物是如何作用于那些受行为和化学干预影响的细胞过程的。第三章介绍过，雷帕霉素的寿命延长作用是在对小鼠的早期研究中发现的，当时其被作为一种免疫抑制药物（即用来关闭接受器官移植患者的免疫系统，以便让他们的身体接受异源器官的药物）而加以研究。除了延长小鼠的实际寿命外，雷帕霉素还显著延长了它们的健康寿命。该药物对许多在前几章中讨论过的与年龄相关的疾病（小鼠实验）也有积极作用，如心血管疾病、肌肉流失、骨质疏松和阿尔茨海默病。

雷帕霉素抑制的是细胞调节生长的"总闸"**mTOR**，也称为哺乳动物雷帕霉素靶蛋白，第三章也介绍过。在人类这样的多细胞生物中，单个细胞必须整合各种信息来决定自己的行为。这就类似于当我们考虑我们的预算以及我们可以用这些钱做什么又不能做什么时的情况。

细胞利用诸如营养物质利用率（它决定细胞生长和分裂的能力）、**生长因子**（growth factor，告诉细胞进行生长和分裂的蛋白质）和**细胞因子**

（cyotokine，免疫系统产生的能影响其他细胞的化学物质）等信息来决定该做什么。这些化学信息通过血液传播，传达整个身体的需要。mTOR会整合四种主要信号，并告诉细胞环境是否有利于生长：

（1）生长因子（如胰岛素和 IGF-1，第三章提到过，下面还有更多详细内容）；

（2）有多少食物能量可用；

（3）氧气；

（4）氨基酸（amino acid，蛋白质的基本组成成分）水平。

然后 mTOR 可以启动细胞生长。这些信号中的任何一个都可以激活 mTOR 来启动**合成代谢**（anabolic，促进生长的专业表达）过程，如蛋白质和脂质的合成，以及线粒体的增殖。毫不奇怪，激活 mTOR 的信号在癌症和 2 型糖尿病等疾病中是紊乱的。可能是与癌症风险增加有关的蛋白质的高摄入上调了 mTOR 系统，从而导致了细胞的过度生长和增殖——这是癌症的病理标志。

这里有一个有趣的实验发现与 mTOR 的活性有关。可以把 mTOR 想象成一个音量控制旋钮，高营养水平和生长因子，即身体产生的蛋白质信号，会使 mTOR 上调，然后细胞就会开始生长。在小鼠中，当研究人员调高一种生长因子以激活其皮肤细胞中的某种基因时，它们就会产生皱纹，并且是非常多的皱纹。[1] 这很容易理解，如果细胞变得更大，它们就会相互挤在一起并开始堆积。如果想知道如何将这种情况降到最低限度，请继续阅读。

相反，当 mTOR 被下调时，**自噬**（autophagy，也在第三章中介绍过）就会出现，它会分解细胞成分并将其回收以提供营养。mTOR 本身是一种蛋白质，通常会附着在细胞的"回收中心"。其附着位点显然是营养物质传感器的主要作用位点。

雷帕霉素和**饮食限制**（dietary restriction，DR）都能延长小鼠的寿命。这两种干预措施对 mTOR（抑制作用）和自噬（激活作用）的作用相似。这两种干预措施也能减缓**细胞衰老**（cellular senescence）。但是请注意，这两种干预措施对葡萄糖及其代谢有截然相反的影响。饮食限制可增加胰岛素敏感性，而雷帕霉素则会导致胰岛素抵抗。胰岛素抵抗是 2 型糖尿病的一个危险因素，所以这不是一个理想的结果，因为其会导致血糖在血液中保持高水平。因此，雷帕霉素治疗可以延长小鼠的寿命，使其更健康，但对人类却未必如此。

更大的不同在于饮食限制可刺激脂肪分解，而雷帕霉素却不能。这些发现突显了 mTOR 调控功能的复杂性。我认为 mTOR 的形成和进化是为了整合细胞中自然产生的众多信号。换句话说，mTOR 被设计用来将运动和间歇性的饥饿（可通过禁食或饮食限制模拟）等在自然界经常发生的事件"翻译"成身体的信号。从 mTOR 系统的自然视角加以延展可知，它的默认设置是开启。当它感觉到一些关键的营养物质（如葡萄糖、氧气以及作为氨基酸可用性标志物的亮氨酸等）含量很低时，mTOR 就会关闭合成代谢过程，然后维护和修复活动就开始了。然而，雷帕霉素仅能影响 mTOR 系统的一部分，而运动和饮食限制则更接近全局控制。因此，雷帕霉素对健康寿命的影响与运动等并不相同。

关于 mTOR 的最后一个转折是，它在身体的不同部位也会受到不同的调节。例如，低碳水化合物饮食会下调肝脏中的 mTOR，但同时会上调肌肉中的 mTOR。这两者都是符合身体需求的。目前还没有哪种化学干预可以产生这种自然发生的特异性。

重要事实：尽管雷帕霉素有其临床用途，最初是作为移植患者的免疫抑制药物，最近是用于癌症治疗，目前正在研究的是它在控制阿尔茨海默病方面的作用，但它作为一种抗衰老药物在人类中的应用前景尚不明朗。正在进行的小鼠研究表明，使用低剂量和（或）间歇性剂量可能会延长小鼠寿命，而不会产生负面作用。另一种可能性是可以通过使用该药物的化学修饰版本，来产生理想的效果而避免其副作用。无论这些研究的结果如何，雷帕霉素在阐明之前未知的 mTOR 系统的复杂性方面所起的作用是不可估量的。[2]

二甲双胍。[3] 二甲双胍是最早获批用于治疗糖尿病的药物之一。事实上，最初用来提取二甲双胍的植物是山羊豆，可能早在中世纪就被用来治疗糖尿病了。[4] 它能降低血糖，从而降低血液中的胰岛素水平，还能通过减少胰岛素分泌来延缓导致 2 型糖尿病的胰岛素抵抗的发展。

对于糖尿病患者而言，二甲双胍和其他类似药物的直接效果是降低血糖。而它还有一个重要的长期作用，那就是降低**糖化血红蛋白**（glycated hemoglobin）的水平。这名称有点拗口，所以大家都叫它 **HbA1c**。我们不必搞清楚这个缩写具体代表什么，但搞清楚这是什么很重要。血红蛋白，也就是血液中负责携带氧气的蛋白质，可以与糖结合在一起，就像前几章谈到的体内的许多其他物质一样（回想一下第四章中的 AGE）。随着血糖水平的升高，HbA1c 的水平也会升高。

关键在于：即时血糖可以通过戳手指或其他血液测试来获得。但你知道的，这种读数可能会在一天中发生很大的变化。你真正想要的是一个长期的衡量指标，类似一种平均值。这时候 HbA1c 就有了用武之地。携带人体血红蛋白的红细胞的寿命约为 3 个月。测量 HbA1c 可以给出一个长期的、更有价值的血糖评估。较高的 HbA1c 水平是心血管疾病风险以及与糖尿病相关的肾脏、神经和视网膜功能问题的良好预测指标。因此，二甲双胍在降低 HbA1c 水平方面是有益的。

此外，二甲双胍也会针对一些导致衰老的机制。具体地说，二甲双胍会通过降低 **IGF-1**（胰岛素系统中调节生长的一部分）含量和下调 mTOR 信号来降低合成代谢活性，如细胞生长。该药还能减缓电子通过线粒体的运动速度，从而减少**活性氧类**（ROS）的产生。如果这还不够，它还能增加 **AMP** 信号。如果你不记得上一章提到过的这个重要信号了，来复习一下：AMP 会告诉细胞产生更多的 ATP，降低合成代谢（生长）活性，刺激 DNA 损伤保护，并提高**自噬**和抗炎活性。

所有这些效应在小鼠身上都有观察记录。在大多数剂量下，二甲双胍对啮齿类动物的治疗也能延长其实际寿命和健康寿命。尽管该药物可通过不同的细胞路径产生上述有利作用，但其产生的机制尚不清楚。

二甲双胍的作用已在涉及糖尿病患者的多项人体试验中记录在案。该药物不仅能显著降低糖尿病患者的死亡率，而且还与改善心血管疾病危险因素、动脉粥样硬化、癌症发展和认知能力衰退有相关性。但所有这些发现都是观察性的。换句话说，目前只在因糖尿病而服用该药的患者身上观察到了这些益处。但这其中包含的启迪是惊人的，而且啮齿类动物研究也支持这些发现。目前，一项关于二甲双胍对健康老年人的影响的大型纵向研究正在进行中。

即便结果还不明朗，但许多中老年人也在等待这些研究结果的发表的同时，开始预防性地服用二甲双胍，以防范未来可能出现的糖尿病和心血管疾病。最近的一项小型研究表明，二甲双胍可能会降低有氧运动的有益效果。该研究的 50 名受试者每周参加 3 次 45 分钟的适度有氧运动，其中一半的人会接受二甲双胍治疗。（在进一步讨论之前，请记住受试者人数很少：为了证实这一发现，其他更大规模的研究正在进行中。）正如你现在所知道的，有氧运动对许多身体系统都有有益的影响，并且能持续降低罹患 2 型糖尿病的风险。在接受二甲双胍治疗的小组中，一部分人（但不是全部）的运动效果有所下降。这一结果似乎缘于服用二甲双胍者的线粒体所呈现出的差异。

你可能还记得，服用能减少 ROS 的抗氧化剂并不总是一件好事，因为身体会将 ROS 的产生作为一个信号，以此来启动体内的抗氧化机制。你可能也记得第三章对线粒体的介绍中曾提到过，线粒体的衰老速度不同。把这两部分信息结合在一起，就可以得出结论，像二甲双胍这样依赖线粒体活性的药物，会受到个体线粒体活性和效率水平差异的影响。重点是什么？关于二甲双胍的具体作用，目前还没有定论，但就像其他药物一样，除了药品包装上给出的适应证，它肯定还有其他效果。

深入探讨：非甾体抗炎药

要理解包括阿司匹林和布洛芬在内的非甾体抗炎药（nonsteroidal anti-inflammatory drug，NSAID）的抗衰老作用，就必须对**炎症**（inflammation）有更多的了解。记得吗？炎症是机体应对受伤或感染的正常反应。这些情况所导致的"急性炎症"，会增加局部血流量，激活免疫系统，清理死亡或濒死的细胞和其他细胞碎片，并启动愈合过程。当然，这些都是有益于机体的。然后，这种急性反应就会被关闭。但是，由于各种各样尚不清楚的原因，比如氧化损伤，产生炎症的免疫应答会随着年龄的增长而陷入一种持续开启状态。然后，持续的炎症、血流量增加和免疫细胞活动状态，会造成机体自身的损害。这种慢性炎症在老年学界被称为**炎性衰老**（inflammaging），其会引起许多与年龄相关的问题。

减少慢性炎症的一个方法是恰当地使用 NSAID。这类药物能抑制**前**

列腺素（prostaglandin）的合成，而前列腺素是身体发出的信号，可引起血管扩张。你现在肯定知道，这种扩张会增加该区域的血流量。与此相关的是，前列腺素会引发并维持急性炎症。NSAID 能阻断 **COX-1** 和 **COX-2** 的活性，这两种酶主要控制前列腺素的合成。其中，COX-2 在产生激活炎症过程的前列腺素方面尤为重要。这两种形式的 COX 酶在阿尔茨海默病患者中水平均较高，这也许可以解释抗炎药在减缓这种疾病进展方面的一些益处。

这时候，你开始明白为什么预防性服用 NSAID 可能对你有好处了吧。但先别急，它们也会有一些不甚理想的副作用。COX-1 能合成一种可以保护胃和肠道内壁的前列腺素。但大多数 NSAID（称为非选择性抗炎药）都能与这两种 COX 酶相互作用而将其阻断，所以会导致胃肠道（gastrointestinal，GI）问题。这就是为什么低剂量的阿司匹林，比如儿童用阿司匹林，被推荐作为一种非选择性的预防可能导致心脏病的炎症的方法。

有些选择性 NSAID 的作用只针对 COX-2。听起来这类药物是克服非选择性 NSAID 引起的胃肠道问题的完美解决方案。但是，在生物学中没有什么事会像表面看上去这么简单的。事实证明，COX-2 会阻断一些血管细胞中的部分抗凝机制。这意味着，如果你服用过多此类选择性抗炎药，就会有血栓形成的风险。

扩展内容：酶和信号特异性

我知道很多前文段落都提到过这一点，但它值得单独用段文字来讲述。这说起来有点令人难以置信，身体产生的许多重要的调控化合物是有多种"口味"的。这有点像去一家高档冰激凌店：你能买到的口味可不仅有香草或巧克力。通常，你会有几十个选择。酶和其他蛋白质也与之相似，不是只有一种"口味"，你生来就有一个完整的相关蛋白质"家族"。更有趣的是，其他人可能会有和你不同的口味搭配。最后，每种酶在不同的组织中还会有不同的效果。这就像香草在烹饪时是调味品，但在你的车里是润滑剂一样。这种复杂性是很难设计和开出单一治疗药物（如 COX-2 抑制剂）的原因之一，因为这种疾病可能是由不同形式的蛋白质在不同身体部位所产生的某些具体效应所导致的。回到香草的比方，实际上，它在厨房里很有用，但在车里却没用。在人体中，同一种分子在某些环境中可能会引起炎症，而在另一些环境中却可能发挥抗炎作用。

深入探讨：如何关闭炎症？ [5]

通常情况下，急性炎症会被关闭，受影响的组织也会恢复到健康状态。炎症的**消退**（resolution），有时被称为终止，是一个积极的过程，依赖于由 ω-3 **必需脂肪酸**（essential fatty acid）EPA 和 DHA 构建的某种"**介质**"（mediator）。这是很重要的一点，因为促炎症消退和抗炎是不一样的。一些 NSAID 实际上可能会阻止这种消退过程，但是对健康的人来说，低剂量的阿司匹林却可以促进这种过程。肥胖会降低促炎症消退化合物的水平，但补充 DHA、EPA 或富含 ω-3 脂肪酸的油类会逆转这种效果。就像必需氨基酸一样，必需脂肪酸不能由身体自己制造，必须从食物，如坚果、种子和多脂鱼类中获取。ω-3 多样性是指这组脂肪酸在化学结构方面的差异；在美国，另一种脂肪酸，ω-6 脂肪酸的消耗更多，其通常是玉米油、红花油和豆油的组成成分。一些医疗机构从业人员已开始建议老年人补充特异性促炎症消退介质（specialized pro-resolving mediator，SPM），这是一种可以关闭炎症反应的富含 ω-3 脂肪酸的油类混合物。

免疫系统中还有另一种解决炎症的备用工具，**即嗜酸性粒细胞**（eosinophil）。这种细胞主要是用来保护机体免受寄生虫的侵害。腹部脂肪中有一组特殊的此类细胞，可以保持免疫系统在我们的控制之下。随着年龄的增长，这些抗炎细胞的数量会减少，所以促炎症细胞便占了上风，这就是之前说的炎性衰老。在小鼠实验中，通过将幼年小鼠体内的嗜酸性粒细胞注射到老年小鼠体内，这种炎症状态得到了逆转。在接受治疗的老年小鼠中，其局部和全身的炎症均被逆转了。结果非常令人惊讶：老年小鼠似乎恢复了活力，而且它们的体力和耐力也增强了，免疫系统的应答反应也增强了。这意味着或许将来我们也会选择注射年轻的免疫细胞。

再回头说说 NSAID。NSAID 能减少全身各处的血流量，而不仅仅是减少炎症部位的。当流向肾脏的血流减慢时，肾脏的工作速度就会变慢。而当肾脏的工作速度减慢时，体液就会在体内积聚，从而使血压升高。所以，如果你的血压本就有问题，那你可能不想经常服用 NSAID。高血压也会增加脑卒中的风险，这就解释了为什么长期使用 NSAID 会增加脑卒中可能性。使用 NSAID 也与心脏病风险轻微上升有相关性，但与低剂量阿司匹林无关。

有趣的是，布洛芬会抑制细胞引入必需氨基酸——色氨酸的能力。你可能还记得，代谢过程中构建大分子（如蛋白质）的方向被称为合成代谢。许多合成代谢反应都涉及到上面讨论的 mTOR 系统。布洛芬似乎会阻断这个系统的一部分。因此，这种药物可能除了有抗炎特性外，还有年龄阻滞作用。事实上，在三大无脊椎模型生物（酵母、线虫和果蝇）中，布洛芬都可以延长其寿命。

一些非选择性 NSAID，如阿司匹林和布洛芬，还能激活能量传感

AMP 系统（前一章描述过）。因为 AMP 是在 ATP（细胞的能量供应）水平低的时候形成的，它就像一个油量表，会告诉细胞现在燃料不足，要省着点用。当然，这种基于热量 / 饮食限制的节省策略，会给细胞和人体本身带来许多有利的影响。[6]

扩展内容：线粒体抗氧化剂[7]

我知道本书对**抗氧化剂**（antioxidant）的整体态度令人困惑。是应该吃呢？还是不应该吃？在很多情况下，答案是，视情况而定。正如第三章中第一次介绍氧化损伤和自由基［又名活性氧类（ROS）］这一重大问题时所讲的，服用广谱抗氧化剂，如维生素 C 或维生素 E，可能会适得其反。这种补充剂可能会向身体传递这样的信息：现在有大量的抗氧化剂，所以不必自己制造。结果，一旦出现需求提升或补充剂断供的情况，身体就会因为自身供应被切断而出现氧化损伤。

另一方面，如果你能让抗氧化剂进入产生 ROS 且造成最大损伤的位点，也就是线粒体内，这可能就是一件好事。科学家们一直在寻找这种靶向抗氧化剂，并提出了一些候选物质。

其中测试效果最好的是 Mito-Q。它是通过化学修饰自然存在的抗氧化剂辅酶 Q10（也就是 CoQ10）以特异性针对线粒体而得到的。你可能对辅酶 Q10 很熟悉，因为它经常被推荐给心脏病患者。一项在老年人中进行的小型临床试验显示，服用 Mito-Q 6 周后，这些老年人的一些血管健康相关指标（见第七章）看起来年轻了 20 岁。

其他有选择性地针对线粒体，以保护它们免受氧化损伤的药物也正在研发之中，但目前还没有任何一种药物经过大规模测试。

交联抑制剂。[8]回想一下第四章所介绍的内容，在血液中循环的糖可

以附着在蛋白质上，并使它们彼此粘在一起。这种所谓的糖化或交联，就像前面描述的血红蛋白中产生的交联，会导致各种各样的问题，因为这样蛋白质就不能正常工作了。而糖尿病患者的糖化情况更糟，因为他们血液中糖的含量更多。随着年龄的增长，骨骼中的糖化也会增加，因为骨骼重塑（去除交联蛋白）的速度会随着衰老的进展而减慢。第六章描述过这个过程。在皮肤中，糖化则会导致皱纹和皮肤松弛，因为支撑皮肤的胶原蛋白会凝结成块。在其他系统中，如血管或神经系统，这些交联蛋白造成的损伤甚至可能危及生命。有很多方法可以阻止交联的形成。例如，减少糖的摄入（如低碳水化合物饮食）可以做到这一点，许多药物和营养保健品也可以最小化糖化过程，其中包括很多名字拗口的化合物，还有一些 B 族维生素。本章的后面会再次讨论这些物质。[9]

一些化合物可以破坏这些交联的蛋白质，也就是 **AGE**（**晚期糖化终末产物**）。能够去除 AGE 的化合物称为 AGE 抑制剂。在啮齿类动物中，此类物质被证明可以破坏血管中形成的交联，甚至可以逆转已经造成的损伤。一项针对人类细胞的小型研究表明，AGE 抑制剂中的一种可以逆转由于交联而导致的骨质流失。不幸的是，人体试验并没有得到相同的结果，这可能是因为人的 AGE 类型与小鼠的不同，交联糖化蛋白（glucosepane）是人体组织中发现的 AGE 的主要成分。尽管这是一个很有希望的靶点，但迄今为止，针对这种物质的临床试验并没有将其成功去除。总之，这是一个不断发展的、有前景的研究领域。

化学干预措施：生物制剂 / 大分子制剂

化学家们并不擅长合成大分子，因为相关合成的过程往往会在一小部分分子被组装起来之后就停滞不前了。想象一下用乐高积木搭一座高3米（10英尺）的塔是什么情形。相比之下，制作一个高0.25米（10英寸）的塔要容易多了，而且还要让高3米（10英尺）的塔站起来那就更困难了。然而，在过去的几十年里，生物化学家们已经具备了从细胞产生的化合物中提取，或诱导其他细胞来制造这些化合物的相关能力。这些化合物可以是碳水化合物、蛋白质、核酸（如DNA）、激素，甚至是活体细胞。这些所谓的**生物药品**（biopharmaceutical）或**生物制剂**（biologic）包括疫苗、血制品、基因疗法药物、免疫系统蛋白和细胞疗法药物。

激素替代疗法（HRT）。激素在每个身体系统中都很重要。前面关于皮肤、肌肉和骨骼的各个章节都介绍了它们的作用。越来越多的证据表明，无论男女，HRT都能影响其健康寿命和实际寿命。

如你所知，随着年龄的增长，每个人都会或多或少有一些慢性的、低度的炎症或炎性衰老。这最终会损坏所有身体系统，包括能够修复损伤的干细胞。炎性衰老在男性中更明显，这也许可以解释为什么男性的预期寿命比女性短。这里也不能忘记肌肉的重要作用，它能使我们保持健康和活力，并影响胰岛素在新陈代谢中所起的许多作用。任何能导致肌肉萎缩的因素，如激素水平下降，都会影响我们的健康。所有这些观点都支持HRT，但正如前几章所讨论的那样，这种疗法也存在一些问题。

根据雌激素在男性和女性中都存在这一事实，一种新的HRT应运而生。回想一下第六章所描述的，雌激素的很多保护作用主要是基于其抗炎和抗氧化特性。给绝经后女性进行HRT治疗虽然也有争议，但不会被认为是不道德的，而给男性使用雌激素，因为可能会产生"雌化"的效果，就不是能被普遍接受的了。

事实证明，人体有几种形式的雌激素。其中一种被称为 **α－雌二醇**

（alpha estradiol）的，具有与另一种更活跃形式（称为 β－雌二醇）相同的保护作用，但没有后者的雌化作用。在最近一项对中老年雄性小鼠的研究中，α－雌二醇逆转了随着衰老而产生的炎症和代谢紊乱。HRT 通过减轻体重和减少脂肪来达到这一效果，这显然是通过创造一个类似热量限制的内环境来实现的。HRT 介导的脂肪减少所带来的另一个好处是肝功能的改善。如果这种效果能在人类身上复现，将对胰岛素抵抗和 2 型糖尿病的治疗产生积极的影响。虽然这些还只是初步发现，但也是很有希望的。[10]

深入探讨：NAD⁺ 刺激剂 [11]

NAD⁺ 的作用一言难尽，但过去五年来，越来越多的证据证实，它是衰老过程的主要参与者。早期的人体试验表明，NAD⁺ 补充剂可能有助于减少一些与年龄相关的衰退，目前很多研究都在寻找提高体内 NAD⁺ 水平的最佳途径。

你可能记得第三章提到过，NAD⁺ 是一个信号，能告诉线粒体激活其为数不多的基因，从而减少 ROS 的产生。它还能开启细胞核中控制抗应激和抗氧化活动的基因。NAD⁺ 的水平在所有已研究过的生物体中都会随着年龄的增长而下降。反过来，恢复这些动物体内的 NAD⁺ 水平，就可以逆转衰老的某些方面了。NAD⁺ 的水平也会因一些延长实际寿命和健康寿命的行为而上升，如饮食限制和运动，当然也会随着年龄的增长或一些缩短实际寿命和健康寿命的行为而下降，如高脂饮食。这些研究的观察结果支持 NAD⁺ 水平下降导致衰老过程的结论。此外，NAD⁺ 补充剂可以防止一些伴随衰老而来的有害影响。

扩展内容：身体的信号传递

关于细胞和身体中的信号前面已经讲了不少，也许你还想知道这些信号是什么。这里用交通信号进行类比，我们都对经常见到的许多交通信号，如红灯、停车、让行、限速等标志很熟悉。而我们的身体会发出许多具有类似功能的信号，也就是传达在特定的时间和空间点细胞应该做什么的信息。只不过交通信号通常是视觉上的，而体内的信号则是化学的。还有一个重要的区别是，相同的化学信号在不同的区域可能有不同的含义。想象一下，如果停车标志在另一条街上的意思是让你继续开，会是什么情形。然而，我们的身体惊人地复杂，它会通过在不同区域对同一信号进行不同的解读来处理这种明显的模糊情况。这就相当于你在一条街上看到某个标志就知道是让你走，而在另一条街上看到同样的标志却知道是让你停。对我们来说幸运的是，化学信号会被称为受体的解释器读取，这样即使读取的是相同的信号，它也能产生不同的反应。这就好像当你从一个路口开到另一个路口时，你的视物方式突然就发生了变化；然后，你会从这个相同的标志（如停车）中得到关于如何继续的截然不同的信息。

说回 NAD$^+$：它最广为人知的功能是将电子从细胞中的食物分子运送到线粒体。1929 年的诺贝尔化学奖授予了阿瑟·哈登爵士（Sir Arthur Harden）和汉斯·冯·奥伊勒·切尔平（Hans von Euler-Chelpin），因为他们发现了这个重要分子的结构及其功能。

最近，人们发现 NAD$^+$ 可以与线粒体和细胞核沟通，告诉它们关闭或开启某些基因。这种功能很合理，因为受影响的基因通常与线粒体活动有关，所以 NAD$^+$ 的作用有点像一个油量表，告诉细胞线粒体在做什么。随后，人们又发现了它的另一种功能，即 NAD$^+$ 能与一些重要的酶协同作用。下面会描述这些酶，没有 NAD$^+$ 参与，它们就不能工作。

关于 NAD$^+$ 的最后一点：其水平会随着昼夜节律（即人体固有的生物钟）而波动。这意味着 NAD$^+$ 的水平在不同的细胞，甚至一个细胞的不同部位都可能会不同，因为人体有不同的区域"时钟"。正如前一章关于睡眠的章节中所讨论的，老年人经常会抱怨他们不断变差的睡眠周期。睡眠中断的一个潜在影响是降低 NAD$^+$ 水平。不过目前还没有看到任何关于 NAD$^+$ 补充剂能改善睡眠效果的研究。与之相关的一点是，为了饮食限制能在动物研究中发挥其保护作用，动物的昼夜节律必须是正常的。这一发现突显了这些内在节律在衰老过程中发挥的有益作用。

听上去不错，是吗？好吧，这里再多解释一下 NAD$^+$ 及其作用，这样你就可以确定此类补充剂是否适合你了。首先是前面提到的一组酶，叫作**去乙酰化酶**（sirtuin，**SIRT**）。去乙酰化酶和 mTOR 一样，对机体的各个方面都有影响，包括抗压力、炎症、细胞死亡、癌症、基因调控和新陈代谢。大脑中去乙酰化酶水平的升高对许多神经退行性疾病有保护作用。

当含量充足时，去乙酰化酶可以调节细胞的代谢。基本上，它们通常会通过修改表观遗传标志来识别我们的身体何时经历压力，并协调保护性反应。还记得第三章的介绍吗？这些标志会被添加到基因中，以便开启或关闭、上调或下调这些基因。去乙酰化酶的这种作用类似热量限制带来的益处。人们还发现，去乙酰化酶可以减少炎症、减少细胞死亡、增加细胞的能量工厂——线粒体的数量和提高其活力。因此，当去乙酰化酶被抑制时，一些衰老的病理效应就会出现，这并不奇怪。在一项啮齿类动物的对比研究中发现，那些自然长寿的啮齿类动物的去乙酰化酶更活跃。最后，去乙酰化酶和 mTOR 在细胞中有着截然相反的作用。如果你还记得，mTOR 的作用是促进生长，但也会导致一些加速衰老的疾病，如癌症和心血管疾病，那么去乙酰化酶的抗衰老作用就好理解了。[12]

但是去乙酰化酶并不能独立完成这一切，而是依赖于前几段所介绍的 NAD⁺ 来发挥其积极作用。换句话说，只有当去乙酰化酶水平高且 NAD⁺ 水平也高时，健康和长寿的益处才会随之而来。在这方面有没有更多细节呢？

让我们从小鼠实验开始。增加去乙酰化酶的含量可以保护端粒和 DNA 进而防止干细胞的衰老。第三章介绍过端粒，它是染色体的末端，端粒损失会导致 DNA 损伤和随之而来的细胞活动的紊乱。衰老的干细胞不会再起作用，其所在的组织也会失去再生的能力。在小鼠和其他动物中，热量限制、禁食和运动都能提高 NAD⁺ 水平，并增加去乙酰化酶的保护性活动。

你可能听说过一种叫作**白藜芦醇**（resveratrol）的去乙酰化酶激活剂。白藜芦醇最初是从酿制红葡萄酒的葡萄中纯化出来的，它被认为是法国人在高脂饮食的同时保持良好心脏状况的原因之一。白藜芦醇是由植物产生的，可以保护植物免受真菌感染。这让人想起雷帕霉素的情况：雷帕霉素是由细菌产生的，可以保护它们不受真菌侵害。雷帕霉素能阻断 mTOR 的活性，而白藜芦醇（及其类似的化合物）则会影响一些同样重要的保护性细胞过程。

早期研究表明，白藜芦醇可以延长酵母菌、蠕虫、果蝇、鱼和小鼠的寿命。然而，更广泛的研究表明，白藜芦醇不能延长健康小鼠的寿命，但确实可以减少许多与年龄相关的变化，以及降低肥胖动物的早期死亡率。在小鼠实验中发现了一个振奋人心的结果，补充白藜芦醇可以减缓 **NMJ** 的损伤和流失（NMJ，即**神经肌肉接头**，是控制肌肉的神经与肌肉相连的位点：当 NMJ 受损时，肌肉会停止工作）。白藜芦醇还能使老年小鼠的 NMJ 看起来更像年轻小鼠的，从而有效地逆转衰老。最后一点：在这些小鼠中，热量限制的效果是最好的，终生摄入热量限制饮食的老年小鼠的 NMJ 和年轻小鼠的几乎相同。[13]

目前，关于白藜芦醇在人体中作用的研究还很少。但这些研究确实显示了该补充剂在提高抗氧化水平、提高胰岛素敏感性和增加 **NO** 生成方面有一些效果（如第五章所述，NO 可以保护血管）。在这些研究中，人们摄入的白藜芦醇是大量的，比你从一两杯红酒中获得的要多得多。重要事实：虽然还没有相关数据，但白藜芦醇补充剂似乎相当安全。但是要记住，摄入的白藜芦醇量需很大，为 1～2 克 / 天，因为我们的身体既不擅长从肠道吸收这种物质，也不擅长将其摄入细胞中。[14]

*NAD⁺ 补充剂。*将老年小鼠的 NAD⁺ 水平恢复到年轻小鼠的水平，实际上就可以逆转线粒体的功能障碍了，这一点在第三章已经详细讨论过。简而言之，线粒体功能障碍表现为 ATP（细胞的能量货币）产量下降、ROS（活性氧类）产出增加和 DNA 损伤。

这些结果听起来像是说，提高去乙酰化酶或 NAD⁺ 水平都能起到抗衰老作用。没错，但你不能简单地通过吃一颗 NAD⁺ 药丸来实现，因为它不会进入细胞中。必须使用 NAD⁺ 的合成组分才能进行补充。两种市场上可买到的补充剂均是 NAD⁺ 的前体，一种叫作 NMN，另一种更便宜的叫作 NR。如果你想知道这些缩略词代表什么，可以看注释和这一章末尾的缩略词表。

图 10.1 阐释了去乙酰化酶、NAD⁺ 及其前体之间的关系。其中，NR 用于构建 NMN，NMN 再构建 NAD⁺。NAD⁺ 会不断被去乙酰化酶激活的反应所消耗。NR 和 NMN 补充剂都能提高 NAD⁺ 水平。NMN 更稳定，但它

不能直接进入细胞，而 NR 则可以穿过细胞膜。一种被称为 NRH 的改良形式已经在体外和小鼠实验中被证明有比其他形式更好的提高 NAD$^+$ 水平的能力，但缺点是它还没有商业化。

在小鼠中，NR 和 NMN 补充剂都能提高 NAD$^+$ 的水平和去乙酰化酶的活性。尽管 NMN 不能穿过细胞膜，但它能特异性地改善老年小鼠的心血管指标。至于 NMN 如何促进 NAD$^+$ 的产生，目前还不清楚，相关争论也一直很激烈。我们从动物研究中也听说了许多具有启发性的趣闻，而且其中一些研究人员也公开承认过每天服用 NMN 或 NR。下面看看人体研究的情况。[15]

人体的 NAD$^+$ 水平有几种不同的测定方法。一项研究通过收集不同年龄的成人和婴儿外科患者身上的组织进行试验。另一项研究则重点关注了 20 ~ 40 岁、40 ~ 60 岁和 60 岁以上的三组人（每组约 10 人）的情况。在所有的研究对象中，年龄越大，NAD$^+$ 和去乙酰化酶的水平就越低。有趣的是，这种相关性在男性中比女性更显著。在我的家乡科罗拉多州博尔德进行的一项小型试验显示，给 30 名健康的中年和老年（50 ~ 79 岁）受试者（包括男性和女性）补充 NR 可刺激 NAD$^+$ 的产生，且 NR 可降低血压和动脉硬度，但这些结果还应在更大规模的试验中进行验证。一项

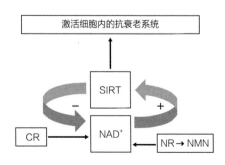

图 10.1　NAD$^+$ 激活去乙酰化酶（SIRT）。NAD$^+$ 在此过程中会被耗尽。热量限制（CR）和补充剂能补充 NAD$^+$，而衰老和高脂饮食则会令其消耗（图片 © Beth Bennett）

针对 10 名男性的临床试验表明，NMN 是安全的，但尚缺乏长期疗效研究的报道。如果还需要更多的证据来证明，去乙酰化酶系统在衰老过程的能量处理中占据核心地位，回想一下 **FGF21**，之前介绍过的饥饿激素，是另一种被去乙酰化酶激活的激素。

在一项纳入 120 名健康成人（60 ~ 80 岁）的临床试验中，使用 NR 和一种体内活性更强的白藜芦醇（注释中描述了这种可购买的产品）的补充剂的组合，能增加受试者体内的 NAD^+ 含量。其结果显示，服用推荐剂量的受试者在 30 天后其 NAD^+ 水平比基准水平平均增加了 40%，且这一数字在 60 天后仍保持不变；服用两倍推荐剂量的受试者，30 天后 NAD^+ 水平比基准水平增加了 90%，且 60 天后依然有 55% 的提高；而那些服用安慰剂的人则没有 NAD^+ 的增加。本研究未报告严重不良事件。在去购买这种补充剂之前，请先回想一下第一章中关于临床试验的警告，特别是当那些试验的组织者可以从其积极结果中受益时。公平地说，这项研究是由一个独立的团队进行的，尽管它是由生产该产品的公司设计的。[16] 这是一个快速发展的研究领域，其结果可以说是日新月异。

衰老细胞治疗和 senolytics。你肯定还记得第三章介绍过的**衰老细胞**，之后的章节也有所提及。这些令人不快的小东西会越来越多地出现在衰老的身体中，但它们已经失去了分裂和制造更多细胞的能力。它们不能分裂的部分原因是其端粒（染色体的末端）太短了。尽管如此，它们仍然可以产生化学信号并释放到周围环境中，不幸的是，这些信号还可以导致邻近细胞的衰老。而且这些衰老的细胞并不是无害的，它们还会释放一些能引起炎症并破坏邻近细胞线粒体的化合物。**senolytics** 是一类针对并杀死这些"小怪物"的药物，而**衰老细胞疗法**（senotherapy）就是降低其负面作用的治疗方法。当前，虽然关于后者的数据有限，但许多

我们为什么会变老

小鼠实验表明，有针对性地破坏衰老细胞可以延长寿命，甚至还具有返老还童的效果。人们也进行过相反的实验，即将衰老细胞注射到小鼠体内，结果显示经过注射的小鼠比未接受处理的小鼠要衰老得快得多。

这种疗法的靶向作用原理如下：细胞表面的分子能帮助细胞与周围环境相互作用。每种类型的细胞都有不同的表面分子，这些分子可以被视为该细胞类型的标志或定位标签。可以将这些表面标志想象成是房子上独一无二的街道地址（例如，肝细胞的表面分子组与血细胞的表面分子组不同）。在细胞衰老的情况下，它们独特的表面分子则会使它们成为这种清除疗法所针对的目标。治疗癌症的肿瘤学家已经用这种方法研制出针对癌细胞的新药，该新药要么会直接杀死癌细胞，要么会告诉免疫系统去杀死癌细胞。

人体的免疫系统通过产生**抗体**（antibody）来自然而然地发挥靶向作用。这些抗体蛋白质，有点像热追踪导弹，可以找到特定的衰老细胞标志并附着在细胞上，从而将其杀死。当用一种针对衰老细胞的抗体治疗老年小鼠时（每周 2 次，持续 3 周），发现老年小鼠体内的衰老细胞有了大幅下降，更喜人的是，它们的肌肉量上升了。在为期 9 周的随访中，接受治疗的小鼠没有出现任何不良反应，还保留了年轻小鼠才具备的大块肌肉。这对小鼠来说已经是一段很长的时间了。[17]

同样，senolytics 也可以选择性地破坏衰老细胞，而不会对正常细胞造成任何伤害。有些 senolytics 的目标是衰老细胞内的关键蛋白质。虽然这些治疗被认为是专门针对衰老细胞的，但它们也还是会造成一些附带的损害，因为其效果是全身性的。换句话说，如果靶蛋白出现在其他类型的细胞上，这种细胞也会被摧毁。为了避免这个问题，一种新的被提出的策略是使用纳米胶囊（一种直径只有 0.000 000 01 米的微珠）携带药物进入细胞。这种胶囊只会在衰老细胞中释放，因为其包衣只会被衰老细胞独有的过程所溶解。[18]

另一种方法是注入一种不活跃的"自杀基因"。尽管这听起来很可怕，但其实人体所有的细胞都携带这类基因，前几章也已经讨论过它们的作用了，即使细胞发生**细胞凋亡**（apoptosis）。在很多情况下，当身体需要清除掉一些细胞时，这些基因就会像远程激活的炸弹一样发挥作用。而只有当这种senolytics药物进入衰老细胞时，自杀基因才会被启动。"噗"的一下，衰老细胞就化为乌有了。在小鼠中该疗法获得了很好的效果。[19]

但即使是开发进度最快的senolytic也才刚刚进入人体临床试验阶段。这种药物就像特洛伊木马一样：它进入细胞内部后会扰乱一些控制衰老细胞活动的"交通信号"。当这些信号被关闭时，衰老细胞中的自杀基因就会被激活。该疗法目前有两个试验正在进行，第一个主要针对骨关节炎，第二个则主要针对第八章所描述过的年龄相关眼病。[20]和往常一样，请记住，当开发药物或治疗方法的公司自己进行临床试验时，偏倚的可能性总是会存在的。

最后一种策略仍处于初期阶段，它寄希望于免疫系统的增强。免疫系统在正常情况下是会清除衰老细胞的，但正如我们所看到的，它的功效会随着年龄的增长而下降。事实上，这种下降的部分原因是各个系统对清除衰老细胞的需求越来越高了。因此，提高免疫系统的整体活性和特异性，提高其清除衰老细胞的功能是这一策略的组成部分。如你所知，基于前面对抗体工作原理的描述，免疫系统通过细胞表面分子来锁定靶细胞。这种方法在概念上类似于一些新的抗癌疗法，其中包含对人体的免疫细胞进行基因修饰，以增强其识别待消除细胞的能力。[21]

而且别忘了，某种senolytics制剂已经被开发成了一种针对皮肤衰老细胞的美容霜，而不是药物。该产品已获得 FDA 的批准，并正在进行大规模的人体临床试验。第四章详细描述过这个过程。

输血。十多年来，科学家们一直在实践一种科幻技术——**异种共生**（parabiosis），也就是将老年小鼠和年轻小鼠的循环系统连接起来。他们发现，当老年小鼠从年轻小鼠身上获取血液时，它们的外表和行为都变得年轻了。随后，该方法被改进为仅使用过滤的血浆，也得到了同样显著的效果。这种衰老的逆转在增强老年小鼠学习和回忆新信息的能力方面尤其显著。而加热血浆则会消除这一效应，这表明蛋白质是导致这一现象的根本原因，因为蛋白质在高温下会失活。[22]

为了研究用这种方法治疗阿尔茨海默病和脑性瘫痪等疾病的可能性，目前多项临床试验正在进行。美国加利福尼亚州的一家诊所已开始使用这种技术，不过他们的临床试验设计实在糟糕（在我看来），而参与者还要花费数千美元。[23] 我们希望，在人类身上进行的试验能重现动物实验的发现，但不幸的是，许多与此类似的外推例子表明，人类显然不是大号的老鼠。

化学干预措施：营养保健品和补充剂

由于各种原因，如经济、教育或文化方面的因素，许多人没有或不能使用前一章描述的行为干预。这些人需要的，是能够促进健康老龄化的替代方法。而许多人又更喜欢"天然"的治疗方法，比如**营养保健品**（nutraceutical）——某种有益于健康的食品成分。但请记住，这些天然物质中的活性成分也可能会像合成药物一样产生不需要的脱靶效应。

营养保健品。这些物质包括膳食补充剂，如维生素和所谓的功能食品。

后者是经过改造的食物，其作用超出了它们所含的简单营养成分的功效。常见的营养保健品有抗氧化维生素（如维生素 C 和维生素 E，在大多数水果 / 蔬菜为主的饮食中含量丰富）和 ω-3 不饱和脂肪酸（一种抗炎化合物，在地中海饮食和其他使用橄榄油的饮食中含量丰富）。这一章的前面部分提到了一些关于广谱抗氧化剂的问题，那 ω-3 油类有没有呢？有许多饮食法强调富含这种"健康"脂肪的饮食通常比普通的美国饮食更健康，但相应饮食研究其实一团糟！而当你知道这些研究是怎么执行的时候，就更加会觉得它们不靠谱了。人们要么被问及多年来吃了什么（我也不能非常准确地回答这个问题），要么被分配去实施一个几乎没有监督的特定饮食法（我可能不会非常严格地遵循它）。

下面从维生素这个简单的例子开始。叶酸（一种 B 族维生素）和维生素 D，在对特定疾病（如心血管疾病）的研究显示出了一定的应用前景，但其在健康的成人中的研究结果还不是很明确。维生素 D 缺乏可能是一些与年龄相关疾病的危险因素，如骨质疏松、骨关节炎、痴呆和动脉硬化。第六章谈到了这种补充剂对骨质疏松患者的益处，但它在其他疾病中的作用还不太清楚，而且因为证据主要来自流行病学研究，所以不太有说服力。[24]

有一些证据表明维生素 D 在骨骼中有保护作用（见第六章）。然而，人体试验的结果有时是自相矛盾的。第一章谈到过与此相关的一些原因，所以你应该对研究结果持保留态度，特别是对小型试验或基于相关性而非实验的研究的结果。这里提到这些都是为了给维生素 D 在治疗阿尔茨海默病方面可能产生的积极结果做铺垫。维生素 D 缺乏是阿尔茨海默病的一个危险因素。当给有类似阿尔茨海默病症状的大鼠服用维生素 D 补充剂时，一些能促进神经元死亡的因素减少了。但由于没有相关人体试验的数据，现在提出这个建议可能还为时过早。[25]

其他一些有希望的候选物质有在咖啡中发现的化合物（萜类和多酚）、绿茶中发现的化合物［一种名为**绿原酸**（chlorogenic acid，**CGA**）的多酚］，以及一些在大豆和可可中发现的化合物。**多酚**（polyphenol）是一种植物化合物，其名字只是代表它的结构，在这里不必太关注。其中许多物质已经进行了动物试验和体外试验，并显示出了各种各样的有益效果，包括防止氧化损伤和逆转蛋白质糖化（之前说过的 AGE，即晚期糖化终末产物）。较高剂量的 CGA（相当于每天喝几升咖啡或茶，这对我来说是不现实的，但对一些人来说可能未必）能延长线虫的寿命并保护其神经元，但相关效应尚未在哺乳动物中进行测试。[26]绿茶中的另一种化合物可能有刺激NAD^+产生的效果，这为绿茶宣称的众多健康益处提供了一些证据。各种各样的水果和蔬菜也含有很多种保护性的化学物质，虽然这些物质只在实验室测试中显示出了保护性（也就是说，人体试验还没有进行）。这些水果和蔬菜包括苹果、大蒜、洋葱、西蓝花（和相关蔬菜，即十字花科植物）、西红柿和辣椒。

其中一种营养保健品是由未成熟的牛油果制成的，含有一种可以阻止葡萄糖分解的罕见的糖（甘露庚酮糖）。对小鼠和狗的研究表明，牛油果提取物能改善胰岛素敏感性，延长其寿命。[27]很多人对这些化合物（以及前面讨论过的有类似作用的雷帕霉素和二甲双胍）治疗癌症的效果很感兴趣，因为许多肿瘤使用葡萄糖作为它们的主要能量来源。[28]

诸如 ω-3 等营养保健品和维生素 C 及维生素 E 等抗氧化补充剂的一个问题是，它们是广谱的。换句话说，它们并不"针对"任何特定的细胞活动或结构。因此，人们对那些针对衰老具体原因的和能增强细胞自我保护能力（如自噬或线粒体修复）的、更有针对性的化合物越来越感兴趣。

让我们更深入地研究一下那些已经在特定身体系统中测试过的营养保健品。一种是**亚硝酸盐**（nitrite，和一种相关的化合物——硝酸盐），在绿叶蔬菜和甜菜中含量很高。你可能还记得在第七章中提到的 **NO** 在血管舒张中的作用。如果你不记得了，这里简单说一下，它会刺激动脉的肌层放松，从而保持血管舒张，抵抗引发**动脉粥样硬化**（atherosclerosis）的过程。如果你吃的食物富含亚硝酸盐/硝酸盐，或者富含 NO 的前体瓜氨酸，那么你就拥有了生成 NO 的基本成分，相应地也就可以预防氧化和炎症损伤，并尽可能抵消其影响。这种类型的饮食在小鼠和老年人中已被证明可以逆转动脉损伤。在一项针对老年人的小型研究中，亚硝酸盐明确改善了肌肉功能和认知能力，而瓜氨酸的结果则好坏参半。为证实和扩展这些结果，正在进行更大规模的临床试验。[29]

但是等等，你会说，硝酸盐不是有害的吗？它们不是和癌症有关吗？事实上，并非如此。这种可能的联系在许多年前被证实是错误的，原因是亚硝酸盐及其相关的硝酸盐被添加到肉制品，如培根、火腿、香肠和热狗中。这些含氮化合物有助于肉类保存，并能影响肉的颜色，也就是使肉保持红色或粉红色。如果不添加硝酸盐或亚硝酸盐，肉会很快变成棕色。如果你对为什么会发生这种情况感兴趣，可以回想一下亚硝酸盐是如何在体内被转换成有益信号 NO 的。肉类中的 NO 会与氧气发生反应而使肉变色，氧气本身就是褐变剂，想想切片的苹果暴露在空气中变成棕色的情况吧。

如你所知，身体利用亚硝酸盐来产生 NO，植物也如此。事实上，植物是我们饮食中硝酸盐/亚硝酸盐的最大来源。当然，富含植物的饮食似乎可以预防癌症。所以，可能是肉制品中的其他成分增加了人们患癌症的风险。第五章对此做过一些推测。

另一种能影响 NO 的营养保健品是姜黄素。**姜黄素**（curcumin）是在香料姜黄中发现的一种化学物质。它与西蓝花和其他十字花科植物（花椰菜、羽衣甘蓝、抱子甘蓝）中某些活性化合物所激活的路径相同。口服姜黄素补充剂可以改善小鼠和老年人（45 ~ 74 岁的男性和绝经后女性）的血管健康，减少炎症。[30]

姜黄素也被证明可以减少小鼠大脑中斑块的形成，这表明它可能对阿尔茨海默病有保护作用。同样也没有太多的人体试验数据，有一项研究发现，每天服用两次 90 毫克的姜黄素，对 60 岁以上无痴呆的成人的记忆力和注意力有益。不过，另一项小型研究表明，姜黄素对已经确诊阿尔茨海默病的患者没有帮助。[31] 但这里还是要注意小样本量的问题。

许多其他的营养保健品（如多不饱和脂肪和黄连素）经常被吹捧具有抗衰老的特性，但相关证据的收集也还在初期阶段。例如，黄连素（berberine，BBR），一种在中草药黄连中发现的天然生物碱，其在传统中药中有着悠久的药用历史。最近对人类细胞和小鼠的研究表明，黄连素可以逆转细胞衰老，其主要通过抑制 mTOR 达到这一目的，就像雷帕霉素一样。[32]

去乙酰化酶（前面介绍过其抗衰老的全面保护作用）也在血管健康中发挥着重要作用。去乙酰化酶可以激活血管壁中产生 NO 的酶（详见第七章），这意味着去乙酰化酶的水平升高对血管健康是有好处的，而这种升高可以通过前一章所描述的各种饮食限制的"愉快"方式来实现。[33]

姜黄素和西蓝花中的一种化合物——**萝卜硫素**（sulfurophane，在发芽的西蓝花种子中浓度特别高），能激活细胞中的抗炎和抗氧化机制。这条路径是以控制它的蛋白质 Nrf2 命名的。

最后，一些营养保健品似乎能激活自噬。自噬（在第三章中有详细描述）是细胞里的真空吸尘器，它不仅仅只是清除旧东西，而且还能将其回收再生成新的、有用的结构。**海藻糖**（trehalose），一种存在于蘑菇和蜂蜜中的糖，就属于能激活自噬的营养保健品。在小鼠中，海藻糖能促进自噬并逆转氧化损伤。另一种能激活自噬的天然化合物是**亚精胺**（spermidine）。这种名字很有趣的物质存在于葡萄柚和发酵的豆制品中。研究发现，服用亚精胺的小鼠也能够修复受损的动脉。一项在中老年人中使用海藻糖的研究也显示其能带来动脉功能改善。显然，有必要对这些营养保健品进行更多的研究。[34]

你可以在网上找到这里讨论的一些化合物的其他研究结果。美国国立衰老研究所（National Institute for Aging，NIA）正在其介入测试项目（Interventional Testing Program）中测试大量可能的抗衰老药物和其他化合物。该组织的网站列出了此类实验，以及其可获取的实验结果。[35] Geroprotectors.org 数据库包括了在 11 种模型生物（包括小鼠和蠕虫）中进行的 250 多项延长寿命的实验。这些数据基于两百多种可延长寿命的化学物质，其中包括已批准用于人类的化合物。该数据库整合了从研究论文和数据库中获得的有关延长寿命的实验和相关化合物、衰老抑制机制、长寿激活机制和年龄相关疾病的信息。就个人而言，我发现这个数据库的搜索引擎效率很低，而且化合物列表也不是最新的。话虽如此，但如果你想在数据库中寻找一种化学物质的信息，那些信息是非常完整的。Found My Fitness 网站密切关注了相当多的营养保健品，以及它们对健康和长寿的影响。本章的注释引用了其中的一部分内容。最后，我的个人网站（www.senesc-sense.com）上也更新了一个包含类似信息的网站的列表。

基因有何影响呢？

前面的章节已经讨论了关于风险等位基因和保护等位基因的少量信息。这里提出一些关于伪科学的警告。伪科学现在很猖獗，特别是在互联网上，它们往往会就你的基因在健康和疾病中所起的作用大放厥词。

图 3.1（见本书第 36 页）通过说明同型半胱氨酸（很快你就会知道这是什么）是如何在细胞中产生并参与各种活动的，而引入了生化路径的概念。现在来讨论一些与这个路径相关的细节，因为它与许多对遗传学的误解和误用都有关。

下面从**同型半胱氨酸**（homocysteine）说起。这是一种氨基酸（amino acid，AA），但却不是人体用来构建蛋白质的氨基酸。如图 3.1 所示，它是由一种蛋白质构建氨基酸（**甲硫氨酸**）产生的，并可以再转化为另一种可用于构建细胞蛋白质的氨基酸（半胱氨酸）。一些医疗机构从业人员会建议患者检测体内同型半胱氨酸的含量，因为体内高水平的此类氨基酸有时与心血管疾病和阿尔茨海默病的风险增加有关。然而，这种联系仍然存在争议。

你也可以从图 3.1 中看到，许多 B 族维生素在去除同型半胱氨酸的反应中的作用很重要。这些维生素可以从富含水果和绿叶蔬菜的饮食中获得，也可以从补充剂中获得。想象一下，移除这条相互连接的路径中依赖 B 族维生素的部分会如何。很明显，很多 B 族维生素的产出根本就不会发生。不妨把这部分路径想象成一张路线图，如果去掉彼此相连的道路的话，那么要从 A 点到 B 点就算不是完全不可能，也将是很困难的。

而那些互联网健康"专家"的叙述在有关图 3.1 顶部的机制部分就偏离了轨道。除了蛋白质构建功能之外，甲硫氨酸的另一个功能就是释放其"甲基"基团。**甲基**（methyl）是细胞中一种具有多种重要功能的简单的小化合物。其被添加到另一种化合物中的过程被称为**甲基化**（methylation），这有点像你使用信用卡购物时的手续费。你可能不知道这种收费，但它无处不在并允许购买过程的顺畅进行。同样的，甲基化也是人体中一个重要且普遍存在的过程，可以促进其他活动的顺畅进行。

当甲硫氨酸将其甲基用于细胞反应时，剩下的部分就是同型半胱氨酸了。然后，叶酸或维生素 B_6 都可以将其甲基转接给同型半胱氨酸，从而再生成甲硫氨酸。记住，人体也可以从摄入的蛋白质中直接获得甲硫氨酸，所以这个再生过程并不是甲基供给的唯一来源。这里想强调的是，这一路径并非如许多人在互联网上说的那样，是甲基化的唯一来源。

如果你体内关键的 B 族维生素含量低，或者体内有一种酶不能很好地向同型半胱氨酸提供甲基，那么同型半胱氨酸的水平就会上升。这可能是，也可能不是心脏病的一个危险因素，但高同型半胱氨酸水平肯定会抑制某些甲基化反应。就像你的信用卡被锁定了一样，在解锁之前，你不能进行任何购买行为。过多的同型半胱氨酸会以类似的方式阻断一些关键反应。

如果你有心脏或阿尔茨海默病的家族史，并且手头宽裕，你可能会想要检测你的同型半胱氨酸水平。或者，你也可以对自己的基因组进行测试（如通过像 23andMe 这样的基因测试服务商进行检测），以确定你在上述路径和其他路径中所拥有的酶的形式。这里需要注意的是，要自己解释这些筛查的结果并不是件容易的事。

下面来回顾一些遗传学基础知识。酶是一种蛋白质，而基因正是制造蛋白质的指令。再深入一点，基因就是一长串 DNA 序列，而 DNA 序列则是由构成 DNA 的四个带有不同碱基的脱氧核糖核酸组成的。在人类的染色体中，一条序列可以由数百万个脱氧核糖核酸构成。这些字母在一个给定的基因中可以以不同的方式排列，从而产生同一基因的不同**等位基因**（allele）或基因型。而每个等位基因则可以产生不同形式的同一蛋白质。这样的基因产生的蛋白质有时比普通等位基因产生的表现得更好，有时则更差。

如果你做了 DNA 检测，比如通过 23andMe 或 Ancestry.com 这类基因检测公司，它们就能识别出在你 2 万多个基因中发生的大部分的 DNA 变化。忽略一些复杂的因素，这个过程本质上就像区分相同名字（相同基因）的不同拼写，如 Alicia、Elicia、Elissa、Alissa 等。对于其中一些基因，我们知道某种 DNA 序列的排列方式（即等位基因）比另一种更有效；而对于另一些基因，我们也知道某种 DNA 序列排列方式实则预示着你会有麻烦。

回到同型半胱氨酸的问题，在图 3.1 中看不到的是，合成甲基供体化合物（左下方灰色框中的维生素 B_6）的过程大约需要六个步骤，而每一个步骤都需由相应的酶来催化完成。最后一种酶，叫作 MTHFR[1]，其催化速度是最慢的，所以它是此清除同型半胱氨酸的过程中最重要的一种酶。举个例子，想想你上下班的路程，也许你要经过六个红绿灯，在最后一个红绿灯处，你要在绿色的转弯灯亮起时左转。有时候这个特殊的灯亮起的时间很短，所以只有很少的汽车能通过，慢速酶就像这个转弯灯一样会限制整体的进程。而在其他时间段，绿色的转弯灯可以亮起更长时间，让更多的汽车通过，而这就像是一种更有效的 MTHFR 形式。但你要去上班未必非走那条路不可，有几条替代路线的里程数虽然稍长

---

[1] MTHFR，即亚甲基四氢叶酸还原酶，是同型半胱氨酸代谢的关键酶之一。——译者注

一些，但不需要左转。所以，你会根据某一天的交通堵塞情况灵活选择另一条路线，细胞也是一样的。

这里不厌其烦地说了那么多，就是要说明，尽管你可能有一个功能不怎么良好的 MTHFR 等位基因，但你的细胞可以选择性地绕过它。然而，功能医学界却将 MTHFR 视为一个巨大的问题，并建议将其作为几乎所有可以想到的疾病的危险因素进行基因检测（有 3 个常见的等位基因）。这种错误的描述可归因于其对细胞中发生的复杂化学过程的极度简单化认识和误解。[36]

其他基因也有类似的情况。换句话说，对于单个基因是如何影响健康的，并没有简单的解释。若要对此进行详细解读，将是一件既复杂又耗时的事情。如果你真的想知道，你就得投入大量的时间和精力去了解一些生物化学知识，并和遗传咨询师多沟通。

生物标志物（biomarker）。在结束这一章之前，再来介绍一下生物标志物的概念。这似乎是一个晦涩难懂又无关紧要的话题，但下面的内容可以帮助你认识到它的重要性。

生物标志物到底是什么东西？维基百科将其定义为"某种疾病状态的严重程度或存在程度的可衡量指标……更笼统地说，它是一种特定疾病状态或其他生理状态的指示标志"。维基百科并没有直接指出这些指标是非常有用的，因为评估疾病或潜在状态并不总是那么容易的。以冠状动脉疾病为例，我们都听过类似的故事：40 多岁的人，通常是男人，平时看起来很健康，但却突然死于心脏病发作。而如果有了这种疾病的良好生物标志物，这些人就可以更早地被识别和治疗了。现在相信生物标志物很重要了吗？

让我们把这个想法延伸到衰老方面。是的，辨认出一个老年人很容易，脸上的皱纹就是明证。但说真的，如果你想使用本书描述的一些干预措施并评估它们的效果，就需要好用的生物标志物了。生物标志物另一个显而易见的用处是，它们将大大加快衰老研究的发展步伐。如果老年学专家有一种可以在治疗前后立即测量的生理年龄评估指标（即生物标志物），这将极大地促进衰老研究的实验和验证进程，使其更快速、更便宜。

目前，我们缺乏廉价又可靠的衰老生物标志物。唯一被广泛接受的鉴定方法是进行寿命研究。而对小鼠寿命的研究也并不便宜，且它们与人类结果的相关性也不明确。灵长类动物的研究则更昂贵，而且耗时也更长。前一章已经讨论了这些方法的局限性。

在本书的章节结构中，各章节分别对应了不同的系统。现在，你可能也意识到了，生物标志物的检测可能也是具有系统特异性的。例如，可对皮肤中的糖化化合物（AGE，第四章）进行荧光筛查。虽然仍有争议而且花费高昂，但通过测量大脑中斑块的形成来检测阿尔茨海默病是可能做到的（第八章）。另外，一个衰老的生物标志物应该可以显示一个人体内累积的损伤程度。然后，这种测量就可以用来评估特定系统的损伤情况。也许你有很多的健康基因，所以在实际年龄为 70 岁时，你的生理年龄可能会年轻得多，这就意味着你不需要进行很多昂贵的检查或治疗。反之亦然。

其中一种方法就是测量**细胞因子**（cytokine，它是细胞释放的可以影响其他细胞的化合物，这种影响可好可坏）。一种叫作 **MCP1** 的特殊细胞因子会召唤免疫细胞来攻击入侵的病原体。

MCP1 的研究主要是在小鼠中进行的，它是衰老生物标志物一个很好的候选，原因如下：第一，其水平会随着年龄的增长而升高。第二，在**早衰症**（progeria，一种加速衰老的疾病，可参见第三章介绍过的沃纳综合征的例子）的模型小鼠中，MCP1水平甚至高于正常的老年小鼠。在这些模型小鼠中，延缓衰老的治疗降低了MCP1水平。第三，在患有某些类型心脏病的老年人中，病情越重的人MCP1水平越高。这些结果都支持将这种化合物作为生理年龄的潜在标志物。更妙的是，MCP1的水平会随着干预措施的实施而改变，这就凸显出了其作为测试新疗法疗效指标的实用性。[37]

还记得氧化应激吗？当有氧代谢过程中主要来自线粒体的活性氧类的量超过了体内固有的对其加以中和的能力（即抗氧化机制）时，这种情况就会发生。所以毫不奇怪，剧烈的体育锻炼会激活线粒体，并同时增加氧化应激水平。高水平的应激激素条件下和长时间处于寒冷的环境中时也会产生类似的影响。

我们知道过多的**氧化应激**（oxidative stress）会造成损伤，所以这种应激的生物标志物也可能作为损伤的有用标志。但我们也知道，有一点压力可能是一件好事（**兴奋效应**）。一项着眼于"间歇性生活"压力对鸟类氧化损伤标志物影响的研究就是一个使用生物标志物来评估衰老的例子。之所以在这里提到这个研究，是因为这组研究人员使用了四种易于测量的氧化应激测试方法，并得出了应激性压力（特别是间歇性饮食限制）和寿命之间关系的有趣结论。

下面来看看研究人员所使用的每一种标志物。他们是根据ROS会对DNA和蛋白质均造成破坏这一事实来选择生物标志物的。第一种标志物是DNA受损时产生的8-OHdG（它是在血浆中发现的，有点像路面上的血迹，可以表明那里发生过伤害事件）。而当蛋白质受损时，就会产生第二种标志物，即红细胞中发现的一种叫作PC的化合物。他们观察的另外两种标志物是抗氧化剂，且都存在于血浆中。一种是常规防御机制的标志物，主要依靠维生素 C、维生素 E 和其他一些能像磁铁吸附金属一样简单地抓取活性氧的物质，称为 **OXY**。最后一种标志物是血浆中发现的另外一种抗氧化剂，是一种专门针对 ROS 的蛋白质，称为**超氧化物歧化酶**（superoxide dismutase，**SOD**）。

现在你已经知道了氧化应激的生物标志物都有哪些了，也知道了这项研究在鸟类身上发现了什么，但更重要的是，这些发现要如何推及到人类身上呢？毫无疑问，随着鸟儿年龄的增长，前两种受损标志物的水平也会上升。如果事情真如我们设想的那样，也就是氧化应激在生命历程中不断发生，并导致了与年龄相关的损伤。食物的可得性（应激性压力）也会影响应激的标志物。在限制食物摄入的实验组鸟儿中，DNA 损伤程度较高，但并未增加其死亡率；而在自由进食的对照组鸟儿中，较高的 DNA 损伤程度则确实增加了其早逝的概率。在两组鸟类中，蛋白质损伤增加均意味着死亡率的增加。

抗氧化剂防御机制的情况则更为复杂。对照组 SOD 的水平是随着年龄的增长而升高的，饮食限制组则没有，而 OXY 的情况则正好与其相反。这里有个比较奇怪的现象：你可能会认为 SOD 的上升是好事（带来更多的保护），但实际上其水平越高，鸟类死亡的可能性就越大。也许 SOD 上升是因为鸟类正试图减少已经存在的高损害水平吧。

很多研究人员试图解释这些结果，但我们可以跳过这一步，直接进入对我们来说更有趣的部分，也就是如何在人类身上使用这些标志物。一些小规模的人体研究显示出了同样令人困惑的大趋势。这没有什么好惊讶的，因为对人类的非受控研究，尤其是小型研究，会有很多变数。我的观点是，如果能发现与死亡率明显相关的标志物，那这些标志物将对众多衰老研究大有用处。希望在未来几年里，能看到更多的生物标志物被找出，且有更多机会使用它们。与此同时，不要轻易听信那些看似可信的生物标志物检测宣传广告。[38]

然后说说所谓的表观遗传时钟。这种生物标志物检测的是 DNA 的特定变化。那些被添加到 DNA 的部分称为**表观遗传**（epigenetic），意思是位于 DNA 结构之外，因为它们是由细胞添加到 DNA 中的另一种化合物构成的。可以把它们想象成贴在基因上的便利贴。表观遗传时钟是由史蒂夫·霍瓦特博士（Dr. Steve Horvath）根据来自 51 种健康组织和细胞类型的 8000 多个样本的公开数据提出的。霍瓦特博士的方法是关注所有（350 个）样本中相同 DNA 区域的不同点。他发现，随着年龄的增长，这些表观遗传标志物发生了一致的变化。通过比较从新生儿到老年人的不同年龄的样本，他又对该时钟进行了校准。

然后，他利用已知样本的年龄，结合 DNA 的变化量，来预测其生理年龄。记得吗，人与人的衰老速度是不一样的。这种可变性是生理年龄概念的基础。实际年龄是指你出生后的具体年数，而生理年龄则很难定义，但基本上其衡量的是你的健康和功能状况。

最近，这个时钟已被扩展到 DNA 中的更多区域，用于检测一系列与年龄相关的因素，这些因素包括全因死亡率、癌症、生理功能、酒精依赖、阿尔茨海默病，甚至还有第四章所述的皮肤衰老。这些都与生理年龄有关。换句话说，患有年龄相关疾病的人，其生理年龄（由该时钟决定）要大于他们的实际年龄。时钟的变化（即一个人的生理年龄），一部分是由基因决定的——想想那些长寿的家庭吧，一部分则是由环境决定的（详见下文关于端粒的讨论）。基于遗传信息的其他类型的生理时钟也正在开发之中。如果你对自己的生理年龄感到好奇，这些时钟提供的信息可能是有用的，但要预先警告，表观遗传时钟评估并不便宜，而且关于它是否适用于预测健康寿命还没有最终证明，尽管最近对时钟的修改似乎已经能用来预测一个人的剩余寿命了。[39] 不过我不确定我是否想知道自己的剩余寿命。

表观遗传时钟有一个有趣的衍生概念，就是将时钟逆转的可能性。这听起来像是科幻小说，但理论上确实有可能通过改变 DNA 上的"便利贴"的方式来编码一个更年轻的你。这样的情况在接受年轻捐赠者骨髓移植的患者身上已经出现过了。受捐者的表观遗传标志物发生了变化，更接近捐赠者的情况。一项旨在逆转衰老的小型临床试验似乎取得了成功，该试验通过一系列治疗手段恢复了免疫失灵者的免疫系统活动。但请注意，这些人都患有严重的已经损害或摧毁了其免疫系统的疾病。[40]

另一种有时被用作年龄标志物的量度是端粒长度。本书第三章介绍过端粒（如果你需要，可以重温一下）。它们肯定会随着年龄的增长而缩短，所以端粒的长度可以作为一种标志物。此外，更短的端粒是一些疾病的危险因素，如阿尔茨海默病和冠状动脉疾病。但将其作为生物标志物的缺点是它们会对环境变化做出反应。换句话说，你的行为和暴露于各种属性的环境（如污染），都可以改变端粒的长度。从另一个角度来看，你也可以通过贯彻健康的生活方式，包括植物性饮食、适度运动和减轻压力来增加端粒的长度。[41]

所有这些生物标志物，给人的感觉就像盲人摸象的故事。第一个人摸了摸象鼻子，就告诉其他人大象像一根绳子；第二个人摸了摸象牙，就告诉其他人大象像一把剑；第三个人摸了摸象腿，就告诉大家大象像树干。这下你明白了吧：观察某个单一的生物标志物可以给出一些信息，但不足以让你窥一斑而知全豹。

结 论

你可以服用许多种类的药物和（或）补充剂来影响你的健康寿命，也可能是你的实际寿命。这些药物从阿司匹林等普通药物，到二甲双胍等被改换目的的处方药，再到 NAD^+ 增强剂等作用尚属推测的化合物，可谓不一而足。但这些药物都没有在大型临床试验中经过严格的测试，也就是说，它们中的很多都有强有力的启发性佐证。同时别忘了，我们知道的一些行之有效的方法虽然可以延长你的健康寿命，甚至你的实际寿命，但却并不一定容易做到。

没错，我说的就是运动和饮食改变。而让问题更加复杂的是，我们并没有应用上述这些化合物的具体处方，甚至连生活方式改变的相关方案都没有。当然，每个人都是不同的，所以每个人都得对应一套独一无二的处方，这就是"个性化医疗"的魅力所在。在未来，我们也许可以从医生和医疗服务提供者那里获得个性化的信息。而现在，我们可以先在自己身上做实验。试着以本书描述的某些方式调整你的饮食或运动方式，持续几个星期，看看你的感觉如何。

扩展内容：自我实验 [42]

如果你想在自己身上做些实验，有很多自助类书籍都有条目详细的养生法。这里给出一个示范。先在搜索引擎上输入你想要试着做出的改变的名称，比如高强度力量训练、间歇性禁食或你感兴趣的补充剂，然后看看搜索结果。警告：无论哪种情况，都要调查文章的作者或网站的背景，以确保它不是一个产品或服务的推销话术。请记住第一章中关于网站部分的告诫。不要轻信你随便在网上看到的观点，一定要找到其原始来源。意思是你要阅读报道相关人类数据的科学论文，包括其观察结果、副作用和剂量。本书后面提供了很多这样的论文，你也可以通过搜索 PubMed（美国国立卫生研究院管理的科学论文数据库）轻松找到更多论文。回想一下第一章的相关建议：要找到更多最新的出版物，请将注释中给出的参考文献在谷歌学术搜索（https://scholar.google.com）中进行检索，它会从该参考文献的出版日期开始进行搜索。

　　然后你要评估你的结果。对一些人来说，这就像测量脉搏、血压、体重或 BMI（我认为这是相当没有意义的）一样简单。许多技术设备会自动跟踪其他指标的情况，如活动水平和睡眠。如果你想进行更深入的了解，你可以进行血液生化和其他生理参数的检测。具体要检测的指标最好通过与医生或其他对健康寿命或长寿问题有深入研究的临床医师讨论你的目标来确定。在任何情况下，不管你是否选择使用一位专业自我实验者所列出的步骤，我都建议你先通读他（她）发表的内容。[43] 注释给出的材料是详细的，还涵盖了对线粒体抗氧化剂特定配方的一般概述，甚至连费用预算也包括在内。剧透警告：这可不便宜，但在医院做一次彻底的体检也不便宜。无论你做什么，都要尽可能多地了解自己。祝你好运！

缩略词表

AD：阿尔茨海默病

AGE：晚期糖化终末产物

AMP：一磷酸腺苷，一种由 ATP（三磷酸腺苷，细胞使用的重要能量储存化合物）衍生而来的信号物质

BBR：黄连素，一种中草药中的有效化合物

CGA：绿原酸，绿茶中的一种化合物

COX-1/2：环氧合酶 1 和 2，产生前列腺素的酶

CR、DR：热量限制和饮食限制

EPA、DHA：两种必需脂肪酸，用于产生关闭免疫反应的化合物（二十碳五烯酸和二十二碳六烯酸）

HbA1c：血红蛋白 A1c 型（即糖化血红蛋白）

HRT：激素替代疗法

IGF-1：胰岛素样生长因子 -1

MCP1：单核细胞趋化蛋白 1，一种激活免疫系统细胞以攻击入侵病原体的蛋白质

mTOR：哺乳动物雷帕霉素靶蛋白，一种控制细胞活性的蛋白质

NAD$^+$：烟酰胺腺嘌呤二核苷酸，一种在每一个细胞中均存在的信号，参与许多代谢过程

NMJ：神经肌肉接头，控制肌肉的神经与肌肉的连接位点

NMN、NR：烟酰胺单核苷酸、烟酰胺核苷，两者都是 NAD$^+$ 的构建成分

NO：一氧化氮，一种气态信号分子

Nrf2：核转录因子红系 2 相关因子 2，一种激活抗氧化蛋白生产的蛋白质

NSAID：非甾体抗炎药

ROS：活性氧类，又称自由基

SIRT：去乙酰化酶，一组参与抗压的酶

SOD、OXY：超氧化物歧化酶、谷胱甘肽，天然产生的抗氧化剂

SPM：特异性促炎症消退介质

注　释

第一章　什么是衰老？我们为什么会变老？

1. 世界卫生组织，"Ageing and Health", Fact Sheets，最近更新时间 2018 年 2 月 5 日，https://www.who.int/news-room/fact-sheets/detail/ageing-and-health。

2. 很多书都介绍过了随着年龄增长而产生的精神、心理和智力的成长，不一而足。这里不会列出其中任何一本，但你可以通过搜索各种书迷网站找到它们。关于智慧及其神经学基础，可参阅 Elkhonen Goldberg 撰写的 *The Wisdom Paradox: How Your Mind Can Grow Stronger as Your Brain Grows Older*(London: Free Press, 2005) 一书；此外，推荐一本关于衰老的神经学方面的好书，其介绍了年龄对人体神经处理系统的好处，可参阅 Daniel Levitin 撰写的 *Successful Aging: A Neuroscientist Explores the Power and Potential of Our Lives*(New York: Dutton, 2020) 一书。

3. 世界卫生组织，"International Statistical Classification of Diseases and Related Health Problems (ICD)", Classification of Diseases，最近更新时间 2020 年 11 月 20 日，https://www.who.int/classifications/icd/en/。

4. 有关弗雷明汉心脏研究的更详细概要，可参阅 M. W. Higgins, "The Framingham Heart Study: Review of Epidemiological Design and Data, Limitations and Prospects", *Progress in Clinical and Biological Research* 147, no. 1 (1984): 51-64,PMID: 6739495。

5. 你可以在 S. Stanley Young 和 Alan Karr 发表的论文中读到关于早餐麦片的研究及其相关的问题，可参阅 "Deming, Data and Observational Studies. A Process Out of Control and Needing Fixing", *Significance* 8 (2011): 116-120。其中的 Bradford Hill 标准可参阅维基百科词条 "Bradford Hill Criteria" 的描述，最近更新时间 2020 年 12 月 9 日，https://en.wikipedia.org/wiki/Bradford_Hill_criteria。要深入了解众多研究类型的缺点，可参阅 Peter Attia, "Studying Studies: Part Ⅱ —Observational Epidemiology"，发布时间 2018 年 1 月 15 日，https://petera- ttiamd.com/ns002。

6. 作为一名实验型科学家，我主要研究导致酗酒和其他类型物质滥用的遗传机制。因为我的研究对象是啮齿类动物而不是人类，这让我的研究更轻松一些。我认同那些对用动物做研究有道德顾虑的人，但如果没有活体，有些实验研究是不可能进行的。如果能在试管里做这些实验，我早就做了。尽管如此，大多数从事动物研究的科学家，包括我在内，都非常努力地为我们的实验动物提供最好的生活条件。这样做主要有三个原因：第一，关爱众生是正确的事。第二，如果我的动物在生存条件方面遭受痛苦或缺少食物，我从它们那里获得的数据就会出现偏差。第三，资助机构，通常是联邦政府，会实施严格的规则来保护实验动物的权利。事实上，实验动物的生存条件和待遇，比大多数食用类动物要优厚得多。

7. R. A. Davidson, "Source of Funding and Outcome of Clinical Trials", *Journal of General Internal Medicine*1, no. 3 (1986): 155-158, doi: 10.1007/BF02602327,PMID: 3772583。

8. WHI 网站上有很多出版物。有关结论的摘要，可参阅 J. E. Rossouw, J. E. Manson, A. M. Kaunitz, G. L. Anderson, "Lessons Learned from the Women's Health Initiative Trials of Menopausal Hormone Therapy", *Obstetrics and Gynecology* 121, no. 1 (2013): 172-176, doi: 10.1097/aog.0b013e31827a08c8,PMID: 23262943。WHI 也招致了大量的批评，有关这些批评的精彩讨论以及激素治疗的额外信息，可参阅 Avrum Bluming 和 Carol Tavris 撰写的 *Estrogen Matters: Why Taking Hormones in Menopause Can Improve Women's Well-Being and Lengthen Their Lives—Without Raising the Risk of Breast Cancer*(New York: Little Brown Spark, 2018) 一书。如果你感觉读完一整本书会让人望而却步，我的网站上有一个精简版本（Beth Bennett, "What Exactly Is Osteoporosis?"，发表时间 2019 年 2 月 28 日，http://senesc-sense.com/what-exactly-is-osteoporosis/ or Peter Attia, "Controversial topic affecting all women—the role of hormone replacement therapy through menopause and beyond—the compelling case for long-term HRT and dispelling the myth that it causes breast cancer"，发表时间 2019 年 2 月 28 日，https://peteratti-amd.com/caroltavris-avrumbluming/）。

9. WebMD, "Curcumin May Prevent Clogged Arteries", Heart Disease, 最近更新时间 2009 年 7 月 20 日，https://www.webmd.com/heart-disease/news/20090720/curcumin-may-prevent-clogged-arteries。

第二章　衰老的原因或进化学解释

1. Leonard Hayflick, "Biological Aging Is No Longer an Unsolved Problem", *Annals of the New York Academy of Sciences* 100, no. 4 (2007): 1-13, doi: 10.1196/an nals.1395.001,PMID: 17460161。

2. Felipe Sierra 的社论中有一个很好的概述，"Moving Geroscience into Uncharted Waters", *Journals of Gerontology. Series A, Biological Sciences and Medical Sciences* 71, no. 11 (2016): 1385-1387, doi: 10.1093/gerona/glw087,PMID: 27535965。这是关于老龄化研究未来的特刊，有兴趣的读者还可以阅读一些优秀的科学出版物，如 *Aging*、*BMC Geriatrics*、*Aging Cell*、*Journal of Aging and Health*、*Journal of Nutrition*、*Health and Aging* 以 及 *Experimental Aging Research*。

3. 一篇社论角度的论文：John C. Newman, Sofiya Milman, Sharukh K. Hashmi, Steve N. Austad, James L. Kirkland, Jeffrey B. Halter, Nir Barzilai N, "Strategies and Challenges in Clinical Trials Targeting Human Aging", *Journals of Gerontology. Series A, Biological Sciences and*

Medical Sciences 71, no. 11 (2016): 1424–1434, doi: 10.1093/gerona/glw149,PMID: 27535968, 这篇论文给出了一个很好的概述。有关健康寿命及其相关概念的精彩讨论，可参阅 Douglas R.Seals, Jamie N. Justice, Thomas J. LaRocca, "Physiological Geroscience: Targeting Function to Increase Healthspan and Achieve Optimal Longevity", *Journal of Physiology* 594, no. 8 (2016): 2001-2024, doi: 10.1113/jphysiol.2014.282665,PMID: 25639909。Seal 与 Simon Melov 合作将其进一步扩展到了他们所说的 "转化老年学" 领域，其中关于衰老的基础研究成果被转化为生物医学应用，以延长健康寿命或者他们所说的最佳寿命。Douglas R.Seals, Simon Melov, "Translational Geroscience: Emphasizing Function to Achieve Optimal Longevity", *Aging* 6, no. 9 (2014): 718-730, doi: 10.18632/aging.100694,PMID: 25324468。

4. 人口学家努力通过研究老龄化统计数据以解决诸如确定不同年龄组的死亡原因等问题。这一领域的一些很好的资料可以在 Kenneth W. Wachter 和 Caleb E. Finch 编著的 *Between Zeus and the Salmon*(Washington, DC: National Academy Press, 1997) 一书中找到。Andrzej Bartke 和 Nana Quainoo 对人类衰老的遗传学进行了很好的综述，可参阅 "Impact of Growth Hormone-Related Mutations on Mammalian Aging", *Frontiers in Genetics* 9 (2018): 586, doi: 10.3389/fgene.2018.00586。

5. Dan Buettner 撰写的 *The Blue Zones: 9 Lessons for Living Longer*, 2nd ed. (Washington, DC: National Geographic Partners, 2012) 一书。

6. 预期寿命是通过调查特定人群的死亡数或死亡率计算出来的统计数据。例如，2010 年出生的美国白人预期寿命为 78.9 岁，而黑人预期寿命仅为 75.1 岁。在一个种族中，女性往往更长寿；而女性的寿命延长又会使平均值曲线呈上升趋势。根据最新的估计，一些非洲国家的出生时预期寿命仍在 40 岁以下，最多 45 岁，但其他国家的出生时预期寿命几乎普遍在 50 岁以上；日本和其他一些国家，现在的平均寿命是 84 岁左右。更多相关统计数据，可参阅 National Vital Statistics Reports on the Centers for Disease Control (CDC), posted April 19, 2006, www.cdc.gov/nchs/data/nvsr/nvsr54/nvsr54_14.pdf。

7. 有关进化论的深入讨论，可参阅 Wachter 和 Finch 撰写的 *Zeus and the Salmon*。如果想要获得一个有趣的、但也有一些偏向的讨论，可参阅 Joshua Mittledorf 和 Dorian Sagan 撰写的 *Cracking the Aging Code: The New Science of Growing Old—And What It Means for Staying Young*（New York: Macmillan, 2016）一书。想要了解老龄化的理论和科学家们的伟大历史观点，可参阅 Bill Gifford 撰写的 *Spring Chicken: Stay Young Forever (or Die Trying)*(Waterville, MA: Thorndike Press, 2015)。

8. 美国国家癌症研究所 (NCI) 网站发布的相关内容，可参阅 https://www.cancer.gov/about-cancer/causes-prevention/risk/age, 发布时间 2015 年 4 月 20 日。

9. John Wilmoth 撰写的 "In Search of Limits"，收录于由 Kenneth Wachter 和 Caleb Finch 编著的 *Between Zeus and the Salmon* (Washington, DC: National Academy Press, 1997) 一书的第 38 ~ 64 页，其中讨论了早期人类的预期寿命在 25 岁左右的证据。虽然截至 1900 年，最发达国家的人口平均寿命已上升到 50 岁左右，在 20 世纪初，许多较贫穷国家的人口预期寿命仍在这一范围内。Charles Raison 博士对这一观点进行了有说服力的反驳，其将对病原体的防御与重度抑郁症联系起来，具体可参阅他的综述：Charles L. Raison, Andrew H. Miller. "Pathogen-Host Defense in the Evolution of Depression: Insights into Epidemiology, Genetics, Bioregional Differences and Female Preponderance", *Neuropsychopharmacology: Official Publication of the American College of Neuropsychopharmacology* 42, no. 1 (2017): 5-27, doi: 10.1038/npp.2016.194。或者听听对

他的采访 (https://www.foundmyfitness.com/episodes/charles-raison)。

10. Nick Lane 撰写了大量关于线粒体和细胞生物化学方面的文章或书籍。对于感兴趣的读者来说，有一本不错的入门书籍是《生命的跃升》[*Life Ascending: The Ten Great Inventions of Evolution*(New York: Norton, 2009)]。

11. 目前关于人类热量限制的综述，可参阅 Most, et al, "Calorie Restriction in Humans: An Update", *Ageing Research Reviews* 39 (2017): 36-45。也可以查看热量限制协会的网站（www.crsociety.org/）。有关 CALERIE 研究的信息，可参阅 James Rochon, Connie W. Bales, Eric Ravussin, Leanne M. Redman, et al, "CALERIE Study Group. Design and Conduct of the CALERIE Study: Comprehensive Assessment of the Long-term Effects of Reducing Intake of Energy", *Journals of Gerontology. Series A, Biological Sciences and Medical Sciences* 66, no.1 (2011): 97-108, doi: 10.1093/gerona/glq168.Epub 2010 Oct 5,PMID: 20923909。

12. Doug Seals 已经发表了多篇关于热量限制及其对健康寿命影响的相关文章。例如，Chris-topher R. Martens, Douglas R. Seals, "Practical Alternatives to Chronic Caloric Restriction for Optimizing Vascular Function with Ageing", *Journal of Physiology* 594, no. 24 (2016): 7177-7195, doi: 10.1113/JP272348, Epub 2016 Nov 29,PMID: 27641062。

13. Valter Longo 撰写的《长寿饮食》[*The Longevity Diet*(New York: Avery Books, 2016)]。

14. Nick Lane 也报道了热量限制相关内容以及与进化相关的其他主题，可参阅《能量，性，自杀》[*Power, Sex and Suicide*(Oxford: Oxford University Press, 2005)] 一书，也可参阅 Andre Klarsfeld 和 Frederic Revah 撰写的 *The Biology of Death* (Ithaca, NY: Cornell University Press, 2004) 一书。

第三章　衰老的机制

1. 对十几位主要研究人员关于衰老基本机制的简短访谈，可参阅 Linda Partridge, Toren Finkel, Amita Sehgal, Pankaj Kapahi, et al, "Focus on Aging", *Cell Metabolism* 23 (2016): 951-956, a 2016。另外，由国家地理频道制作的一段名为 *The Age of Aging* 的优秀视频是 Breakthrough 节目的一部分。

2. 如果你想了解衰老的机制，可观看以下 YouTube 视频，https:// www.youtube.com/watch?v=q8mJZOuaMLY。

3. 关于美国的项目，可参阅 https://www.reuters.com/article/us-usa-obama-precisionmedicine-idUSKBN0L313R20150130；关于欧盟的项目，可参阅 https://www.ictandhealth.com/news/next-country-joins-the-1-million-genomes-initiative/；关于中国的项目，可参阅 https://futurism.com/discovery-make-invisibility-cloak；关于 23andMe 的内容，可参阅 https://www.23andme.com。

4. Elizabeth Blackburn 和 Elissa Epel 撰写的《端粒效应：年轻、健康、长寿的新科学》[*The Telomere Effect*(New York: Grand Central Press, 2016)] 一书。

5. https://www.zymoresearch.com/pages/dnage。

6. 第一个早期生命分离实验是由 Ian C. G.Weaver, Nadia Cervoni, Frances A. Champagne, Ana C D' Alessio 等报道的，可参阅 "Epigenetic Programming by Maternal Behavior", *Nature*

Neuroscience 7, no. 8 (2004): 847-854, doi: 10.1038/nn1276,PMID: 15220929。此背景下有关表观遗传学和表观遗传时钟的相对通俗的探讨，可参阅 https://www.whatisepigenetics. com/cuddling-can-leave-positive-epigenetic-traces-babys-dna/；该时钟是由 Dr. Steve Horvath 提出的，可参阅 "DNA Methylation Age of Human Tissues and Cell Types", *Genome Biology* 14, no. 10 (2013): R115-135, doi: 10.1186/gb-2013-14-10-r115,PMID: 24138928。Alejandro Ocampo, Pradeep Reddy, Paloma Martinez-Redondo, Aida Platera Luenga 等（大约 20 名其他研究人员）描述了一种逆转小鼠衰老的大胆方法，可参阅 "In Vivo Amelioration of Age-Associated Hallmarks by Partial Reprogramming", *Cell* 167, no. 7 (2016): 1719-1733, doi: 10.1016/j.cell.2016.11.052。

7. A. J. Hulbert, "Metabolism and Longevity: Is There a Role for Membrane Fatty Acids?", *Integrative and Comparative Biology* 50, no. 5 (2010): 808-817, doi: 10.1093/ icb/ icq007,PMID: 21558243。

8. Lee Know 就这一主题写了一本经过深入研究且通俗易懂的书，*The Future of Mitochondria in Medicine: The Key to Understanding Disease, Chronic Illness, Aging, and Life Itself*(White River Junction VT: Chelsea Green Press, 2018)。该书全面深入地研究了线粒体，包括其进化起源，以及其对健康、疾病和哲学的各种影响，可参阅 Nick Lane 的《能量，性，自杀》[*Power, Sex, Suicide: Mitochondria and the Meaning of Life* (Oxford: Oxford University Press, 2005)] 一书。如果你想再深入一步，可参阅这篇综述：Douglas C. Wallace, "A Mitochondrial Paradigm of Metabolic and Degenerative Diseases, Aging, and Cancer: A Dawn for Evolutionary Medicine", *Annual Review of Genetics* 39 (2005): 359-410, doi: 10.1146/annurev.genet.39.110304.095751。

9. Nathan Basisty, Dao-Fu Dai, Ami Gagnidze, Lemuel Gitari, et al, "Mitochondrial-Targeted Catalase Is Good for the Old Mouse Proteome, But Not for the Young: 'Reverse' Antagonistic Pleiotropy?", *Aging Cell* 15, no. 4 (2016): 634-645. https://doi .org/10.1111/acel.12472。想要了解本章中对这一机制和许多其他机制的全面但技术性的概述，可参阅 Ines Figueira, Adelaide Fernandes, Aleksandra Mladenovic Djordjevic, Andre Lopez-Contreras et al, "Interventions for Age-Related 222 Diseases: Shifting the Paradigm", *Mechanisms of Ageing and Development* 160 (2016): 69-92, doi: 10.1016/j.mad.2016.09.009,PMID: 27693441。

10. 最近发表了很多关于所谓的 NAD⁺ 领域的文章，因为这是最近衰老领域的一个热门研究话题。在 Firewall on Aging 网站（http:// www.anti-agingfirewalls.com/ ）上，有一些或多或少可以理解的博客文章和链接。关于 NAD⁺ 是如何随着年龄的增长而影响线粒体的详细、集中的机制解释，可参阅 A. P. Gomes, Nathan L. Price, Alvin J. Ling, Javin J. Moslehi, et al, "Declining NAD(+) Induces a Pseudohypoxic State Disrupting Nuclear-Mitochondrial Communication during Aging", *Cell* 155, no. 7 (2013): 1624-1638, doi: 10.1016/j.cell.2013.11.037,PMID: 24360282。

11. 可参阅 Wallace, "Mitochondrial Paradigm" 或 Matthew Walker 撰写的《我们为什么要睡觉》[*Why We Sleep: Unlocking the Power of Sleep and Dreams*(New York: Scribner, 2017)] 一书，可以了解更多关于睡眠在调节这些路径中的作用的内容。

12. Andrzej Bartke, Westbrook Reyhan, "Metabolic Characteristics of Long-Lived Mice", *Frontiers in Genetics* 3 (2012): 288, doi: 10.3389/fgene.2012.00288。想要深入了解 TOR 的影响，可参阅 Mikhail V. Blagosklonny, "Aging and Immortality: Quasi-Programmed Senescence and Its Pharma-cologic Inhibition", *Cell Cycle* 5, no. 18 (2006): 2087-2102, doi: 10.4161/cc.5.18.3288,

PMID: 17012837。

13. 了解下 *The Future of Mitochondria in Medicine* 一书。

14. Judith Campesi 在慢性炎症现象及其在年龄相关疾病中的作用方面有广泛的著述，例如，① C. Franceschi, J. Campisi, "Chronic Inflammation (Inflammaging) and Its Potential Contribution to Age-Associated Diseases", *Journals of Gerontology.Series A, Biological Sciences and Medical Sciences* 69, suppl. 1 (2014): S4-9, doi: 10.1093/gerona/glu057,PMID: 24833586；② Hae Young Chung, Mateo Cesari, Stephen Anton, Emmaneuelle Marzetti, et al, "Molecular Inflammation: Underpinnings of Aging and Age-Related Diseases", *Ageing Research Reviews* 8, no. 1 (2009): 18-30, doi: 10.1016/j.arr.2008.07.002,PMID: 18692159；③ Anne M. Minihane, Sophie Vinoy, Wendy R. Russell, Athanasia Baka, et al, "Low-Grade Inflammation, Diet Composition and Health: Current Research Evidence and Its Translation", *British Journal of Nutrition* 114, no. 7 (2015): 999-1012, doi: 10.1017/S0007114515002093,PMID: 26228057，本文为一篇关于饮食对炎症作用的优秀综述。

15. 想要了解在小鼠实验中的初步发现，可参阅 *Science Daily* 关于下丘脑激素的文章，www.sciencedaily.com/releases/2013/05/130501131845.htm；想要详细了解被称为异种共生的血液交换过程的描述，请阅读 *Nature* 杂志的摘要，www.nature.com/news/ageing-research-blood-to-blood-1.16762。

16. 有关衰老细胞及其在衰老中的作用的全面综述，可参阅 Christopher D. Wiley, Judith Cam-pisi, "From Ancient Pathways to Aging Cells-Connecting Metabolism and Cellular Senescence", *Cell Metabolism* 23, no. 6 (2016): 1013-1021, https://doi.org/10.1016/j.cmet.2016.05.010。Sue Armstrong 撰写的 *Borrowed Time: The Science of How and Why We Age*(London: Bloomsbury Sigma, 2019) 一书中记录了对发现衰老细胞的 Judith Campes 进行的有趣的采访，并更详细地阐述了衰老细胞在某些情况下的潜在益处。Angelika Amon 在 MIT Spectrum 上给出了细胞规模假说，相关的有趣的非技术采访参见 http://spectrum.mit.edu/ fall-2019/taking-aim-at-cell-dysfunction/；有大量链接的快速阅读，可参阅 Fight Aging 网站 www.fightaging.org/archives/2014/07/aiming-to-remove-the-senescent-cell-contribution-to-aging-and-age-related-disease/。

17. 一篇内容全面但技术性较强的综述：James L. Kirkland, Tamara Tchkonia, "Cellular Senes-cence: A Translational Perspective", *EBioMedicine* 21 (2017): 21-28, doi: 10.1016/j.ebiom.2017.04.013,PMID: 28416161。Fight Aging 网站上发表了候选药物列表：www.fightaging.org/archives/2017/03/the-current-state-of-senolytic-drug-candidates/。

18. Vikramit Lahiri 和 Daniel J. Konski 于 2018 年 3 月在 *The Scientist* 上发表了一篇很棒的综述 ("Eat Yourself to Live: Autophagy's Role in Health and Disease")，但专业术语有点多。如果你想听一场包括有标记的图表和术语定义的精彩的讲座，可参阅 Rhonda Patrick 的网站：https://www.foundmyfitness.com/ episodes/guido-kroemer。

第四章　皮肤

1. 在皮肤中，胆固醇硫酸酯（当然是由胆固醇产生的）主要位于表皮层，并在其中起着重要的调节作用。在这里，基底细胞（图 4.1）开始分化并迁移到活表皮层的外层，在那里胆固醇硫酸酯含量达到最大值。然后死亡的表皮层又会被分解，产生所谓的"表皮胆固醇硫酸酯循环"。皮肤中的胆固醇硫酸酯是保持皮肤各层贴合在一起，并能够相互滑动的关键。这种层与层之间的平滑运动可使皮肤具有很大的弹性。所以，随着胆固醇硫酸酯水平的降低，皮肤的弹性也会降低。

2. Paraskevi Gkogkolou, Markus Böhm, "Advanced Glycation End Products: Key Players in Skin Aging?", *Dermato-Endocrinology* 4, no. 3 (2012): 259-270, doi: 10.4161/derm.22028,PMID: 23467327。

3. Douglas R. Seals 的文章很好地描述了血管系统随着年龄的增长而衰退的情况，"Edward F. Adolph Distinguished Lecture: The Remarkable Anti-Aging Effects of Aerobic Exercise on Systemic Arteries", *Journal of Applied Physiology* 117, no. 5 (2014): 425-439, doi: 10.1152/japplphysiol.00362.2014,PMID: 24855137。

4. 想要了解更多关于雄激素悖论的信息，可参阅以下这篇综述：Shigeki Inui, Satoshi Itami, "Androgen Actions on the Human Hair Follicle: Perspectives", *Experimental Dermatology* 22, no. 3 (2013): 168-171, doi: 10.1111/exd.12024,PMID: 23016593。

5. 更多关于将头发干细胞作为一种潜在的治疗脱发的方法的内容可阅一篇可读性较强的、非技术性的概要，"New Way to Activate Stem Cells to Make Hair Grow", *ScienceDaily*, 发布时间 2017 年 8 月 14 日，www.sciencedaily.com/releases/ 2017/08/170814134816.htm。

6. 更多关于棕榈酰和其他肽类的信息，可参阅 Roanne R. Jones, Valeria Castelletto, Che J. Connon, Ian W. Hamley, "Collagen Stimulating Effect of Peptide Amphiphile C16–KTTKS on Human Fibroblasts", *Molecular Pharmaceutics* 10, no. 3 (2013): 1063-1069, doi: 10.1021/mp300549d,PMID: 23320752; 相关临床试验可参阅 L. R. Robinson, N. C. Fitzgerald, D. G. Doughty, N. C. Dawes, C. A. Berge, D. L. Bissett, "Topical Palmitoyl Pentapeptide Provides Improvement in Photoaged Human Skin", *International Journal of Cosmetic Science* 27, no. 3 (2005): 155-160, doi: 10.1111/j.1467-2494.2005.00261.x,PMID: 18492182。

7. 更多关于 NO 的疗法可参阅 James Q. Del Rosso, Leon H. Kurcik, "Spotlight on the Use of Nitric Oxide in Dermatology: What Is It? What Does It Do? Can It Become an Important Addition to the Therapeutic Armamentarium for Skin Disease?", *Journal of Drugs in Dermatology* 16, no. 1 (2017): s4-10,PMID: 28095537。

8. 想要了解更多关于头发移植实验的信息，原始论文可参阅 Mingqing Lei, Linus J. Schuma-cher, Yung-Chin Lai, Weng Tao Juan, et al, "Self-Organization Process in Newborn Skin Organoid Formation Inspires Strategy to Restore Hair Regeneration of Adult Cells", *Proceedings of the National Academy of Sciences U.S.A.* 114, no. 34 (2017): E7101-7110, doi: 10.1073/pnas.1700475114,PMID: 28798065。在南加利福尼亚大学的新闻稿中，有一个简短的、非技术性的概要 (https://stemcell.keck.usc.edu/usc-stem-cell-scientists-obtain-how-to-guide-for-producing-hair-follicles/)。

9. 该公司的名称是 OneSkin (https://www.oneskin.co/blogs/reference-lab/oneskin-launches-molclock-the-first-skin-specific-molecular-clock-to-determine-the-biological-age-of-human-skin); 创立该公司的科学家们只发表了一篇过程相关论文，即使用表观遗传时钟来确定皮肤样本的生理年龄：Mariana Boroni, Alessandra Zonari, Carolina Reis de Oliveira, Kallie Alkatib, Edgar Andres Ochoa Cruz, Lear E. Brace, Juliana Lott de Carvalho, "Highly Accurate Skin-Specific Methylome Analysis Algorithm as a Platform to Screen and Validate Therapeutics for

Healthy Aging", *Clinical Epigenetics* 12 (2020): article no. 105, doi.org/10.1186/s13148-020-00899-1。该公司网站明确表示，人体临床试验正在进行中。

10. 关于鉴定 *IRF4* 基因作用的相关研究，可参阅 Christian Praetorius, Christine Grill, Simon N. Stacey, Alexander M. Metcalf, et al, "A Polymorphism in IRF4 Affects Human Pigmentation through a Tyrosinase-Dependent MITF/ TFAP2A Pathway", *Cell* 155, no. 5 (2013): 1022-1033, doi: 10.1016/j.cell.2013.10.022,PMID: 24267888。SNPedia 网站对其他将这种基因与各种癌症联系起来的研究进行了详尽的综述 : https://www.snpedia.com/index.php/Rs12203592，这也是一个搜索特定基因信息的好网站，就像 NCBI 网站 (https://www.ncbi.nlm.nih.gov/gene) 一样。

11. 如果你想要深入探讨，可参阅以下这篇很好的综述，Sylvie Ricard-Blum, "The Collagen Family", *Cold Spring Harbor Perspectives in Biology* 3, no. 1 (2011): a004978, doi: 10.1101/cshperspect.a004978。

第五章　肌肉

1. Jonathan R. Ruiz, Xuemei Sui, Felipe Lobelo, James R. Morrow, et al, "Association Between Muscular Strength and Mortality in Men: Prospective Cohort Study", *British Medical Journal* 337, no. 7661 (2008): a439, doi: 10.1136/bmj.a439,PMID: 18595904。和过去的许多其他研究一样，这项研究的对象通常是白人男性。直到最近，由美国联邦政府资助的研究才开始在设计时要求性别平衡。

2. Marjolein Visser 和 Tamara B. Harris 撰写的 "Body Composition and Aging"，收录在由 A. B. Newman 和 J. A. Cauley 编著的 *The Epidemiology of Aging*(New York: Springer Science, 2012) 一书中第 275 ~ 292 页。

3. 很多优秀的文章描述了肌少症的原因。Gillian Butler-Browne, Vincent Mouly, Anne Bigot 和 Capucine Trollet 于 2018 年 9 月在 *The Scientist* 杂志上发表对许多相互作用的原因进行的精彩总结，参见 "How Muscles Age and How Exercise Can Slow It"。Jane Brody 于 2018 年 9 月在 *New York Times* 上发表了多篇关于肌少症及其原因和预防的文章 (https://www.nytimes.com/2018/09/03/well/live/preventing-muscle-loss -among-the-elderly.html)。关于年龄增加过程中所有影响肌肉的过程的全面、可读的概要，可参阅 Robin A. McGregor, David Cameron-Smith, Sally D. Poppitt, "A Review of Muscle Quality, Composition and Metabolism during Ageing as Determinants of Muscle Function and Mobility in Later Life", *Longevity & Healthspan* 3, no. 1 (2014): 9-17, https://doi.org/10.1186/2046-2395-3-9。有关脂肪替代肌肉的漂亮插图，可参阅 https://www.routledge .com/Sarcopenia-Molecular-Cellular-and-Nutritional-Aspects-Applications/Meynial -Denis/p/book/9781498765138。

4. 这一话题的许多精彩信息可参阅 Alistair Farley、Charles Hendry 和 Ella McLafferty 编著的 *The Physiological Effects of Ageing*(Oxford: Wiley-Blackwell, 2011) 一书。

5. 关于运动生理学的书籍是这一部分的基础，例如：Scott K. Powers 和 Edward T. Howley 撰写的 *Exercise Physiology: Theory and Application to Fitness and Performance*, 9th ed. (New York: McGraw-Hill, 2015) 一书；另一个可读性较强、技术门槛较低的选择是 Doug McGuff 和 John Little 撰写的 *Body by Science*(New York: McGraw-Hill, 2009) 一书。

6. Ronenn Roubenoff, "Sarcopenia: Effects on Body Composition and Function", *Journals of Gerontology.Series A, Biological Sciences and Medical Sciences* 58, no. 11 (2003): 1012-1017, doi: 10.1093/gerona/58.11.m1012,PMID: 14630883。

7. 更多关于神经肌肉接点在肌少症中的作用的细节，可参阅 Mikael Edström, Altun Erik, Esbjorn Bergman, Hans Johnson, et al, "Factors Contributing to Neuromuscular Impairment and Sarcopenia during Aging", *Physiology and Behavior* 92, nos.1-2 (2007): 129-135, doi: 10.1016/j.physbeh.2007.05.040,PMID: 17585972；也可参阅 Ruth J. Chai, Jana Vukovic, Sarah Dunlop, Miranda D. Grounds, Thea Shavlakadze, "Striking Denervation of Neuromuscular Junctions without Lumbar Motoneuron Loss in Geriatric Mouse Muscle", *PLoS One* 6, no. 12 (2011): e28090, doi: 10.1371/journal.pone.0028090,PMID: 22164231。

8. 想要深入了解 NMJ 及其在肌少症中的作用，可从以下文章开始：P. Aagaard, C. Suetta, P. Caserotti, S. P. Magnusson, M. Kjaer, "Role of the Nervous System in Sarcopenia and Muscle Atrophy with Aging: Strength Training as a Countermeasure", *Scandinavian Journal of Medicine and Science in Sports* 20, no. 1 (2010): 49-64, doi: 10.1111/j.1600-0838.2009.01084. x,PMID: 20487503；也可参阅 Geoffrey A. Power, Brian H. Dalton, Charles L. Rice, "Human Neuromus-cular Structure and Function in Old Age: A Brief Review", *Journal of Sport and Health Science* 2, no. 4 (2011): 215-226, https://doi.org/10.1016/j.jshs.2013.07.001；以及 Marta Gonzalez-Freire, Rafael de Cabo, Stephanie A. Studenski, Luigi Ferrucci, "The Neuromuscular Junction: Aging at the Crossroad between Nerves and Muscle", *Frontiers in Aging Neuroscience* 6 (2014): 208, https://doi.org/10.3389/fnagi.2014.00028,PMID: 25157231。

9. Marco A. Minetto, Ales Holobar, Alberto Botter, Dario Farina, "Origin and Development of Muscle Cramps", *Exercise and Sport Sciences Review* 41, no. 1 (2013): 3-10, doi: 10.1097/JES.0b013e3182724817,PMID: 23038243；关于抽筋和痉挛的区别，可参阅 http://www.emedicinehealth.com/slideshow_pictures_muscle_cramps_and_muscle_spasms/article_em.htm。

10. 想要了解炎症在衰老中的作用，特别是在肌肉流失方面的作用，可从以下文章开始阅读：① Hae Young Chung, Mateo Cesari, Stephen Anton, Emmanuelle Marzetti , et al, "Molecular Inflammation: Underpinnings of Aging and Age-Related Diseases", *Ageing Research Reviews* 8, no. 1 (2009): 18-30, doi: 10.1016/j.arr.2008.07.002; ② Anne M. Minihane, Sophie Vinoy, Wendy R. Russell, Athanasia Baka, et al, "Low-Grade Inflammation, Diet Composition and Health: Current Research Evidence and Its Translation", *British Journal of Nutrition* 114, no. 7 (2015): 999-1012, doi: 10.1017/S0007114515002093; ③ Christopher Nelke, Ranier Dziewas, Jens Minnerup, Sven G. Meuth, Tobias Ruck, "Skeletal Muscle as Potential Central Link between Sarcopenia and Immune Senescence", *EBioMedicine* 49 (2019): 381-388, doi: 10.1016/j.ebiom.2019.10.034,PMID: 31662290; ④ PMCID: PMC6945275, https://www.ebiomedicine.com/article/S2352-3964(19)30704-2/fulltext; ⑤ Franceschi Claudio, Judith Campisi, "Chronic Inflammation (Inflammaging) and Its Potential Contribution to Age-Associated Diseases", *Journals of Gerontology.Series A, Biological Sciences and Medical Sciences* 69, suppl. 1 (2014): S4-S9, doi: 10.1093/gerona/glu057。

11. Li Li Ji, Chounghung Kang, Yang Zhang, "Exercise-Induced Hormesis and Skeletal Muscle Health", *Free Radical Biology and Medicine* 98 (2016): 113-122, doi: 10.1016/j.freeradbiomed.2016.02. 025,PMID: 26916558；还可参阅 Jonathan M. Peake, James F. Markworth, Kazunori Nosaka, Truls Raastad, et al, "Modulating Exercise-Induced Hormesis:

Does Equal More?", *Journal of Applied Physiology* 119, no. 3 (2015): 172-189, doi: 10.1152/japplphysiol.01055.2014,PMID: 25977451。Li Li Ji 还写过一篇更具技术性的综述："Redox Signaling in Skeletal Muscle: Role of Aging and Exercise", *Advances in Physiology Education* 39 (2015): 352-359, doi: 10.1152/ advan.00106.2014,PMID: 26628659。

12. Giovanni Vitale, Matteo Cesari, Daniella Mari, "Aging of the Endocrine System and Its Potential Impact on Sarcopenia", *European Journal of Internal Medicine* 35 (2016): 10-15, doi: 10.1016/j.ejim.2016.07.017,PMID: 27484963。

13. 想要浏览相关图片和阅读更多有关内容，可参阅 Belgian Blue (https://en.wikipedia.org/wiki/Belgian_Blue) 和 Piedmontese (https://en.wikipedia.org/wiki/Piedmon tese_cattle)。

14. A. Besse-Patin, E. Montastier, C. Vinel, I. Castan-Laurell, et al, "Effect of Endurance Training on Skeletal Muscle Myokine Expression in Obese Men: Identification of Apelin as a Novel Myokine", *International Journal of Obesity (London)* 38, no. 5 (2014): 707-713, doi: 10.1038/ijo.2013.158,PMID: 23979219。

15. 关于肌肉对血糖和其他代谢方面的影响的深入讨论，可参阅 Robin A. McGregor, David Cameron-Smith, Sally D. Poppitt, "It Is Not Just Muscle Mass: A Review of Muscle Quality, Composition and Metabolism during Ageing as Determinants of Muscle Function and Mobility in Later Life", *Longevity & Healthspan* 3, no. 9 (2014): 2046-2395, doi: 10.1186/-3-9,PMID: 25520782。

16. 关于线粒体、肌肉衰老和肌肉流失作用的文章已经有很多。但请记住，随着这个领域的迅速发展，有些文章是相互矛盾的。推荐一些相当专业的好文章：① Chounghun Kang, Li Li Ji , "Role of PGC-1α in Muscle Function and Aging", *Journal of Sport Health Science* 2, no.2 (2013): 81-86, /doi.org/10.1016/j.jshs.2013.03.005; ② R. T. Hepple, "Impact of Aging on Mitochondrial Function in Cardiac and Skeletal Muscle", *Free Radical Biology and Medicine* 98 (2016): 177-186, doi: 10.1016/j.freeradbiomed.2016.03.017,PMID: 27033952; ③ Gregory D. Cartee, Russell T. Hepple, Marcus M. Bamman, Juleen R.Zierath, "Exercise Promotes Healthy Aging of Skeletal Muscle", *Cell Metabolism* 23, no. 6 (2016): 1034-1047, doi: 10.1016/j.cmet.2016.05.007,PMID: 27304505; ④虽然 L. Know 发表的关于衰老的内容不多，但他在 2018 年出版的关于线粒体的书一直是相关话题的经典读物，*The Future of Mitochondria in Medicine: The Key to Understanding Disease, Chronic Illness, Aging, and Life Itself*。

17. 如果你有兴趣，可以读一读这些研究论文：① Adam R. Konopka, Miranda K. Suer, Christopher A. Wolff, Matthew P. Harber, "Markers of Human Skeletal Muscle Mitochondrial Biogenesis and Quality Control: Effects of Age and Aerobic Exercise Training", *Journals of Gerontology.Series A, Biological Sciences and Medical Sciences* 69, no. 4 (2014): 371-378, doi: 10.1093/gerona/glt107,PMID: 23873965; ② Gilles Gouspillou, Nicolas Sgarioto, Sofia Kapchinsky, Fennigje Purves-Smith, et al, "Increased Sensitivity to Mitochondrial Permeability Transition and Myonuclear Translocation of Endonuclease G in Atrophied Muscle of Physically Active Older Humans", *FASEB Journal* 28, no. 4 (2014): 1621-1633, doi: 10.1096/fj.13-242750,PMID: 24371120。

18. 有关该过程的详细概要，可参阅 Carnio Silvia, Francesca LoVerso, Martin A. Baraibar, Emaneula Longa, et al, "Autophagy Impairment in Muscle Induces Neuromuscular Junction Degeneration and Precocious Aging", *Cell Reports* 8, no. 5 (2014): 1509-1521, doi: 10.1016/

我们为什么会变老

j.celrep.2014.07.061,PMID: 25176656；以及关于 NMJ 及其在肌肉老化中的作用的最终综述，E. Edstrom, et al, "Factors Contributing to Neuromuscular Impairment and Sarcopenia during Aging"。

19. Haley J. Denison, Cyrus Cooper, Alvin A. Sayer, Sian M. Robinson, "Prevention and Optimal Management of Sarcopenia: A Review of Combined Exercise and Nutrition Interventions to Improve Muscle Outcomes in Older People", *Clinical Interventions in Aging* 10 (2015): 859-869, doi: 10.2147/CIA.S55842,PMID: 25999704。

20. Caterina Tezze, Vanina Romanello, Maria A. Desbats, Gian P. Fadini, et al, "Age-Associated Loss of OPA1 in Muscle Impacts Muscle Mass, Metabolic Homeostasis, Systemic Inflammation, and Epithelial Senescence", *Cell Metabolism* 25, no. 6 (2017): 1374-1389. e6, doi: 10.1016/j.cmet.2017.04.021,PMID: 28552492。

21. 注释 3 给出好评的所有文章都讨论了举重或抗阻力运动的好处。如果你想了解更多相关细胞机制的细节，可参阅 P. J. Atherton, J. Babraj, K. Smith, J. Singh, M. J. Rennie, H.Wackerhage, "Selective Activation of AMPK-PGC-1alpha or PKB-TSC2-mTOR Signaling Can Explain Specific Adaptive Responses to Endurance or Resistance Training-Like Electrical Muscle Stimulation", *FASEB Journal* 19, no. 7 (2005): 786-788, doi: 10.1096/fj.04-2179fje,PMID: 15716393。

22. 注释 11 引用的 Li Li Ji 等人的文章详细介绍了 PGC 的结果。基因表达研究给出的被研究系统（如人类或啮齿类动物的肌肉细胞）中活跃基因的列表正在不断拉长。我不确定我们能从其中得到多少信息因为我们对所有的基因及其相互作用都很陌生；一些专注于肌肉的文章如下：① Aretem Zykovich, Alan Hubbard, James M.Flynn, Mark Tarnopolsky, et al, "Genome-Wide DNA Methylation Changes with Age in Disease-Free Human Skeletal Muscle", *Aging Cell* 13, no. 2 (2014): 360-366, doi: 10.1111/acel.12180,PMID: 24304487; ② Simon Melov, Mark A.Tarnopolsky, Kenneth Beckma, Kristin Felkey, Alan Hubbard, "Resistance Exercise Reverses Aging in Human Skeletal Muscle", *PloS One* 2, no. 5 (2007): e465. https://doi.org/10.1371/journal.pone.0000465。

23. 关于运动相关研究的综述，可参阅 Denison, et al, "Prevention and Optimal Management of Sarcopenia"；运动单元损耗的综述，可参阅 Power, et al, "Human Neuromuscular Structure and Function in Old Age"。

24. 这些研究结果来自 Konopka, et al, "Markers of Human Skeletal Muscle Mitochondrial Biogenesis and Quality Control"。

25. 有关过度运动的影响的有趣而重要的评论，可参阅 Christopher C. Case, John Mandrola, Lennard Zinn, *The Haywire Heart: How Too Much Exercise Can Kill You, and What You Can Do to Protect Your Heart*(Boulder, CO: Velo Press, 2017)。"过度" 意味着 ROS 和炎症细胞因子的产生时间过长，会激活分解代谢途径，阻碍蛋白质合成，击垮内源性防御机制，造成不利影响。关于过度运动对心血管系统不利的讨论，可参阅 James H.O'Keefe, Evan L. O'Keefe, Carl J. Lavie, "The Goldilocks Zone for Exercise: Not Too Little, Not Too Much", *Missouri Medicine* 115, no. 2 (2018): 98-105,PMID: 30228692。关于 NMJ 的作用，可参阅 Gregorio Valdez, Juan C. Tapia, Hiyuno Kang, Gregory D. Clemenson, et al, "Attenuation of Age-Related Changes in Mouse Neuromuscular Synapses by Caloric Restriction and Exercise", *Proceedings of the National Academy of Sciences of the United States of America* 107, no. 33 (2010): 14863-14868, https://doi.org/10.1073/pnas.1002220107。其他 NMJ 效应可参阅

Aagaard, et al, "Role of the Nervous System in Sarcopenia and Muscle Atrophy with Aging"。关于运动的易读文章以及与老龄化科学相关的其他主题，可参阅美国国家老龄化研究所的网站，https://www.nia.nih.gov/health/exercise-physical-activity。

26.　Jonathon M. Peake, James F. Markworth, Kazunori Nosaka, Truls Raastad, Glen D. Wadley, Vernon G. Coffey, "Modulating Exercise-Induced Hormesis: Does Less Equal More?", *Journal of Applied Physiology* 119, no. 3 (2015): 172-189, doi: 10.1152/ japplphysiol.01055.2014,PMID: 25977451。

27.　Peake 等发表的 "Modulating Exercise-induced Hormesis: Does Equal More?"。

28.　在注释 10 中引用过的 Ji 等 (2015, 2016) 发表的文章讨论了这点。

29.　关于 EMS 的更详细描述，可参阅 Atherton, et al, "Selective Activation"。

30.　Yuki Tamura, Yataka Matsunaga, Yu Kitaoka, Hideo Hatta, "Effects of Heat Stress Treatment on Age-Dependent Unfolded Protein Response in Different Types of Skeletal Muscle", *Journals of Gerontology.Series A, Biological Sciences and Medical Sciences* 72, no. 3 (2017): 299-308, doi: 10.1093/gerona/glw063,PMID: 27071782。

31.　关于蛋白质来源和分解的可读综述（尽管有些过时），可参阅 M. J. Rennie, A. Selby, P. Atherton, K. Smith, V. Kumar, E. L. Glover, S. M.Philips, "Facts, Noise and Wishful Thinking: Muscle Protein Turnover in Aging and Human Disuse Atrophy", *Scandinavian Journal of Medicine and Science in Sports* 20, no. 1 (2010): 5-9, doi: 10.1111/j.1600-0838.2009.00967. x,PMID: 19558380。另一篇不错的综述，Siân Robinson, Cyrus Cooper, Avan Aihie Sayer, "Nutrition and Sarcopenia: A Review of the Evidence and Implications for Preventive Strategies", *Journal of Aging Research*, article ID 510801 (2012), doi.org/10.1155/2012/510801；实验表明，在摄入蛋白质之前锻炼可以增强你吸收氨基酸的能力，可参阅 Nicholas A. Burd, Stefan H. Gorissen, Luc J.van Loon, "Anabolic Resistance of Muscle Protein Synthesis with Aging", *Exercise and Sport Sciences Review* 41, no. 3 (2013): 169-173, doi: 10.1097/ JES.0b013e318292f3d5,PMID: 23558692。关于 mTOR 信号系统以及蛋白质摄入如何与之相互作用的全面综述，特别是在衰老的肌肉内，可参阅 George A. Soultoukis, Linda Partridge, "Dietary Protein, Metabolism, and Aging", *Annual Review of Biochemistry* 85 (2016): 5-34, doi: 10.1146/annurev-biochem-060815-014422,PMID: 27145842。最后，关于缺乏运动和营养在肌肉流失中的作用的描述，可参阅 F. W. Booth, K. A. Zwetsloot, "Basic Concepts about Genes, Inactivity and Aging", *Scandinavian Journal of Medicine and Science in Sports* 20, no. 1 (2010): 1-4, doi: 10.1111/j.1600-0838.2009.00972.x,PMID: 19602189。

32.　Morgan.E. Levine, Jorge A. Suarez, Sebasttian Brandhorst, Priya Balasubramanian, Chia-Weh Cheng, Federica Madia, Luigi Fontana, Mario Mirisola, Jaime Guevara-Aguirre, Valter Longo, "Low Protein Intake Is Associated with a Major Reduction in IGF-1, Cancer, and Overall Mortality in the 65 and Younger But Not Older Population", *Cell Metabolism* 19, no. 3 (2014): 407-417. https://doi.org/10.1016/j.cmet.2014.02.006。

33.　Oliver Perkin, Polly McGuigan, Dylan Thompson, Keith Stokes, "A Reduced Activity Model: A Relevant Tool for the Study of Ageing Muscle", *Biogerontology* 17, no. 3 (2016): 435-447, https://doi.org/10.1007/s10522-015-9613-9。我知道大多数人坚持认为必须吃大量的蛋白质才能构建和维护肌肉，如果你怀疑这些数字，可以看看 Peter Attia 在 eatingacademy. com 上发表的博客文章，其声称你不需要大量的蛋白质就可以做到这点（但请注意，我

并不是为他的具体饮食方法做宣传)。

34. B. Ramamurthy, L. Larsson, "Detection of an Aging-Related Increase in Advanced Glycation End Products in Fast-and Slow-Twitch Skeletal Muscles in the Rat", *Biogerontology* 14, no. 3 (2013): 293-301, doi: 10.1007/s10522-013-9430-y,PMID: 23681254。

35. 有证据表明，某些行为，如热量限制，可能是通过激活线粒体形成活性氧类，进而激活细胞抗氧化防御机制，从而延长寿命的，相关综述可参阅 M. Ristow, S. Schmeisser, "Extending Life Span by Increasing Oxidative Stress", *Free Radical Biology and Medicine* 51, no. 2 (2011): 327-336, doi: 10.1016/j.freeradbiomed.2011.05.010,PMID: 21619928。

36. Russell T. Hepple, David J. Baker, Jan J. Kaczor, Daniel J. Krause, "Long-Term Caloric Restriction Abrogates the Age-Related Decline in Skeletal Muscle Aerobic Function", *FASEB Journal* 19, no. 10 (2005): 1320-1322, doi: 10.1096/fj.04-3535fje,PMID: 15955841。

37. 热量限制，特别是结合运动，逆转了大鼠的肌少症，可参阅 Stephanie E. Wohlgemuth, Arnold Y. Seo, Emmanuelle Marzetti, Hazel A. Lees, Christian Leeuwenburgh, "Skeletal Muscle Autophagy and Apoptosis during Aging: Effects of Calorie Restriction and Life-Long Exercise", *Experimental Gerontolology* 45, no. 2 (2010): 138-148, doi: 10.1016/j.exger.2009.11.002,PMID: 19903516。人体中不造成营养不良的热量限制可以通过抑制炎症和增加自噬来保护肌肉，可参阅 Ling Yang, Danilo Licastro, Edda Cava, Nicola Veronese, Francesca Spelta, Wanda Rizza, Beatrice Bertozzi, Dennis T. Villareal, Gokhan S. Hotamisligil, Luigi Fontana, "Long-Term Calorie Restriction Enhances Cellular Quality-Control Processes in Human Skeletal Muscle", *Cell Reports* 14, no. 3 (2016): 422-428, doi: 10.1016/j.celrep.2015.12.042,PMID: 26774472。

38. Ann-Sophie Arnold, Anna Egger, Christof Handschin, "PGC-1α and Myokines in the Aging Muscle—a Mini-Review", *Gerontology* 57, no. 1 (2011): 37-43, doi: 10.1159/000281883,PMID: 20134150。

39. Valdez, et al, "Attenuation of Age-Related Changes in Mouse Neuromuscular Synapses by Caloric Restriction and Exercise"。

40. ① Vitale, Cesari, Mari, "Aging of the Endocrine System and its Potential Impact on Sarcopenia"; ② Annabella La Colla, Lucia Pronsato, Lorena Milanesi, and Andrea Vasconsuelo, "17β-Estradiol and Testosterone in Sarcopenia: Role of Satellite Cells", *Ageing Research Reviews* 24, pt. B (2015): 166-177, doi: 10.1016/j.arr.2015.07.011,PMID: 26247846; ③ Astrid M. Horstman, E. Lichar Dillon, Randall J. Urban, Melissa Sheffield-Moore, "The Role of Androgens and Estrogens on Healthy Aging and Longevity", *Journals of Gerontology.Series A, Biological Sciences and Medical Sciences* 67, no. 11 (2012): 1140-1152, doi: 10.1093/gerona/gls068,PMID: 22451474; ④ John E. Morley, "Pharmacologic Options for the Treatment of Sarcopenia", *Calcified Tissue International* 98, no. 4 (2016): 319-333, doi: 10.1007/ s00223-015-0022-5,PMID: 26100650。

41. Richard V. Clark, Ann C. Walker, Susan Andrews, Phillip Turnbull, et al, "Safety, Pharmacokinetics and Pharmacological Effects of the Selective Androgen Receptor Modulator, GSK2881078, in Healthy Men and Postmenopausal Women", *British Journal of Clinical Pharmacology* 83, no. 10 (2017): 2179-2194, doi: 10.1111/ bcp.13316,PMID: 28449232。

42. 以下文章介绍了欧盟为探索骨骼肌衰老的基础而开展的 MYOAGE 项目：Gillian Butler-Browne, Jamie McPhee, Vincent Mouly, Anton Ottavi, "Understanding and Combating Age-

Related Muscle Weakness: MYOAGE Challenge", *Biogerontology* 14, no. 3 (2013): 229-230, https:// doi.org/10.1007/s10522-013-9438-3。关于 IGF，可参阅 Laura Bucci, Stell L. Yani, Christina Fabbri, Astrid Y. Bijlsma, et al, "Circulating Levels of Adipokines and IGF-1 Are Associated with Skeletal Muscle Strength of Young and Old Healthy Subjects", *Biogerontology* 14, no. 3 (2013): 261-272, doi: 10.1007/s10522-013 -9428-5,PMID: 23666343。

43. Clark, et al, "Safety, Pharmacokinetics and Pharmacological Effects of the Selective Androgen Receptor Modulator"。

44. LaColla, et al, "17β-Estradiol and Testosterone in Sarcopenia"。

45. Vitale, et al, "Aging of the Endocrine System and Its Potential Impact on Sarcopenia"。

46. Clark, et al, "Safety, Pharmacokinetics and Pharmacological effects of the Selective Androgen Receptor Modulator"。

47. LaColla, et al, "17β-Estradiol and Testosterone in Sarcopenia"。

48. Aagard, et al, "Role of the Nervous System in Sarcopenia and Muscle Atrophy with Aging: Strength Training as a Countermeasure"。

49. T. Brioche, R. A. Kireev, S. Cuesta, A. Gratas-Delamarche, J. A. Tresguerres, M. C. Gomez-Cabrera, J. Viña, "Growth Hormone Replacement Therapy Prevents Sarcopenia by a Dual Mechanism: Improvement of Protein Balance and of Antioxidant Defenses", *Journals of Gerontology.Series A, Biological Sciences and Medical Sciences* 69, no. 10 (2014): 1186-1198, doi: 10.1093/gerona/glt187,PMID: 24300031。

50. 对肌酸作用的概述和文献的综述可以在以下网站找到：http://mkt.s.designsforhealth.com/techsheets/Creatine-Benefits-and -Supportive-Abstracts.pdf。

51. Arnold, et al, "PGC-1α and Myokines in the Aging Muscle—a Mini-Review"。

52. Marion Pauly, Beatrice Chabi, Francois Favier, Franki Vanterpool, et al, "Combined Strategies for Maintaining Skeletal Muscle Mass and Function in Aging: Myostatin Inactivation and AICAR-Associated Oxidative Metabolism Induction", *Journals of Gerontology.Series A, Biological Sciences and Medical Sciences* 70, no. 9 (2015): 1077-1087, doi: 10.1093/gerona/glu147,PMID: 25227129。关于肌生成抑制蛋白在抑制肌肉生长和再生中的作用，可参阅 Gilles Carnac, Barbara Vernus, Anne Bonnieu, "Myostatin in the Pathophysiology of Skeletal Muscle", *Current Genomics* 8, no. 7 (2007): 415-422. https://doi .org/10.2174/138920207783591672。

53. https://www.wired.com/2008/10/the-gene-for-jamaican-sprinting-success-no -not-really/。

54. Zudin Puthucheary, James R. Skipworth, Jai Rawal, Mike Loosemore, et al, "The ACE Gene and Human Performance: 12 Years On", *Sports Medicine* 41, no. 6 (2011): 433-448, doi: 10.2165/11588720-000000000-00000,PMID: 21615186。

第六章　骨骼

1. 推荐两篇不错的基本概述：① Alistair Farley、Charles Hendry 和 Ella McLafferty 编著的 *The Physiological Effects of Ageing*(Oxford: Wiley-Blackwell, 2011) 一书；② Jane A. Cauley 撰

写的 "Osteoporosis"，发表在由 Anne Newman 和 Jane A. Cauley 编著的 *The Epidemiology of Aging* (New York: Springer, 2012) 一书的第 499 ~ 522 页。有关当前的筛选建议，可参阅 Jane A. Cauley, "Screening for Osteoporosis", *Journal of the American Medical Association* 319, no. 24 (2018): 2483-2485, doi: 10.1001/jama.2018.5722,PMID: 29946707。NIH 的网址是 https://www.bones.nih .gov/，谢菲尔德小程序可以在 https://www.sheffield.ac.uk/FRAX/tool.jsp 上找到。

2. Paula Mera, Kathrin Lauen, Matthieu Ferron, Cyril Confavreux, et al, "Osteocalcin Signaling in Myofibers Is Necessary and Sufficient for Optimum Adaptation to Exercise", *Cell Metabolism* 23, no. 6 (2016): 1078-1092, doi: 10.1016/j.cmet.2016.05.004,PMID: 27304508。随后的社论对这些发现进行了很好的总结和扩展：Frank W. Booth, Gregory N. Ruegsegger, T. Dylan Olver, "Exercise Has a Bone to Pick with Skeletal Muscle", *Cell Metabolism* 23, no. 6 (2016): 961-962, doi: 10.1016/j.cmet.2016.05.016,PMID: 27304494。

3. Johannes Fessler, Russner Husic, Verena Schwetz, Christian Dejaco, "Senescent T-Cells Promote Bone Loss in Rheumatoid Arthritis", *Frontiers in Immunology* 9 (2018): 95, doi: 10.3389/fimmu.2018.00095,PMID: 29472917。

4. Regina M. Martin, Pedro H. Correa, "Bone Quality and Osteoporosis Therapy", *Arquivos brasileiros de endocrinologia e metabologia* 54, no. 2 (2010): 186-199.doi: 10.1590/s0004-27302010000200015,PMID: 20485908。

5. https://ods.od.nih.gov/factsheets/Calcium-HealthProfessional/。

6. Mark J. Bolland MJ, William Leung, Vicki Tai, Sonia Bastin, Greg D. Gamble, Andrew Grey, Ian R. Reid, "Calcium Intake and Risk of Fracture: Systematic Review", *British Medical Journal* 351 (2015): h4580, doi: 10.1136/bmj.h4580,PMID: 26420387。

7. 关于补充剂研究的早期评论，可参阅 Benjamin M.Tang, Guy D. Eslick, Carol Nowson, Caroline Smith, Alan Bensoussan, "Use of Calcium or Calcium in Combination with Vitamin D Supplementation to Prevent Fractures and Bone Loss in People Aged 50 Years and Older: A Meta-Analysis", *Lancet* 370, no. 9588 (2007): 657-666, doi: 10.1016/S0140-6736(07)61342-7,PMID: 17720017；关于这个话题的重新讨论，可参阅 Jia-Guo Zhao, Xien-Tie Zeng, Jia Wang, Lin Liu, "Association between Calcium or Vitamin D Supplementation and Fracture Incidence in Community-Dwelling Older Adults: A Systematic Review and Meta-Analysis", *Journal of the American Medical Association* 318, no. 24 (2017): 2466-2482.doi: 10.1001/jama.2017.19344,PMID: 29279934。

8. Lynette M. Smith, J. Christopher Gallagher, Glenville Jones, Martin Kaufmann, "Estimation of the Recommended Daily Allowance (RDA) for Vitamin D Intake Using Serum 25 Hydroxyvitamin D Level of 20ng/Ml as the End Point, May Vary According to the Analytical Measurement Technique Used", *Endocrine Society Meeting*, Presentation OR07-4。该摘要以新闻稿方式由 Endocrine Society 发表（https://www.endocrine.org/news-and-advocacy/news-room/2017/new-measurement- technique-lowers-estimated-vitamin-d-recommended-daily-allowance）。

9. 雌激素的保护作用已被认可了很长一段时间；但直到 WHI 发表了关于癌症风险增加的研究结果后，激素替代疗法才被认为可以预防骨质疏松。一些早期的研究如下：① N. S. Weiss, C. L.Ure, J. H. Ballard, A. R. Williams, J. R. Daling, "Decreased Risk of Fractures

of the Hip and Lower Forearm with Postmenopausal Use of Estrogen", *New England Journal of Medicine* 303, no. 21 (1980): 1195-1198, doi: 10.1056/NEJM198011203032102,PMID: 7421945; ② Karl Michaëlsson, John A. Baron, Bahman Y. Farahmand, Olof Johnell, Cecilia Magnusson, Per-Gunnar Persson, Ingemar Persson, Sverker Ljunghall, "Hormone Replacement Therapy and Risk of Hip Fracture: Population Based Case-Control Study", *The Swedish Hip Fracture Study Group, British Medical Journal (clinical research ed.)* 316, no. 7148 (1998): 1858-1863, https://doi.org/10.1136/ bmj.316.7148.1858；其他的研究可参阅 Avrum Bluming , Carol Travis 撰写的 *Estrogen Matters: Why Taking Hormones in Menopause Can Improve Women's Well-Being and Lengthen Their Lives—Without Raising the Risk of Breast Cancer*(New York: Little Brown Spark, 2018) 一书。

10. 许多研究再次强调了继续使用激素治疗来预防骨质疏松性骨折的必要性，其中两篇如下：① D. Grady, S. M. Rubin, D. B.Petitti, C. S. Fox, D. Black, B. Ettinger, L. Ernster, S. R. Cummings, "Hormone Therapy to Prevent Disease and Prolong Life in Postmenopausal Women", *Annals of Internal Medicine* 117, no. 12 (1992): 1016-1037, doi: 10.7326/0003-4819-117-12-1016,PMID: 1443971；② N. F. Col, L. A. Bowlby, K. McGarry, "The Role of Menopausal Hormone Therapy in Preventing Osteoporotic Fractures: A Critical Review of the Clinical Evidence", *Minerva Medica* 96, no. 5 (2005): 331-342,PMID: 16227948。

11. PEPI 写作小组，"Effects of Hormone Therapy on Bone Mineral Density: Results from the Post-menopausal Estrogen/Progestin Interventions (PEPI) Trial", *Journal of the American Medical Association* 276, no. 17 (1996): 1389-1396,PMID: 8892713。

12. 关于睾酮和其他"雄性"激素有助于提升骨密度，可参阅 Ekrim Tok, Devrim Ertunc, Utkum Oz, Handan Camdeviren, Gulay Ozdemir, Dilek Saffet, "The Effect of Circulating Androgens on Bone Mineral Density in Postmenopausal Women", *Maturitas* 48, no. 3 (2004): 235-242, doi: 10.1016/j.maturitas.2003.11.007,PMID: 15207889。睾酮增加骨密度的特别效用，可参阅 B. E. Miller, M. J. De Souza, K. Slade, A. A. Luciano, "Sublingual Administration of Micronized Estradiol and Progesterone, with and without Micronized Testosterone: Effect on Biochemical Markers of Bone Metabolism and Bone Mineral Density", *Menopause* 7, no. 5 (2000): 318-326, doi: 10.1097/00042192-200007050 -00006,PMID: 10993031。

13. 其中一个 MA 的临床试验报道可参阅 Kenneth G. Saag, Jeffrey Petersen, Maria Luisa Brandi, Andrew C. Karaplis, et al, "Romosozumab or Alendronate for Fracture Prevention in Women with Osteoporosis", *New England Journal of Medicine* 377, no. 15 (2017): 1417-1427, doi: 10.1056/NEJMoa170832。该期刊网站还提供了一段简短的视频，描述了一些有用结果的图片（https://www.nejm.org/doi/full/10.1056/NEJMoa1708322）；*New York Times* 也发表了一个令人信服的摘要（https://www.nytimes.com/2019/04/09/health/ osteoporosis-evenity-bone-amgen.html）。

14. 关于胶原蛋白补充剂的两个令人信服的研究：①第一篇是在大鼠中进行的，Elisia de Almeida Jackix, Florencia Cúneo F, Jamie Amaya-Farfan J, Juvenal V. de Assunção JV, Kesia D. Quintaes KD, "A Food Supplement of Hydrolyzed Collagen Improves Compositional and Biodynamic Characteristics of Vertebrae in Ovariectomized Rats", *Journal of Medicinal Food* 13, no. 6 (2010): 1385-1390, doi: 10.1089/jmf.2009.0256,PMID: 20874246；②第二篇是在人类身上进行的，Suresh Kumar, Fumahito Sugihara, Keiji Suzuki, Naoki Inoue, Siriam Venkateswarathiruku-mara, "A Double-Blind, Placebo-Controlled, Randomised, Clinical Study

on the Effectiveness of Collagen Peptide on Osteoarthritis", *Journal of the Science of Food and Agriculture* 95, no. 4 (2015): 702-707, doi: 10.1002/jsfa.6752,PMID: 24852756。标记研究相关内容可参阅 Mari Watanabe-Kamiyama, Munishigi Shimizu, Shin Kamiyama, Yasuki Taguchi, et al, "Absorption and Effectiveness of Orally Administered Low Molecular Weight Collagen Hydrolysate in Rats", *Journal of Agriculture and Food Chemistry* 58, no. 2 (2010): 835-841, doi: 10.1021/jf9031487,PMID: 19957932。

15. 不幸的是，关于这个话题的大多数科学文献都具有相当的技术性。由 Robling、Castillo 和 Turner 撰写的年度综述文章 "Biomechanical and Molecular Regulation of Bone Remodeling" 对负荷和应力如何影响骨骼进行了全面的描述。下面这篇则不那么数字化：Engin Ozcivici, Yen K. Luu, Ben Adler, Yi-Jian Qin, Janet Rubin, Stefan Judex, Clinton T. Rubin, "Mechanical Signals as Anabolic Agents in Bone", *Nature Reviews. Rheumatolology* 6, no. 1 (2010): 50-59, doi: 10.1038/nrrheum.2009.239,PMID: 20046206。

16. Ryan E. Tomlinson, Matthew J. Silva, "Skeletal Blood Flow in Bone Repair and Maintenance", *Bone Research* 1, no. 4 (2013): 311-322, doi: 10.4248/ BR201304002,PMID: 26273509。

17. Kanniiram Alagiakrishnan, Angela Juby, David Hanley, Wayne Tymchak, Anne Sclater A, "Role of Vascular Factors in Osteoporosis", *Journals of Gerontology.Series A, Biological Sciences and Medical Sciences* 58, no. 4 (2003): 362-366, doi: 10.1093/ gerona/58.4.m362,PMID: 12663699。

18. Ozcivici, et al, "Mechanical Signals as Anabolic Agents in Bone"。

19. 相关的概述，可参阅 H. C. Heitkamp, "Training with Blood Flow Restriction. Mechanisms, Gain in Strength and Safety", *Journal of Sports Medicine and Physical Fitness* 55, no. 5 (2015): 446-456,PMID: 25678204；相关的病例研究，可参阅 Jeremy P.Loenneke, Kaelin C. Young, Jacob M. Wilson, J. C. Andersen, "Rehabilitation of an Osteochondral Fracture using Blood Flow Restricted Exercise: A Case Review", *Journal of Bodywork and Movement Therapies* 17, no. 1 (2013): 42-45, doi: 10.1016/j .jbmt.2012.04.006,PMID: 23294682。

20. 关于 OA 原因的出色总结，可参阅 C. K. Kwoh 于 2012 年撰写的 "Epidemiology of Osteoar-thritis"，发表于由 Anne Newman 和 Jane A. Cauley 编著的 The *Epidemiology of Aging* (New York: Springer, 2012) 一书的第 523 ~ 536 页。

21. Kumar, et al, "A Double-Blind, Placebo-Controlled, Randomised, Clinical Study on the Effectiveness of Collagen Peptide on Osteoarthritis"。

22. 有两篇综述得出了类似的结论，其中一篇是由一家美国机构发表的，Sidney J. Newberry, John D. Fitzgerald, Margaret A. Maglione, Claire E. O'Hanlon, Mareeka Booth, Aneesa Motala, Martha Timmer, Roberta Shanman, Paul G. Shekelle, "Systematic Review for Effectiveness of Hyaluronic Acid in the Treatment of Severe Degenerative Joint Disease (DJD) of the Knee [Internet]", *Rockville (MD): Agency for Healthcare Research and Quality (US)* 2015,PMID: 26866204；另一篇来自加拿大的机构，Mohit Bhandari, Raveendhara R. Bannur, Eric M. Babins, Johanna Martel-Pelletier, Moin Khan, Jean-Pierre Raynauld, Reynata Frankovich, Deanna Mcleod, Tahira Devji 和 Mark Phillips, et al, "Intra-Articular Hyaluronic Acid in the Treatment of Knee Osteoarthritis: A Canadian Evidence-Based Perspective", *Therapeutic Advances in Musculoskeletal Disease* 9, no. 9 (2017): 231-246, https://doi. org/10.1177/1759720X17729641；相关临床试验可参阅 Bahar Dernek, Tihar M. Duymus,

Pinar K. Koseoglu, Tugba Aydin, Falma N Kesiktas, Cihan Aksoy, Serhat Mutlu, "Efficacy of Single-Dose Hyaluronic Acid Products with Two Different Structures in Patients with Early-Stage Knee Osteoarthritis", *Journal of Physical Therapy Science* 28, no. 11 (2016): 3036-3040, https://doi.org/10.1589/jpts.28.3036。

23. 有关这些关节中干细胞的临床评估，可参阅 Rodrigo Mardones, Claudio M. Jofré, L. Tobar, Jose J. Minguell, "Mesenchymal Stem Cell Therapy in the Treatment of Hip Osteoarthritis", *Journal of Hip Preservation Surgery* 4, no. 2 (2017): 159-163, doi: 10.1093/jhps/hnx011,PMID: 28630737; Davatchi, Fareydoun, Bahar Sadeghi Abdollahi, Mandana Mohyeddin, Beyrooz Nikbin, "Mesenchymal Stem Cell Therapy for Knee Osteoarthritis: 5 Years Follow-up of Three Patients", *International Journal of Rheumatic Diseases* 19, no. 3 (2016): 219-225, doi: 10.1111/1756- 185X.12670,PMID: 25990685。这是我对应用干细胞治疗膝关节骨性关节炎的简单、非技术性的评估：Beth Bennett, "Stem Cells to Treat Osteoarthritis", *Trail Runner* 2018, https://trailrunnermag.com/training/stem-the-joint-aging-tide.html。

24. Jeremy, Kiernan, Sally Hu, Mark D. Grynpas, John E. Davies, William L.Stanford, "Systemic Mesenchymal Stromal Cell Transplantation Prevents Functional Bone Loss in a Mouse Model of Age-Related Osteoporosis", *Stem Cells and Translational Medicine* 5, no. 5 (2016): 683-693, doi: 10.5966/sctm.2015-0231,PMID: 26987353。

25. https://stemcells.nih.gov/info/basics/7.htm。

26. 关于 MSC 的效用和使用方法，可参阅 Hassan Afizah, James H. Hui, "Mesenchymal Stem Cell Therapy for Osteoarthritis", *Journal of Clinical Orthopaedics and Trauma* 7, no. 3 (2016): 177-182, doi: 10.1016/j.jcot.2016.06.006,PMID: 27489413；更多关于 MSC 的信息可参阅 Roberto Berebichez-Fridman, Ricardo Gómez-García, Julio Granados-Montiel, Enrique Berebichez-Fastlicht, Anell Olivos-Meza, Julio Granados, Cristain Velasquillo, Clemente Ibarra, "The Holy Grail of Orthopedic Surgery: Mesenchymal Stem Cell—Their Current Uses and Potential Applications", *Stem Cells International*(2017): 2638305, doi: 10.1155/2017/2638305,PMID: 28698718。异体来源干细胞的排异问题可参阅 Valeria Sordi，Lorenzo Piemonti, "Therapeutic Plasticity of Stem Cells and Allograft Tolerance", *Cytotherapy*13, no. 6 (2011): 647-660, doi: 10.3109/14653249.2011.583476,PMID: 21554176。

27. Byron A. Tompkins, Darcy L. DiFede, Aisha Khan, Joshua M. Hare, "Allogeneic Mesenchymal Stem Cells Ameliorate Aging Frailty: A Phase II Randomized, Double-Blind, Placebo-Controlled Clinical Trial", *Journals of Gerontology. Series A, Biological Sciences and Medical Sciences* 72, no. 11 (2017): 1513-1522, doi: 10.1093/ gerona/glx137,PMID: 28977399。

28. Hassan, Hui, "Mesenchymal Stem Cell Therapy for Osteoarthritis"。

29. https://vcel.com/about-vericel/。

30. 有关 MAC 治疗的临床试验的评估，可参阅 Mats Brittberg, David Recker, John Ilgenfritz, Daniel B. F. Saris, SUMMIT Extension Study Group, "Matrix-Applied Characterized Autologous Cultured Chondrocytes Versus Microfracture: Five-Year Follow-up of a Prospective Randomized Trial", *American Journal of Sports Medicine* 46, no. 6 (2018): 1343-1351, doi: 10.1177/0363546518756976,PMID: 29565642；我并不是在支持这种手术，该公司网站上有一段制作优良的视频，展示了膝关节软骨在保护关节方面的作用和他们开展的手

我们为什么会变老

术：https://www.maci.com/patients/how-maci-works/the-maci-procedure.html。有关过去的一些治疗方法的内容，包括 MAC 和微骨折的比较，可参阅 Ajaykumar Shanmugaraj, Ryan P. Coughlin, Gabriel N. Kuper, Seper Ekhtiari, Nicole Simunovic, Volker Musahl, Olufemi R. Ayeni, "Changing Trends in the Use of Cartilage Restoration Techniques for the Patellofemoral Joint: A Systematic Review", *Knee Surgery, Sports Traumatology, Arthroscopy* 27, no. 3 (2019): 854-867, doi: 10.1007/s00167-018-5139-4,PMID: 30232541。想要了解微骨折相关内容，可参阅 J. Richard Steadman, Karen K. Briggs, Juan J. Rodrigo, Mininder S. Kocher, et al, "Outcomes of Microfracture for Traumatic Chondral Defects of the Knee: Average 11-year Follow-Up", *Arthroscopy* 19, no. 5 (2003): 477-484, doi: 10.1053/jars.2003.50112,PMID: 12724676。

31.　Ok Hee Jeon, Chaekyu Kim, Sona Rathod, Jae Wook Chung, et al, "Local Clearance of Senescent Cells Attenuates the Development of Post-Traumatic Osteoarthritis and Creates a Pro-Regenerative Environment", *Nature Medicine* 23 (2017): 775-781. https://doi.org/10.1038/nm.4324。

32.　Caressa Lietman, Brian Wu, Sarah Lechner, Andrew Shinar, et al, "Inhibition of Wnt/β-Catenin Signaling Ameliorates Osteoarthritis in a Murine Model of Experimental Osteoarthritis", *JCI Insight* 3, no. 3 (2018): e96308, doi: 10.1172/jci .insight.96308,PMID: 29415892, https://insight.jci.org/articles/view/96308。

33.　Lee H. Riley 和 Suzanne M. Jan de Beur 撰写的 *White Paper on Back Pain and Osteoporosis* (Berkeley, CA: UC Berkeley School of Public Health, 2020) 一书。

34.　Stuart McGill 撰写的 *Back Mechanic: The Step-by-Step McGill Method to Manage Back Pain* (Gra-venhurst, Ontario: Backfitpro, 2015), www.backfitpro.com。

第七章　心血管系统

1.　以下两处都给出了良好的统计数据：① NIH 可能经常更新（https://www.nia.nih. gov/health/heart-health-and-aging）；② P. A.Heidenreich, J. G. Trogdon, O. A. Khavjou, J. Butler, K. Dracup, M. D. Ezekowitz, E. A. Finkelstein, Y. Hong, S. C. Johnston, A. Khera, et al, "Forecasting the Future of Cardiovascular Disease in the United States: A Policy Statement from the American Heart Association", *Circulation* 123, no. 8 (2011): 933-944, doi: 10.1161/CIR.0b013e31820a55f5,PMID: 21262990。

2.　Marja Steenman, Gilles Lande, "Cardiac Aging and Heart Disease in Humans", *Biophysical Reviews* 9, no. 2 (2017): 131-137, https://doi.org/10.1007/s12551 -017-0255-9。

3.　Goro Katsuumi, Ippei Shimizu, Yoko Yoshida, Tohru Minamino, "Vascular Senescence in Cardiovascular and Metabolic Diseases", *Frontiers in Cardiovascular Medicine* 5 (2018): 18, doi: 10.3389/fcvm.2018.00018,PMID: 29556500。

4.　Steenman, Lande, "Cardiac Aging and Heart Disease in Humans"。在以下文章中你可以看到一个很好的展示纤维化过程的图例：Alison K. Schroer, W. David Merryman, "Mechanobiology of Myofibroblast Adhesion in Fibrotic Cardiac Disease", *Journal of Cell Science* 128, no. 10 (2015): 1865-1875, doi: 10.1242/jcs.162891,PMID: 25918124。Cleveland

Clinic 网站展示了产生淀粉样蛋白的错误折叠, https://consultqd.clevelandclinic.org/antibody-treatment-holds-promise-in-treating -patients-with-relapsed-or-refractory-light-chain-amyloidosis/。

5. Huiji Li, Sven Horke, Ulrich Förstermann, "Oxidative Stress in Vascular Disease and its Pharmacological Prevention", *Trends in Pharmacological Science* 34, no.6 (2013): 313-319, doi: 10.1016/j.tips.2013.03.007,PMID: 23608227。

6. John R. Mercer, "Mitochondrial Bioenergetics and Therapeutic Intervention in Cardiovascular Disease", *Pharmacology and Therapeutics* 141, no. 1 (2014): 13-20, doi: 10.1016/j.pharmthera. 2013.07.011,PMID: 23911986。下面这篇文章展示了这一损伤的相关图例: Yuliya Mikhed, Andreas Daiber, Sebastian Steven, "Mitochondrial Oxidative Stress, Mitochondrial DNA Damage and Their Role in Age-Related Vascular Dysfunction", *International Journal of Molecular Sciences*16, no. 7 (2015): 15918-15953.doi: 10.3390/ijms160715918,PMID: 26184181。

7. 有关长期压力的影响的可读和有趣的专著, 可参阅 Robert Sapolsky 撰写的 *Why Zebras Don't Get Ulcers, 3rd ed.* (New York: Henry Holt, 2004)。

8. Natalie E. de Picciotto, Lindsey B. Gano, Lawrence C. Johnson, Christopher R.Martens, Amy L. Sindler, Kaatherine F. Mills, Shin-Ichiro Imai, Douglas R. Seals DR, "Nicotinamide Mononucleotide Supplementation Reverses Vascular Dysfunction and Oxidative Stress with Aging in Mice", *Aging Cell* 15, no. 3 (2016): 522-530, doi: 10.1111/acel.12461,PMID: 26970090。

9. 有关身体如何调节胆固醇以及这种调节如何随着年龄的增长而减弱的详细综述, 可参阅 A. E. Morgan, K. M. Mooney, S. J. Wilkinson, N. A. Pickles, M. T. McAuley, "Cholesterol Metabolism: A Review of How Ageing Disrupts the Biological Mechanisms Responsible for its Regulation", *Ageing Research Reviews* 27 (2016): 108-124, doi: 10.1016/ j.arr.2016.03.008,PMID: 27045039。微生物作用的相关描述, 可参阅 Susan A. Joyce, John MacSharry, Patrick G. Casey, Michael Kinsella, Eileen F. Murphy, Fergus Shanahan, Colin Hill, Cormac G. M. Gahan , "Regulation of Host Weight Gain and Lipid Metabolism by Bacterial Bile Acid Modification in the Gut", *Proceedings of the National Academy of Sciences* 111, no. 20 (2014): 7421-7426, doi: 10.1073/pnas.1323599111。氧化损伤作用的相关描述, 可参阅 Florian Kleefeldt, Uwe Rueckschloss, Suleyman Ergün, "CEACAM1 Promotes Vascular Aging Processes", *Aging* 12, no. 4 (2020): 3121-3123, https://doi. org/10.18632/aging.102868。如果你想理解这些技术性文章, 可以在我的个人网站上阅读与胆固醇代谢相关的文章 (www. senesc-sense.com)。

10. Matthew J. Rossman, Jessica R. Santos-Parker, Chelsea A. C. Steward, Nina Z. Bispham, Lauren M. Cuevas, Hannah L. Rosenberg, Kayla A. Woodward, Michael Chonchol, Rachel A. Gioscia-Ryan, Michael P. Murphy, Douglas R. Seals, "Chronic Supplementation with a Mitochondrial Antioxidant (MitoQ) Improves Vascular Function in Healthy Older Adults", *Hypertension* 71, no. 6 (2018): 1056-1063, doi: 10.1161/HYPERTENSIONAHA.117.10787,PMID: 29661838。

11. Katsuumi, et al, "Vascular Senescence in Cardiovascular and Metabolic Diseases"。

12. Emma J. Akers, Stephen J. Nicholls, Belinda A. Di Bartolo, "Plaque Calcification: Do

我们为什么会变老

Lipoproteins Have a Role?", *Arteriosclerosis, Thrombosis and Vascular Biology* 39, no. 10 (2019): 1902-1910, doi: 10.1161/ATVBAHA.119.311574,PMID: 31462089；这篇文章相关的具有启发性的过程插图，可参阅 https:// www.ahajournals.org/doi/10.1161/ ATVBAHA.119.311574；他汀类药物对感染的影响，可参阅 Elizabeth Sapey, Jaimin M. Patel, Hannah L. Greenwood, Georgia M. Walton, et al, "Pulmonary Infections in the Elderly Lead to Impaired Neutrophil Targeting, Which Is Improved by Simvastatin", *American Journal of Respiratory and Critical Care Medicine* 196, no. 10 (2017): 1325-1336, https://doi.org/10.1164/ rccm.201704-0814OC。

13. Helene Girouard, Costantino Iadecola, "Neurovascular Coupling in the Normal Brain and in Hypertension, Stroke, and Alzheimer Disease", *Journal of Applied Physiology* 100, no. 1 (2006): 328-335, doi: 10.1152/japplphysiol.00966.2005,PMID: 16357086。

14. 关于为什么有氧运动有益于心血管系统和身体其他部分的一个可读、全面的概述，可参阅 Douglas R. Seals, "Edward F.Adolph Distinguished Lecture: The Remarkable Anti-Aging Effects of Aerobic Exercise on Systemic Arteries", *Journal of Applied Physiology* 117, no. 5 (2014): 425-439, doi: 10.1152/japplphysiol.00362.2014,PMID: 24855137。相关的简短概述，可参阅围绕这个主题整期专刊的社论，Sulin Cheng, Lijuan Mao, "Physical Activity Continuum throughout the Lifespan: Is Exercise Medicine or What?", *Journal of Sport and Health Science* 5, no. 2 (2016): 127-128, https://doi.org/10.1016/j.jshs.2016.03.005。

15. S. Taddei, F. Galetta, A. Virdis, L. Ghiadoni, et al, "Physical Activity Prevents Age-Related Impairment in Nitric Oxide Availability in Elderly Athletes", *Circulation* 101, no. 25 (2000): 2896-2901, doi: 10.1161/01.cir.101.25.2896,PMID: 10869260。

16. 想要了解老年女性对有氧运动的不同反应，可参阅 Kari L. Moreau, Brian L. Stauffer, Wendy M. Kohrt, D. R. Seals, "Essential Role of Estrogen for Improvements in Vascular Endothelial Function with Endurance Exercise in Postmenopausal Women", *Journal of Clinical Endocrinology and Metabolism* 98, no.11 (2013): 4507-4515, https://doi.org/10.1210/jc.2013-2183; M. Yoshizawa, S. Maeda, A. Miyaki, M. Misono, et al, "Effect of 12 Weeks of Moderate-Intensity Resistance Training on Arterial Stiffness: A Randomised Controlled Trial in Women Aged 32-59 Years", *British Journal of Sports Medicine* 43, no. 8 (2009): 615-618, doi: 10.1136/ bjsm.2008.052126,PMID: 18927168。想要深入了解雌激素对肌肉的影响，可参阅 Deborah L. Enns, Peter M. Tiidus, "The Influence of Estrogen on Skeletal Muscle: Sex Matters", *Sports Medicine* 40, no. 1 (2010): 41-58, doi: 10.2165/11319760-000000000-00000,PMID: 20020786。

17. Raphael F. P. Castellan, Marco Meloni, "Mechanisms and Therapeutic Targets of Cardiac Regeneration: Closing the Age Gap", *Frontiers in Cardiovascular Medicine* 5 (2018): 7, doi: 10.3389/fcvm.2018.00007,PMID: 29459901。

18. Shey-Shing Sheu, Danhanjaya Nauduri, M. W. Anders, "Targeting Antioxidants to Mitochondria: A New Therapeutic Direction", *Biochimica Biophysica Acta* 1762, no. 2 (2006): 256-265, doi: 10.1016/j.bbadis.2005.10.007,PMID: 16352423。

19. Seals, "The Remarkable Anti-Aging Effects of Aerobic Exercise on Systemic Arteries"。

20. 有关的临床试验可参阅 Rossman, et al, "Chronic Supplementation with a Mitochondrial Antioxidant (MitoQ) Improves Vascular Function in Healthy Older Adults", 以及 Li, "Oxidative

Stress in Vascular Disease and its Pharmacological Prevention"。广泛讨论线粒体结构和功能及其在 CVD 中作用的内容，可参阅 Mercer, "Mitochondrial Bioenergetics and Therapeutic Intervention in Cardiovascular Disease"。

21. 另一个阅读这篇精彩综述的理由，Seals, "The Remarkable Anti-Aging Effects of Aerobic Exercise on Systemic Arteries"。

22. Adriana Buitrago-Lopez, Jean Sanderson, Laura Johnson, Samantha Warnakula, Angela Wood, Emanuele Di Angelantonio, Oscar H. Franco, "Chocolate Consumption and Cardiometabolic Disorders: Systematic Review and Meta-Analysis", *British Medical Journal* 343 (2011): d4488, doi: 10.1136/bmj.d4488。

23. Eric van der Veer, Cynthia Ho, Caroline O'Neil, Nicole Barbosa, et al, "Extension of Human Cell Lifespan by Nicotinamide Phosphoribosyltransferase", *Journal of Biological Chemistry* 282, no. 15 (2007): 10841-10845, doi: 10.1074/jbc.C700018200,PMID: 17307730。

24. Katsuumi, et al, "Vascular Senescence in Cardiovascular and Metabolic Diseases"。

25. Russell H. Knutsen, Scott C. Beeman, Thomas J. Broekelmann, Delong Liu, et al, "Minoxidil Improves Vascular Compliance, Restores Cerebral Blood flow, and Alters Extracellular Matrix Gene Expression in a Model of Chronic Vascular Stiffness", *American Journal of Physiology, Heart and Circulatory Physiology* 315, no. 1 (2018): H18-32, doi: 10.1152/ ajpheart.00683.2017,PMID: 29498532。Marion Coquand-Gandit, Marie-Paul Jacob, Wassim Fhayli, Beatriz Romero, et al, "Chronic Treatment with Minoxidil Induces Elastic Fiber Neosynthesis and Functional Improvement in the Aorta of Aged Mice", *Rejuvenation Research* 20, no. 3 (2017): 218-230, doi: 10.1089/ rej.2016.1874,PMID: 28056723。

26. Lisa A. Lesniewski, Douglas R. Seals, Ashley E. Walker, Grant D. Henson, et al, "Dietary Rapamycin Supplementation Reverses Age-Related Vascular Dysfunction and Oxidative Stress, while Modulating Nutrient-Sensing, Cell Cycle, and Senescence Pathways", *Aging Cell* 16, no. 1 (2017): 17-26, doi: 10.1111/acel.12524,PMID: 27660040。

27. Kate McKeage, David Murdoch, Karen Goa, "The Sirolimus-Eluting Stent: A Review of Its Use in the Treatment of Coronary Artery Disease", *American Journal of Cardiovascular Drugs* 3, no. 3 (2003): 211-230, doi: 10.2165/00129784-200303030 -00007,PMID: 14727933。

28. 有关人体试验的内容，可参阅 Christopher R. Martens, Blaire A. Denman, Melissa R. Mazzo, Michael L. Armstrong, et al, "Chronic Nicotinamide Riboside Supplementation is Well-Tolerated and Elevates NAD⁺ in Healthy Middle-Aged and Older Adults", *Nature Communications* 9, no. 1 (2018): 1286, doi: 10.1038/s41467-018-03421-7,PMID: 29599478。有关零售 NR 创业公司的信息，可参阅 www.truniagen.com/science，但请记住，我不为任何商业产品背书。

29. 有关干细胞的内容，可参阅 NIH 网站 https://stemcells.nih.gov。

30. Yuan Fang, Zheng Wei, Bin Chen, Tianye Pan, Shiang Gu, Peng Liu, Daqiao Guo, Xin Xu, Jinhao Jiang, et al, "Five-Year Study of the Efficacy of Purified CD34+ Cell Therapy for Angiitis-Induced No-Option Critical Limb Ischemia", *Stem Cells Translational Medicine* 7, no. 8 (2018): 583-590, doi: 10.1002/sctm.17-0252,PMID: 29709112。

31. J. Michael Gaziano, Howard D. Sesso, William G. Christen, Vadim Bubes, Joan P. Smith, Jean MacFadyen, Miriam Schvartz, JoAnn E. Manson, Robert J. Glynn, Julie E. Buring, "Multivitamins in the Prevention of Cancer in Men: The Physicians' Health Study II Randomized Controlled

我们为什么会变老

Trial", *Journal of the American Medical Association* 308, no. 18 (2012): 1871-1880, doi: 10.1001/jama.2012.14641,PMID: 23162860。

32. Michael Gregor 撰写的 *How Not to Die*(New York: Flatiron Books, 2015) 一书。有关支持低碳水化合物饮食证据的出色但略偏技术性的综述，可参阅 Richard D. Feinman 撰写的 *Nutrition in Crisis*(White River Junction, VT: Chelsea Green, 2019) 一书。有关蛋白质问题的综述，可参阅 Sara B. Seidelmann, Brian Claggett, Susan Cheng, Mir Henglin, et al, "Dietary Carbohydrate Intake and Mortality: A Prospective Cohort Study and Meta-Analysis", *Lancet Public Health* 3, no. 9 (2018): e419-428, doi: 10.1016/S2468-2667(18)30135-X,PMID: 30122560。上述这些作者均发现低碳水化合物饮食有轻微的保护作用。然而，European Society for Cardiology 的一篇新闻稿报道称，M. Banach 的研究显示了相反的效果 (https://www .escardio.org/The-ESC/Press-Office/Press-releases/Low-carbohydrate-diets-are-unsafe -and-should-be-avoided)。请注意这两项研究（以及许多其他类似的分析）都是依赖观察性研究的荟萃分析，我在第一章中讨论了这些研究的不足之处。

33. Sadeq Hasan Al-Sheraji, Amin Ismail, Mohd Yazid Manap, Shuhaimi Mustafa, Rokiah Mohd Yusof, Fouad Abdulrahman Hassan, "Hypocholesterolaemic Effect of Yoghurt Containing Bifidobacterium pseudocatenulatum G4 or Bifidobacterium longum BB536", *Food Chemistry* 135, no. 2 (2012): 356-361, doi.org/10.1016/j.food chem.2012.04.120。关于肠道微生物群的易读性概述可参阅 Erica D. Sonnenburg 和 Justin Sonnenburg 撰写的 *The Good Gut: Taking Control of Your Weight, Your Mood, and Your Long-Term Health*(New York: Penguin, 2015) 一书。

34. 最大的观察性研究纳入了近 200 万份个人医疗记录，具体可参阅 Steven Bell, Marina Daskalopoulou, Eleni Rapsomaniki, Julie George, Annie Britton, Martin Bobak, Juan P. Casas, Caroline E. Dale, Spiros Denaxas, Anoop Shah, Harry Hemingway, "Association between Clinically Recorded Alcohol Consumption and Initial Presentation of 12 Cardiovascular Diseases: Population Based Cohort Study Using Linked Health Records", *British Medical Journal* 356 (2017): j909, doi: 10.1136/bmj.j909,PMID: 28331015。

35. GBD Alcohol Collaborators, "Alcohol Use and Burden for 195 Countries and Territories, 1990-2016: A Systematic Analysis for the Global Burden of Disease Study", *Lancet* 382, no. 10152 (2016): 1015-1035。

36. Philip J. Barter, H. Bria Brewer Jr., M. John Chapman, Charles H. Hennekens, Daniel J. Rader, Alan R. Tall, "Cholesteryl Ester Transfer Protein: A Novel Target for Raising HDL and Inhibiting Atherosclerosis", *Arteriosclerosis, Thrombosis and Vascular Biology* 23, no. 2 (2003): 160-167, doi: 10.1161/01.atv.0000054658.91146.64,PMID: 12588754。

37. Morgan, et al, "Cholesterol Metabolism"。

38. Raffaele De Caterina, Philippa J. Talmud, Piera A. Merlini, ...Gruppo Italiano Aterosclerosi, "Strong Association of the APOA5-1131T>C Gene Variant and Early-Onset Acute Myocardial Infarction", *Atherosclerosis* 214, no. 2 (2011): 397-403, doi: 10.1016/j.atherosclerosis.2010.11.0 11,PMID: 21130994。

39. Morgan, et al, "Cholesterol Metabolism"。

40. Philippa J. Talmud, David M. Flavell, Khalid Alfakih, Jackie A. Cooper, et al, "The Lipoprotein Lipase Gene Serine 447 Stop Variant Influences Hypertension-Induced Left Ventricular

Hypertrophy and Risk of Coronary Heart Disease", *Clinical Science (London)* 112, no. 12 (2007): 617-624, doi: 10.1042/CS20060344,PMID: 17291198。

第八章　大脑与认知能力衰退

1. 有关 fMRI 的更多信息，可参阅 https://web.csulb.edu/~cwallis/482/fmri/ fmri.html。

2. 神经病学家 Oliver Sacks 所著的这部优秀的作品《错把妻子当帽子》[*The Man Who Mistook His Wife for a Hat and Other Clinical Tale* (New York: Touchstone, 1970)] 描述了其部分患者不寻常的病史。

3. 关于记忆力及其工作原理，有很多令人困惑的信息。关于这个主题和其相关主题的概述，可参阅 http://thebrain.mcgill.ca/flash/a/a_07/a_07_p/a_07_p_tra/a_07_p_tra.html#3。

4. 下面这本引人入胜的书是由一位神经学家撰写的，该属涵盖了许多衰老的神经学方面的内容，具体可参阅 Daniel J. Levitin 撰写的 *Successful Aging* (New York: Random House, 2020) 一书。除了描述解决许多衰老问题的生理和潜在解决方案外，该书还涵盖了许多积极的方面。另一本由神经学家撰写的有趣的书也是如此，其关注的是如何增强衰老的大脑的识别能力和改善其模式，Elkhonen Goldberg, *The Wisdom Paradox: How Your Mind Can Grow Stronger as Your Brain Grows Older*(London: Free Press, 2005)。

5. M. M. Esiri, "Ageing and the Brain", *Journal of Pathology* 211, no. 2 (2007): 181-187, doi: 10.1002/path.2089,PMID: 17200950。

6. Alistair Farley、Charles Hendry 和 Ella McLafferty 编著的 *The Physiological Effects of Ageing* (Oxford: Wiley-Blackwell, 2011) 一书。

7. Esiri, "Ageing and the Brain"。

8. Riqiang Yan, Qingyuan Fan, John Zhoum, Robert Vassar, "Inhibiting BACE1 to Reverse Synaptic Dysfunctions in Alzheimer's Disease", *Neuroscience and Biobehavioral Reviews* 65 (2016): 326-340, doi.org/10.1016/j.neubiorev.2016.03.025。

9. Atsushi Aoyagi, Carlo Condello, Jan Stöhr, Stanley B. Prusiner, "Aβ and Tau Prion-Like Activities Decline with Longevity in the Alzheimer's Disease Human Brain", *Science and Translational Medicine* 11, no. 490 (2019): eaat8462, doi: 10.1126/ scitranslmed.aat8462,PMID: 31043574。

10. Candice E. Van Skike, Veronica Galvan, "A Perfect sTORm: The Role of the Mammalian Target of Rapamycin (mTOR) in Cerebrovascular Dysfunction of Alzheimer's Disease: A Mini-Review", *Gerontology* 64, no. 3 (2018): 205-211, doi: 10.1159/000485381,PMID: 29320772。

11. Jean C. Cruz Hernández, Oliver Bracko, Calvin J. Kersbergen, Victorine Muse, C. B. Schaffer, "Neutrophil Adhesion in Brain Capillaries Reduces Cortical Blood Flow and Impairs Memory Function in Alzheimer's Disease Mouse Models", *Nature Neuroscience* 22, no. 3 (2019): 413-420, doi: 10.1038/s41593-018-0329-4,PMID: 30742116。

12. Dmitri Leonoudakis, Anand Rane, Suzanne Angeli, Gordon J. Lithgow, Julie K. Andersen, Shankar J. Chinta, "Anti-Inflammatory and Neuroprotective Role of Natural Product Securinine in Activated Glial Cells: Implications for Parkinson's Disease", *Mediators of Inflammation*(2017):

8302636, doi: 10.1155/2017/8302636.PMID。

13. Esiri, "Ageing and the Brain"。

14. Sten Orrenius, Vladimir Gogvadze, Boris Zhivotovsky, "Calcium and Mitochondria in the Regulation of Cell Death", *Biochemical and Biophysical Research Communications* 460, no. 1 (2015): 72-81, doi: 10.1016/j.bbrc.2015.01.137,PMID: 25998735。

15. Robert Dantzer, "Cytokine, Sickness Behavior, and Depression", *Immunology and Allergy Clinics of North America* 29, no. 2 (2010): 247-264, https://doi.org/ 10.1016/j.iac.2009.02.002。

16. Kie Honjo, Robert van Reekum, Nikolaas P. Verhoeff, "Alzheimer's Disease and Infection: Do Infectious Agents Contribute to Progression of Alzheimer's Disease?", *Alzheimers and Dementia* 5, no. 4 (2009): 348-360, doi: 10.1016/j.jalz.2008.12.001,PMID: 19560105。

17. 关于雷帕霉素的效果可参阅 Van Skike, Veronica Galvan, "A Perfect sTORm"。更多可能影响 AD 的 mTOR 系统干预措施可参阅 Nicholas G. Norwitz, Henry Querfurth, "mTOR Mysteries: Nuances and Questions about the Mechanistic Target of Rapamycin in Neurodegeneration", *Frontiers in Neuroscience* 14 (2020): 775-785, doi: 10.3389/ fnins.2020.00775。

18. *Journal of Sport and Health Science* 有一期讨论这个话题的专刊；下面这篇介绍性社论对这些文章进行了良好的概述：Yu-Kai Chang, Jennifer L. Etnier, "Acute Exercise and Cognitive Function: Emerging Research Issues", *Journal of Sport and Health Science* 4 (2015): 1-3。视觉系统相关内容可参阅 Vicki Chrysostomou, Sandra Galic S, Peter van Wijngaarden P, et al, "Exercise Reverses Age-Related Vulnerability of the Retina to Injury by Preventing Complement-Mediated Synapse Elimination via a BDNF-Dependent Pathway", *Aging Cell* 15, no. 6 (2016): 1082-1091, doi: 10.1111/acel.12512,PMID: 27613664。

19. David A. Raichlen, Gene E. Alexander, "Why Your Brain Needs Exercise", *Scientific American*, January 2020。

20. 关于饮食对痴呆的作用的文献越来越多。相关的基础介绍可参阅 Steven Masley 撰写的 *The Better Brain Solution*(New York: Knopf, 2018) 一书。想要了解更具体的食物，可参阅 Marshall G. Miller, Nopporn Thangthaeng N, Shibu M. Poulose SM, Barbara Shukitt-Hale, "Role of Fruits, Nuts, and Vegetables in Maintaining Cognitive Health", *Experimental Gerontology* 94 (2017): 24-28, doi: 10.1016/j.exger.2016.12.014,PMID: 28011241; Anne M. Minihane, Sophie Vinoy, Wendy R. Russell, Athanasia Baka, et al, "Low-Grade Inflammation, Diet Composition and Health: Current Research Evidence and Its Translation", *British Journal of Nutrition* 114, no. 7 (2015): 999-1012, doi: 10.1017/ S0007114515002093,PMID: 26228057。有关生酮饮食对动物影响的证据，可参阅 Andrew J. Murray, Nicholas S. Knight, Mark A. Cole, Lowri E. Cochlin, et al, "Novel Ketone Diet Enhances Physical and Cognitive Performance", *FASEB Journal* 30, no. 12 (2016): 4021-4032, doi: 10.1096/fj.201600773R,PMID: 27528626。至于人体研究，可参阅 Lilianne R. Mujica-Parodi, Anar Amgalan, Syed Fahad Sultan, Kieran Clarke, "Diet Modulates Brain Network Stability, a Biomarker for Brain Aging, in Young Adults", *Proceedings of the National Academy of Sciences USA* 117, no. 11 (2020): 6170-6177, doi: 10.1073/pnas.1913042117。关于一种新颖的以饮食为基础逆转 2 型糖尿病的方法的内容，可看看 Virta 临床小组的研究论文，https://www.virtahealth.com/research。

21. Cecilia Samieri, Martha-Claire Morris, David A. Bennett, Claudine Berr, et al, "Fish Intake,

Genetic Predisposition to Alzheimer Disease, and Decline in Global Cognition and Memory in 5 Cohorts of Older Persons", *American Journal of Epidemiology* 187, no. 5 (2018): 933-940, doi: 10.1093/aje/kwx330,PMID: 29053784。

22. M. C. Morris, "The Role of Nutrition in Alzheimer's Disease: Epidemiological Evidence", *European Journal of Neurology* 16, suppl. 1 (2009): 1-7, doi: 10.1111/j.1468-1331.2009.02735. x,PMID: 19703213.

23. Institute of Medicine 撰写的 *Cognitive Aging: Progress in Understanding and Opportunities for Action*(Washington, DC: National Academies Press, 2015) 一书。

24. Gwenelle Douaud, Helga Refsum, Celeste A. de Jager, Robin Jacoby, Thomas E. Nichols, Steven M. Smith, A. David Smith, "Preventing Alzheimer's Disease-Related Gray Matter Atrophy by B-Vitamin Treatment", *Proceedings of the National Academy of Sciences USA* 110, no. 23 (2013): 9523-9528, doi: 10.1073/ pnas.1301816110,PMID: 23690582。

25. Esiri, "Ageing and the Brain"。

26. 关于小鼠研究,可参阅 Vladimir Ilievski, Paulina K. Zuchowska, Stefan J. Green, et al, "Chronic Oral Application of a Periodontal Pathogen Results in Brain Inflammation, Neurodegeneration and Amyloid Beta Production in Wild Type Mice", *PLoS One* 13, no. 10 (2018): e0204941, doi: 10.1371/journal.pone.0204941,PMID: 30281647。在人类志愿者中进行的一期临床试验结果于 2018 年发布, 详见 https://www.businesswire.com/news/home/20181024005522/en/ Cortexyme -Announces-Phase-1-Data-Demonstrating-COR388Inh。

27. P. Lina Santaguida, Tatyan A. Shamliyan, David R. Goldman, "Cholinesterase Inhibitors and Memantine in Adults with Alzheimer Disease", *American Journal of Medicine* 129, no. 10 (2016): 1044-1047。

28. Dale E. Bredesen, "Reversal of Cognitive Decline: A Novel Therapeutic Program", *Aging* 6, no.9 (2014): 707-717, doi: 10.18632/aging.100690,PMID: 25324467。

29. 这个小组开发了一个可以了解 AD 的互动网站（www.alzu.org/）。此外，这个网站上还有相关的正在进行的临床试验的信息，并会直接链接到能进行深度个性化评估的诊所。有关危险因素的研究进展，可参阅 Matthew W. Schelke, Peter Attia, Daniel J. Palenchar, Bob Kaplan, et al, "Mechanisms of Risk Reduction in the Clinical Practice of Alzheimer's Disease Prevention", *Frontiers in Aging Neuroscience* 10 (2018): 96, doi: 10.3389/ fnagi.2018.00096,PMID: 29706884。

30. UBI: https://www.unitedneuroscience.com/pipeline/。

31. Katherine P. Riley, David A. Snowdon, Mark F. Desrosiers, William R. Markesbery, "Early Life Linguistic Ability, Late Life Cognitive Function, and Neuropathology: Findings from the Nun Study", *Neurobiology of Aging* 26, no. 3 (2005): 341-347, doi: 10.1016/j.neurobiolaging.2004.0 6.019,PMID: 15639312。

32. David J. Simons, Walter R. Boot, Neil Charness, Susan E. Gathercole, Christopher F. Chabris, David Z. Hambrick, Elizabeth A. Stine-Morrow, "Do 'Brain-Training' Programs Work?", *Psychological Science in the Public Interest* 17, no. 3 (2016): 103-106, doi: 10.1177/1529100616661983,PMID: 27697851。

33. Alan L. Pelletier, Ledy Rojas-Roldan 和 Janis Coffin, "Vision Loss in Older Adults", *American*

我们为什么会变老

Family Physician 94, no. 3 (2016): 219-226, PMID: 27479624。

34. https://www.macular.org/ 网站上有治疗和预防方面的很好的概述和详细信息。

35. https://www.aao.org/eye-health/diseases/what-is-glaucoma 网站上有治疗和预防方面的很好的概述和详细信息。

36. https://nei.nih.gov/health/diabetic/retinopathy 网站上有治疗和预防方面的很好的概述和详细信息。

37. https://nei.nih.gov/health/cataract/cataract_facts。

38. Farley 撰写的 *The Physiological Effects of Ageing* 一书。

39. Elizabeth H. Rickenbach, David M. Almeida, Teresa E. Seeman, Margie E. Lachman, "Daily Stress Magnifies the Association between Cognitive Decline and Everyday Memory Problems: An Integration of Longitudinal and Diary Methods", *Psychology and Aging* 29, no. 4 (2014): 852-862, https://doi.org/10.1037/a0038072。

40. Julie L. Bienias, Laurel A. Beckett, David A. Bennett, Robert S. Wilson, Denis A. Evans, "Design of the Chicago Health and Aging Project (CHAP)", *Journal of Alzheimers Disease* 5, no. 5 (2003): 349-355, doi: 10.3233/jad-2003-5501, PMID: 14646025。

41. Farley 撰写的 *The Physiological Effects of Ageing* 一书。

42. 有关这些基因的更深入的讨论，可参阅 https://www.alzfo rum.org/news/conference-coverage/new-genetics-frontiers-finding-modifiers-making -sense-pathways。

43. https://www.foundmyfitness.com。

第九章　干预措施一：可采取的行动

1. 关于众多选择的不错的综述,可参阅 Thomas J. LaRocca, Christopher R. Martens, Douglas R. Seals, "Nutrition and Other Lifestyle Influences on Arterial Aging", *Ageing Research Reviews* 39 (2017): 106-119, doi: 10.1016/j.arr.2016.09.002, PMID: 27693830。

2. Joshua Most, Valeria Tosti, Leanne M. Redman, Luigi Fontan, "Calorie Restriction in Humans: An Update", *Ageing Research Reviews* 39 (2017): 36-45, doi: 10.1016/j.arr.2016.08.005, PMID: 27544442。

3. 以下文章对 CR 的人体研究进行了全面的综述：Most, et al, "Calorie Restriction in Humans"。许多研究人类衰老的综述都分析了 CR 的作用，例如：① Priya Balasubramanian, Porsha R. Howell, Rozalyn M. Anderson, "Aging and Caloric Restriction Research: A Biological Perspective with Translational Potential", *EBioMedicine* 21 (2017): 37-44, doi: 10.1016/j.ebiom.2017.06.015；② Daniele Lettieri-Barbato, Esmerelda Giovannetti, Katya Aquilano, "Effects of Dietary Restriction on Adipose Mass and Biomarkers of Healthy Aging in Human", *Aging (Albany NY)* 8, no. 12 (2016): 3341-3355, doi:1 0.18632/ag ing.101122；③描述 CR 和其他干预措施对特定年龄相关疾病作用的综述，Ines Figueira, Adelaide Fernandes, Aleksandra Mlade-novic Djordjevic, Andre Lopez-Contreras, et al, "Interventions for Age-Related Diseases: Shifting the Paradigm", *Mechanisms of Ageing and Development* 160 (2016): 69-

92, doi: 10.1016/j. mad.2016.09.009,PMID: 27693441。想要深入了解该机制，可参阅 Christopher B. Newgard, Jeffrey E. Pessin, "Recent Progress in Metabolic Signaling Pathways Regulating Aging and Life Span", *Journals of Gerontology.Series A, Biological Sciences and Medical Sciences* 69, suppl.1 (2014): S21-27, doi: 10.1093/gerona/glu058,PMID: 24833582; PMCID: PMC4022126。有关在猴子中开展的研究的详细分析，可参阅 Julie A. Mattison, Ricki J. Colman, T. Mark Beasley, David B. Alli-son, Joseph W. Kenmitz, George S. Roth, Donald K. Ingram, et al, "Caloric Restriction Improves Health and Survival of Rhesus Monkeys", *Nature Communications*, January 17 (2017): 14063, doi: 10.1038/ncomms14063。

4. Valter Longo 博士是 CR 替代法的忠实支持者，其撰写的《长寿饮食》[*The Longevity Diet*(New York: Avery Press, 2018)] 一书给出了通俗易懂的细节描述。更具学术性的综述，可参阅 Valter D. Longo, Satchem Panda, "Fasting, Circadian Rhythms, and Time-Restricted Feeding in Healthy Lifespan", *Cell Metabolism* 23, no. 6 (2016): 1048-1059。关于抗癌的益处，可参阅 Alessio Nencioni, Irene Caffa, Salvatore Cortellino, Valter D. Longo, "Fasting and Cancer: Molecular Mechanisms and Clinical Application", *Nature Reviews.Cancer* 18, no. 11 (2018), 707-719, https://doi.org/10.1038/s41568-018-0061-0。

5. M. Ristow, S. Schmeisser, "Extending Life Span by Increasing Oxidative Stress", *Free Radical Biology and Medicine* 51, no. 2 (2011): 327-336, doi: 10.1016/j.freeradbiomed.2011.05.010,P MID: 21619928；另一篇综述：Christopher R. Martens, Douglas R. Seals, "Practical Alterna-tives to Chronic Caloric Restriction for Optimizing Vascular Function with Ageing", *Journal of Physiology* 594, no. 24 (2016): 7177-7195, doi: 10.1113/JP272348,PMID: 27641062。

6. Martens, Seals, "Practical Alternatives to Chronic Caloric Restriction"。

7. Ristow, Schmeisser, "Extending Life Span by Increasing Oxidative Stress"; Stephanie E. Wohlgemuth, Arnold Y. Seo, Emmanuelle Marzetti, Hazel A. Lees, Christian Leeuwenburgh, "Skeletal Muscle Autophagy and Apoptosis during Aging: Effects of Calorie Restriction and Life-Long Exercise", *Experimental Gerontolology* 45, no. 2 (2010): 138-148, doi: 10.1016/ j.exger.2009.11.002,PMID: 19903516。

8. 有关此过程中细胞所发生情况的历史性概述和总结，可参阅 Vikramit Lahiri , Daniel J. Konski, "Eat Yourself to Live: Autophagy's Role in Health and Disease", *The Scientist*, March (2018)；或 Wohlgemuth, et al, "Skeletal Muscle Autophagy and Apoptosis during Aging"。

9. Yuan Zhang, Yang Xie, Eric O. Berglund, Katie C. Coate, Tian T. He, Takeshi Katafuchi, Guanghua Xiao, et al, "The Starvation Hormone, Fibroblast Growth Factor-21, Extends Lifespan in Mice", *eLife* 1 (2012): e00065. https://doi.org/10.7554/ eLife.00065。

10. 最近有很多关于改变饮食习惯的有趣的研究，可从注释 4 引用的 Longo 的研究开始阅读。如果你想尝试 TRF，请浏览 Satcham Panda 博士的网站，其实验室开发了一款应用程序，可以跟踪你的热量消耗数据，并将其添加到他们不断增长的数据库 (http://www. mycircadianclock.org/)。

11. Gretchen Reynolds 为 *New York Times* 一个关于运动的专栏发表了一篇文章，总结了各种运动的好处，此外，她还很好地回答了要做什么类型的运动和适宜运动量的问题，可参阅 Gretchen Reynolds 撰写的 *The First 20 Minutes: Surprising Science Reveals How We Can Exercise Better, Train Smarter, Live Longer*(New York: Penguin Group, 2012) 一书，相关的文章链接：https://muckrack.com/gretchen-reynolds/articles。要了解线粒体活动在运动中的

我们为什么会变老

作用，可参阅 Hai Bo, Ning Jiang, LiJi Li, Yong Zhang, "Mitochondrial Redox Metabolism in Aging: Effect of Exercise Interventions", *Journal of Sport and Health Science* 2, no. 2 (2013): 67-74。最近一期的杂志关注的是运动医学方面的内容，随附的社论总结了一些相关论文：Sulin Cheng, Lijuan Mao, "Physical Activity Continuum throughout the Lifespan: Is Exercise Medicine or What?", *Journal of Sport and Health Science* 5, no. 2 (2016): 127-128, https://doi. org/10.1016/j.jshs.2016.03.005。一篇讲述线粒体在肌少症中的作用和针对线粒体的靶向干预措施的优秀综述：Paul M. Coen, Robert V. Musci, J. Matthew Hinkley, Benjamin F. Miller, "Mitochondria as a Target for Mitigating Sarcopenia", *Frontiers in Physiology* 9 (2019): 1883, doi: 10.3389/fphys.2018.01883, PMID: 30687111。

12. 全文可参阅 Serge C. Harb, Paul C. Cremer, Yuping Wu, Bo Xu, Leslie Cho, Veno Menon, Wael A. Jaber, "Estimated Age Based on Exercise Stress Testing Performance Outperforms Chronological Age in Predicting Mortality", *European Journal of Preventive Cardiology* 13 (2019): 2047487319826400, doi: 10.1177/2047487319826400, PMID: 30760022；也可在 European Society for Cardiology 发布的新闻稿中获取概要（https://www.escardio.org/The-ESC/Press-Office/Press-releases/What-s-age-got-to-do-with-it）。

13. C. Scott Bickel, James M. Cross, Marcas M. Bamman, "Exercise Dosing to Retain Resistance Training Adaptations in Young and Older Adults", *Medicine and Science in Sports and Exercise* 43, no. 7 (2011): 1177-1187, doi: 10.1249/ MSS.0b013e318207c15d。

14. Sammi R. Chekroud, Ralitza Gueorguieva, Amanda B. Zheutlin, Martin Paulus, Harlan M. Krumholz, John H. Krystal, Adam M. Chekroud, "Association between Physical Exercise and Mental Health in 1.2 Million Individuals in the USA between 2011 and 2015: A Cross-Sectional Study", *Lancet Psychiatry* 5, no. 9 (2018): 739-746, doi: 10.1016/S2215-0366(18)30227-X, PMID: 30099000。

15. Jari Laukkanen 及其研究小组在长达 20 年的研究中观察了 2000 多名年龄为 42 ~ 60 岁的芬兰男性的健康终点，相关研究成果如下：① Tanjanalina Laukkanen, Hassan Khan, Francesco Zaccardi, and Jari A. Laukkanen, "Association between Sauna Bathing and Fatal Cardiovascular and All-Cause Mortality Events", *JAMA Internal Medicine* 175, no. 4 (2015): 542-548, doi: 10.1001/jamainternmed.2014.8187, PMID: 25705824；② Tanjanalina Laukkanen, Setor Kunutsor, Jussi Kauhanen, Jari A. Laukkanen, "Sauna Bathing Is Inversely Associated with Dementia and Alzheimer's Disease in Middle-Aged Finnish Men", *Age and Ageing* 46, no. 2 (2017): 245-249, doi: 10.1093/ ageing/afw212, PMID: 27932366；③ Jari A. Laukkanen, Tanjanalina Laukkanen, "Sauna Bathing and Systemic Inflammation", *European Journal of Epidemiology* 33, no. 3 (2018): 351-353, doi: 10.1007/s10654-017-0335-y, PMID: 29209938。最后，关于这个话题及其他与衰老疗法相关的话题的内容更新，可参阅 Rhonda Patrick 的网站 https://www.foundmyfitness.com。

16. 可以阅读后面这篇文章进一步了解 HSP 的作用，Ling Yang, Danilo Licastro, Edda Cava, Nicola Veronese, et al, "Long-Term Calorie Restriction Enhances Cellular Quality-Control Processes in Human Skeletal Muscle", *Cell Reports* 14, no. 3 (2016): 422-428, doi: 10.1016/ j.celrep.2015.12.042, PMID: 26774472；大鼠研究的相关内容可参阅 Yuki Tamura, Yataka Matsunaga, Yu Kitaoka, Hideo Hatta, "Effects of Heat Stress Treatment on Age-Dependent Unfolded Protein Response in Different Types of Skeletal Muscle", *Journals of Gerontology. Series A, Biological Sciences and Medical Sciences* 72, no. 3 (2017): 299-308, doi: 10.1093/gerona/

glw063,PMID: 27071782。

17. ① M. Kox, L. T. van Eijk, J. Zwaag, J. van den Wildenberg, F. Sweep, J. G. van der Hoeven, P. Pickkers, "Voluntary Activation of the Sympathetic Nervous System and Attenuation of the Innate Immune Response in Humans", *Intensive Care Medicine Experimental* 2, suppl. 1 (2014), https://doi.org/10.1186/2197-425X-2-S1-O2; ② Leo Pruimboom, Frits A. J. Muskiet, "Intermittent Living; The Use of Ancient Challenges as a Vaccine against the Deleterious Effects of Modern Life—A Hypothesis", *Medical Hypotheses* 120 (2018): 28-42, doi: 10.1016/j.mehy.2018.08.002,PMID: 30220336。

18. 关于这个话题的入门书，可参阅 Edward A. Charlesworth 和 Ronald C. Nathan 撰写的 *Stress Management*(New York: Ballantine Books Trade Paperback, 2012)。想要深入了解相关生理功能，可参阅下面这本通俗生动的著作：Robert Sapolsky, *Why Zebras Don't Get Ulcers*, 3rd ed. (New York: Henry Holt, 2004)。再次建议有兴趣的读者浏览 Rhonda Patrick 的全面、可搜索的网站 https://www.foundmyfitness.com。

19. 关于睡眠重要性的例子，以及关于如何睡得更好的建议，可参阅 Matthew Walker 撰写的《我们为什么要睡觉》[*Why We Sleep: Unlocking the Power of Sleep and Dreams*(New York: Scribner, 2017)]。认知行为疗法概述可参阅 Colleen Ehrnstrom 和 Alisha L. Brosse 撰写的 *End the Insomnia Struggle: A Step-by-Step Guide to Help You Get to Sleep and Stay Asleep*(Oakland, CA: New Harbinger Publications, 2016)。最后还可参阅 James Nestor 撰写的《呼吸革命》[*Breath: The New Science of a Lost Art*(New York: Penguin Random House, 2020)]，该书探讨了呼吸的问题，是睡眠及运动和放松的一个重要组成部分。

第十章 干预措施二：可使用的药物和补充剂

1. A. Ward, P. Bates, R. Fisher, L. Richardson, C. F. Graham, "Disproportionate Growth in Mice with Igf-2 Transgenes", *Proceedings of the National Academy of Sciences of the United States of America* 91, no. 22 (1994): 10365-10369, https://doi.org/10.1073/ pnas.91.22.10365。

2. 关于雷帕霉素和 mTOR，并没有很多简单易懂的论述。一些信息丰富但略偏技术性的论文如下：① Matthieu Laplante, David M. Sabatini, "mTOR Signaling at a Glance", *Journal of Cell Science* 122, pt. 20 (2009): 3589-3594, doi: 10.1242/ jcs.051011,PMID: 19812304; ② Zhen Yu, Rong Wang, Wilson C. Fok, Alexander Coles, Adam B. Salmon, Viviana I. Pérez, "Rapamycin and Dietary Restriction Induce Metabolically Distinctive Changes in Mouse Liver", *Journals of Gerontology.Series A, Biological Sciences and Medical Sciences* 70, no. 4 (2015): 410-420, doi: 10.1093/ gerona/glu053,PMID: 24755936; ③ Brina K. Kennedy, Dudley W. Lamming, "The Mechanistic Target of Rapamycin: The Grand ConducTOR of Metabolism and Aging", *Cell Metabolism* 23, no. 6 (2016): 990-1003, doi: 10.1016/j.cmet.2016.05.009,PMID: 27304501; ④ Lisa A. Lesniewski, Douglas R. Seals, Ashley E. Walker, Grant D. Henson, et al, "Dietary Rapamycin Supplementation Reverses Age-Related Vascular Dysfunction and Oxidative Stress, while Modulating Nutrient-sensing, Cell Cycle, and Senescence Pathways", *Aging Cell* 16, no. 1 (2017): 17-26, doi: 10.1111/ acel.12524,PMID: 27660040。此外，一些科学家已经在 antiaging 网站就 mTOR 和其他衰老领域的概念发表了一些文章（https:// www.anti-

agingfirewalls.com）。

3. 关于目前正在进行的临床试验的更多信息，可参阅 Nur Barzilai, Jill P. Crandall, Stephen B. Kritchevsky, Mark A. Espeland, "Metformin as a Tool to Target Aging", *Cell Metabolism* 23, no. 6 (2016): 1060-1065, https://doi.org/10.1016/j.Cmet.2016.05.011；简要的概述可参阅 https://healthyagingproject.org/2016/04/ healthy-aging-drug-on-the-horizon/；有关二甲双胍对有氧运动益处的潜在负面影响，可参阅 Adam R. Konopka, Jaime L. Laurin JL, Hayden M. Schoenberg HM, Justin J. Reid JJ, William M. Castor WM, Christopher A. Wolff CA, Robert V. Musci RV, et al, "Metformin Inhibits Mitochondrial Adaptations to Aerobic Exercise Training in Older Adults", *Aging Cell* 18, no. 1 (2019): e12880, doi: 10.1111/acel.12880,PMID: 30548390。有关此主题的更新内容，可参阅 Rhonda Patrick 博士的网站 https://www.foundmyfitness.com/search。

4. Lee A. Witters, "The Blooming of the French Lilac", *Journal of Clinical Investigation* 108, no. 8 (2001): 1105-1107, https://doi.org/10.1172/JCI14178。

5. Charles N. Serhan, "Novel Pro-Resolving Lipid Mediators in Inflammation Are Leads for Resolution Physiology", *Nature* 510, no. 7503 (2014): 92-101, https:// doi.org/10.1038/ nature13479。较低技术性的解释，可参阅 https://en.wikipedia.org/wiki/Specialized_pro-resolving_mediators。有关这些化合物及其在鱼类中的饮食来源的引人注目的综述，可参阅 Bruce D. Levy, "Resolvins and Protectins: Natural Pharmacophores for Resolution Biology", *Prostaglandins, Leukotrienes, and Essential Fatty Acids* 82, nos.4-6 (2010): 327-332, doi: 10.1016/j.plefa.2010.02.003,PMID: 20227865。嗜酸性粒细胞实验相关内容，可参阅 Daniel Brigger, Carsten Riether, Robin van Brummelen, Kira I. Mosher, et al, "Eosinophils Regulate Adipose Tissue Inflammation and Sustain Physical and Immunological Fitness in Old Age", *Nature Metabolism* 2, no. 8 (2020): 688-702, doi: 10.1038/ s42255-020-0228-3,PMID: 32694825。

6. 有关布洛芬的长寿效应，可参阅 Chong He, Scott K. Tsuchiyama, Quynh T. Nguyen, Ekaterina N. Plyusnina, et al, "Enhanced Longevity by Ibuprofen, Conserved in Multiple Species, Occurs in Yeast through Inhibition of Tryptophan Import", *PLoS Genetics* 10, no. 12 (2014): e1004860, doi: 10.1371/ journal.pgen.1004860,PMID: 25521617；NSAID 药物对 AMP 的影响，可参阅 Tanya S. King, Otto Q. Russe, Christine V. Möser, Nerea Ferreiró, et al, "AMP-Activated Protein Kinase Is Activated by Non-Steroidal Anti-inflammatory Drugs", *European Journal of Pharmacology* 762 (2015): 299-305, doi: 10.1016/j .ejphar.2015.06.001,PMID: 26049010。

7. Matthew J. Rossman, Jessica R. Santos-Parker, Chelsea A. C. Steward, Nina Z. Bispham, Lauren M. Cuevas, Hannah L. Rosenberg, Kayla A. Woodward, Michael Chonchol, Rachel A. Gioscia-Ryan, Michael P. Murphy, Douglas R. Seals, "Chronic Supplementation with a Mitochondrial Antioxidant (MitoQ) Improves Vascular Function in Healthy Older Adults", *Hypertension* 71, no. 6 (2018): 1056-1063.doi: 10.1161/HYPERTENSIONAHA.117.10787,PMID: 29661838。关于更新的化合物的内容可参阅 https://www.ncbi.nlm.nih.gov/pubmed/18205623。

8. 逆转交联损伤相关的早期实验证据，可参阅 M.E. Cooper, V. Thallas, J. Forbes, E. Scalbert, S. Sastra, I. Darby, T. Soulis, "The Cross-Link Breaker, N-phenacylthiazolium Bromide Prevents Vascular Advanced Glycation End-Product Accumulation", *Diabetologia* 43, no. 5 (2000): 660-664, doi: 10.1007/ s001250051355,PMID: 10855541；关于这些化合物如何工作及其应用

注释　325

前景的全面但技术性的总结，可参阅 Ryoji Nagai, David B. Murray, Thomas O.Metz, John W. Baynes, "Chelation: A Fundamental Mechanism of Action of AGE Inhibitors, AGE Breakers, and Other Inhibitors of Diabetes Complications",Diabetes 61, no. 3 (2012): 549-559, doi: 10.2337/db11-1120,PMID: 22354928。人类细胞研究的相关内容，可参阅 Brian S. Bradke, Deepak Vashishth, "N-Phenacylthiazolium Bromide Reduces Bone Fragility Induced by Nonenzymatic Glycation", *PLoS One* 9, no. 7 (2014): e103199, doi: 10.1371/journal.pone.0103199,PMID: 25062024。有关 AGEs 和 AGE 抑制剂的详细介绍，可参阅 Legendary Pharmaceutical 网站（www.legendarypharma.com/glycation.html）。

9. 表明烟酸可减少糖化的研究，可参阅 K. M. Abdullah, Faizan A. Qais, Iqban Ahmad, Imrana Naseem, "Inhibitory Effect of Vitamin B_3 against Glycation and Reactive Oxygen Species Production in HSA: An in vitro Approach", *Archives of Biochemistry and Biophysics* 627 (2017): 21-29, doi: 10.1016/j .abb.2017.06.009,PMID: 28624351。

10. Michael B. Stout, Frederic J. Steyn, Michael J. Jurczak, Joao-Paulo G. Camporez, Yi Zhu, John R. Hawse, Diana Jurk, et al, "17α-Estradiol Alleviates Age-Related Metabolic and Inflammatory Dysfunction in Male Mice without Inducing Feminization", *Journals of Gerontology.Series A, Biological Sciences and Medical Sciences* 72, no. 1 (2017): 3-15, doi: 10.1093/gerona/glv309,PMID: 26809497。

11. 有关 NAD⁺ 和其他年龄相关事件的最新研究结果，可参阅 Judith Campisi, Pankaj Kapahi, Gordon J. Lithgow, Simon Melov, John C. Newman, Eric Verdin, "From Discoveries in Ageing Research to Therapeutics for Healthy Ageing", *Nature* 571, no. 7764 (2019): 183-192, doi: 10.1038/s41586-019-1365-2。有关乙酰化酶及其在细胞中的作用，可参阅 https://www.elysiumhealth.com/ en-us/knowledge/science-101/why-sirtuins-are-important-for-aging。NRH 的开发和测试，可参阅 Judith Giroud-Gerbetant, Migali Joffraud, Maria P. Giner, Angelique Cerci-llieux, Simona Bartova, Mikhail V. Makarov, Ruben Zapata-Pérez, et al, "A Reduced Form of Nicotinamide Riboside Defines a New Path for NAD⁺ Biosynthesis and Acts as an Orally Bioavailable NAD⁺ Precursor", *Molecular Metabolism* 30 (2019): 192-202, doi: 10.1016/j.molmet.2019.09.013,PMID: 31767171。

12. David Sinclair 的著作《长寿：当人类不再变老》[Lifespan: *Why We Age, and Why We Don't Have To*(New York: Atria Books, 2019)]，涵盖了所有你想知道的去乙酰化酶相关的内容，以及衰老理论和潜在的补救方法。相关范文可参阅 Carlos Cantó, Johan Auwerx, "Targeting Sirtuin 1 to Improve Metabolism: All You Need Is NAD(+)?", *Pharmacological Reviews* 64, no. 1 (2012): 166-187, https://doi .org/10.1124/pr.110.003905; Xiao Tian, Denis Firsanov, Zhihui Zhang, Yang Cheng, Lingfeng Luo, Gregory Tombline, Ruiyue Tan, et al, "SIRT6 Is Responsible for More Efficient DNA Double-Strand Break Repair in Long-Lived Species", *Cell* 177, no. 3 (2019): 622-638.e22, doi: 10.1016/j.cell.2019.03.043,PMID: 31002797。

13. Jessica Stockinger, Nicholas Maxwell, Dylan Shapiro, Rafael deCabo, Gregorio Valdez, "Caloric Restriction Mimetics Slow Aging of Neuromuscular Synapses and Muscle Fibers", *Journals of Gerontology.Series A, Biological Sciences and Medical Sciences* 73, no. 1 (2017): 21-28, doi: 10.1093/gerona/glx023,PMID: 28329051。

14. James M. Smoliga, Joseph A. Baur, Heather A. Hausenblas, "Resveratrol and Health—a Comprehensive Review of Human Clinical Trials", *Molecular Nutrition and Food Research* 55, no. 8 (2011): 1129-1141, doi: 10.1002/mnfr.201100143,PMID: 21688389。

我们为什么会变老

15. mTOR方面，很难找到关于NAD⁺的通俗易懂的文章。虽然Firewalls on Aging博客（http://www.anti-agingfirewalls.com/?s=NAD）中有许多简短的、技术性的论文摘要和精彩的图表，但它们不易读。简化的概述可参阅Elyssium的文章（https://www.elysiumhealth.com/en-us/knowledge/science-101/everything-you-need-to-know-about-nicotinamide-adenine-dinucleotide-nad）。该小组在老鼠身上测试了这种化合物的良好效果，更多的技术性论文可参阅 Natalie E. de Picciotto, Lindsey B. Gano, Lawrence C. Johnson, Christopher R. Martens, et al, "Nicotinamide Mononucleotide Supplementation Reverses Vascular Dysfunction and Oxidative Stress with Aging in Mice", *Aging Cell* 15, no. 3 (2016): 522-530, doi: 10.1111/acel.12461,PMID: 26970090; 若要浏览表明NR是最容易被吸收和转化为NAD的前体的证据，可参阅 Samuel A. Trammell, Mark S. Schmidt, Benjamin J. Weidemann, Philip Redpath, et al, "Nicotinamide Riboside Is Uniquely and Orally Bioavailable in Mice and Humans", *Nature Communications* 7 (2016): 12948, doi: 10.1038/ncomms12948,PMID: 27721479。研究表明，老年人补充NR可产生良好的效果，详见 Christopher R.Martens, Blaire A. Denman, Melissa R. Mazzo, Michael L. Armstrong, et al, "Chronic Nicotinamide Riboside Supplementation Is Well-Tolerated and Elevates NAD⁺ in Healthy Middle-Aged and Older Adults", *Nature Communications* 9, no. 1 (2018): 1286, doi: 10.1038/s41467-018-03421-7,PMID: 29599478, 此文引言中有一个相当易读的总结。NAD⁺随年龄变化的描述可参阅 James Clement, Matthew Wong, Anne Poljak, Perminder Sachdev, et al, "The Plasma NAD⁺ Metabolome Is Dysregulated in 'Normal' Aging", *Rejuvenation Research* 22, no. 2 (2019): 121-130, doi: 10.1089/rej.2018.2077,PMID: 30124109。一个潜在的令人担忧的发现如下：Charles Brenner, Amy C. Boileau, "Pterostilbene Raises Low Density Lipoprotein Cholesterol in People", *Clinical Nutrition* 38, no. 1 (2019): 480-481, doi: 10.1016/j.clnu.2018.10.007,PMID: 30482564。

16. Ryan W. Dellinger, Santiago R. Santos, Mark Morris, Mal Evans, Dan Alminana, Leonard Guarente, Eric Marcotulli, "Repeat Dose NRPT (Nicotinamide Riboside and Pterostilbene) Increases NAD⁺ Levels in Humans Safely and Sustainably: A Randomized, Double-Blind, Placebo-Controlled Study", *NPJ Aging and Mechanisms of Disease* 3 (2017): 17, doi: 10.1038/s41514-017-0016-9,PMID: 29184669; 关于Basis的制造商Elyssium的概述，以及对其科学性的简要总结，请阅读 https://www.fastcompany.com/3041800/one-of-the-worlds-top-aging-researchers-has-a-pill-to-keep-you-feeling-young。但请记住，这项研究是由开发干预疗法的一些科学家开启和运作的。

17. https://siwatherapeutics.com/home/，警告同上。

18. 纳米胶囊的相关内容，可参阅 Daniel Muñoz-Espín, Miguel Rovira, Irene Galiana, Cristina Giménez, Beatriz Lozano-Torres, Marta Paez-Ribes, Susana Llanos, et al, "A Versatile Drug Delivery System Targeting Senescent Cells", *EMBO Molecular Medicine* 10 (2018), doi: 10.15252/emmm. 201809355,PMID: 30012580; 关于这种以及其他的消炎策略的综述，可参阅 Caye-tano von Kobbe, "Targeting Senescent Cells: Approaches, Opportunities, Challenges", *Aging* 11, no. 24 (2019): 12844-12861, doi: 10.18632/aging.102557。

19. https://www.oisinbio.com/#the-approach，来自另一家生物技术公司的信息，所以请注意可能存在的偏倚。

20. https://unitybiotechnology.com/pipeline/; 这些所谓的促凋亡药物最先是被开发出来对抗衰老细胞的，基于衰老细胞在应该自杀时却没有自杀（即凋亡）的观察研究开展。

相关的发展史及一些早期的药物，可参阅 James L. Kirkland, Tamar Tchkonia, "Cellular Senes-cence: A Translational Perspective", *EBioMedicine* 21 (2017): 21-28, doi: 10.1016/ j.ebiom.2017.04. 013,PMID: 28416161。一篇技术性较低的概述，可参阅以下评论: Jan M. van Deursen, "Senolytic Therapies for Healthy Longevity", *Science* 364, no. 6441 (2019): 636-637, doi: 10.1126/science.aaw1299。如果你喜欢视频演示的话，James Kirkland，senolytics 领域的早期研究人员之一，给出了这个领域的一个很好的概述（https://www.youtube. com/watch?v=7wiZb-QdVX4）。

21. Von Kobbe, "Targeting Senescent Cells"。

22. 第一个关于异种共生逆转肌肉老化的报道，可参阅 Irina M. Conboy, Michael J. Conboy, Amy J. Wagers, Eric R. Girma, Irving L. Weissman, Thomas A. Rando, "Rejuvenation of Aged Progenitor Cells by Exposure to a Young Systemic Environment", *Nature* 433, no. 7027 (2005): 760-764, doi: 10.1038/na ture03260,PMID: 15716955。关于异种共生对学习和记忆的影响，可参阅 Saul A. Villeda, Kristofer Plambeck, Jinte Middeldorp, Joseph M. Castellano, et al, "Young Blood Reverses Age-Related Impairments in Cognitive Function and Synaptic Plasticity in Mice", *Nature Medicine* 20, no. 6 (2014): 659-663, doi: 10.1038/ nm.3569,PMID: 24793238；你可以 在 Tony Wyss-Coray 的 TED 演讲中听到上述内容: https://www.ted.com/talks/tony_wyss_ coray_how_young_blood_might_help_reverse_aging_yes_really。

23. 你可以在美国政府网站上阅读到有关临床试验的信息（https://clinical trials.gov/ct2/ show/NCT02803554）；也可以在相关公司的网站上找到（https://www.ambro siaplasma. com）。另一家名为 Alkahest 的公司正在研究这种药物对阿尔茨海默病的影响: http:// www.alkahest.com/science/drug-discovery/。

24. Kotaro Azuma 和 Satoshi Inoue 撰写的 "Vitamin K Benefits in Aging and Cancer"，收录于由 Nozomo Mori 和 Inhee Mook-Jung 编著的 *Aging Mechanisms*(Tokyo, Japan: Springer, 2015) 一书的第 223 ～ 239 页。

25. Matthew W. Schelke, Peter Attia, Daniel J. Palenchar, Bob Kaplan, et al, "Mechanisms of Risk Reduction in the Clinical Practice of Alzheimer's Disease Prevention", *Frontiers in Aging Neuroscience* 10 (2018): 96, doi: 10.3389/fnagi.2018.00096,PMID: 29706884。

26. 有关糖化及其抑制化合物的完整讨论，可参阅 Izabela Sadowska-Bartosz, Grzegorz Bartosz, "Effect of Glycation Inhibitors on Aging and Age-Related Diseases", *Mechanisms of Ageing and Development* 160 (2016): 1-18.doi: 10.1016/j.mad.2016.09.006,PMID: 27671971；想要了解绿茶实验，可参阅 Shan-Qing Zheng, Xiao-Bing Huang, Ti-Kun Xing, Ai-Jun Ding, et al, "Chlorogenic Acid Extends the Lifespan of Caenorhabditis elegans via Insulin/IGF-1 Signaling Pathway", *Journals of Gerontology.Series A, Biological Sciences and Medical Sciences* 72, no. 4 (2017): 464-472, doi: 10.1093/gerona/glw105,PMID: 27378235。

27. 有关这一措施和其他干预措施的全面综述，可参阅 Valter D. Longo, Adam Antebi, Andrzej Bartke, Nir Barzilai, Holly M. Brown-Borg, Calogero Caruso, Tyler J. Curiel, et al, "Interventions to Slow Aging in Humans: Are We Ready?", *Aging Cell* 14, no. 4 (2015): 497-510, doi: 10.1111/ acel.12338,PMID: 25902704。

28. 全面描述癌症代谢和生酮饮食在减缓癌症生长中作用的优秀、系统的书籍，可参阅 Miriam Kalamian 撰写的 *Keto for Cancer*(White River Junction, VT: Chelsea Green Press, 2017)。

29. Alison E. DeVan, Lawrence C. Johnson, Forest A. Brooks, Trent D. Evans, et al, "Effects of Sodium Nitrite Supplementation on Vascular Function and Related Small Metabolite Signatures in Middle-Aged and Older Adults", *Journal of Applied Physiology* 120, no. 4 (2016): 416-425, doi: 10.1152/japplphysiol.00879.2015,PMID: 26607249；有关临床试验的资料，可参阅 clinicaltrials.gov/ct2/show/NCT02393742。

30. Jessica R. Santos-Parker, Talia R. Strahler, Candace J. Bassett, Nina Z. Bispham, et al, "Curcumin Supplementation Improves Vascular Endothelial Function in Healthy Middle-aged and Older Adults by Increasing Nitric Oxide Bioavailability and Reducing Oxidative Stress", *Aging (Albany NY)* 9, no. 1 (2017): 187-208, doi: 10.18632/aging.101149,PMID: 28070018。

31. Schelke, Matthew W., Peter Attia, Daniel J. Palenchar, Bob Kaplan, Monica Mureb, Christine A. Ganzer, Olivia Scheyer, et al, "Mechanisms of Risk Reduction in the Clinical Practice of Alzheimer's Disease Prevention", *Frontiers in Aging Neuroscience* 10 (2018): 96, doi: 10.3389/fnagi.2018.00096,PMID: 29706884。

32. Yao Dang, Yongpan An, Jinzhao He, Boyue Huang, Jie Zhu, Miaomiao Gao, Shun Zhang, et al, "Berberine Ameliorates Cellular Senescence and Extends the Lifespan of Mice via Regulating p16 and Cyclin Protein Expression", *Aging Cell* 19, no. 1 (2020), https://doi.org/10.1111/acel.13060。Rhonda Patrick 是一名对营养保健品和长寿感兴趣的研究人员，她在 Found My Fitness 网站上发表了许多关于这些话题的文章。其中关于黄连素的文章包含了许多参考文献，并对当前的知识进行了很好的概述：https://www.foundmyfitness.com/topics/berberine。

33. Cantó, Auwerx, "Targeting Sirtuin 1 to Improve Metabolism"。

34. 一篇优秀且可读的对营养药品和细胞基础影响的综述，可参阅 Thomas J. LaRocca, Chris-topher R. Martens, Douglas R. Seals, "Nutrition and Other Lifestyle Influences on Arterial Aging", *Ageing Research Reviews* 39 (2017): 106-119, doi: 10.1016/j.arr.2016.09.002,PMID: 27693830; PMCID；这个实验室还负责维护 The Healthy Aging Project 的网站，上面有关于健康老龄化的新研究，还有很优秀文章的链接，从技术文章到流行文章都有：https://healthyaging project.org。Found My Fitness 网站上有很多关于亚精胺的文章，这些文章都在不断更新：https://www.foundmyfitness.com/search?q=spermidine。

35. https://www.nia.nih.gov/research/dab/interventions-testing-program-itp/ compounds-testing。

36. SNPedia 是一个非常棒的资源，可以让你更多地了解人体基因的各种等位基因。下面的链接及其中的文章可以让你更深入地了解相关内容：https://www.snpedia.com/index.php/MTHFR。

37. Matthew J. Yousefzadeh, Marissa J. Schafer, Nicole Noren Hooten, Elizabeth J. Atkinson, Michelle K. Evans, Darren J. Baker, Ellen K. Quarles, et al, "Circulating Levels of Monocyte Chemoattractant Protein-1 as a Potential Measure of Biological Age in Mice and Frailty in Humans", *Aging Cell* 17, no. 2 (2018): e12706, doi: 10.1111/acel.12706,PMID: 29290100。

38. 相关的鸟类研究，可参阅 Valeria Marasco, Antoine Stier, Winnie Boner, Kate Griffiths, et al, "Environmental Conditions Can Modulate the Links among Oxidative Stress, Age, and Longevity", *Mechanisms of Ageing and Development* 164 (2017): 100-107, doi: 10.1016/j.mad.2017.04.012,PMID: 28487181。相关的人体研究，可参阅 Mille Løhr, Annie Jensen, Louise Eriksen, Morten Grønbaek, Steffen Loft, and Peter Møller, "Association between Age

and Repair of Oxidatively Damaged DNA in Human Peripheral Blood Mononuclear Cells",
Mutagenesis 30, no. 5 (2015): 695-700, doi: 10.1093/mutage/gev031,PMID: 25925070; Jorge
P. Soares, Amelia M. Silva, Sandra Fonseca, Maria M. Oliveira, Francesco Peixoto, Isabel Gaivão,
Maria P. Mota, "How Can Age and Lifestyle Variables Affect DNA Damage, Repair Capacity
and Endogenous Biomarkers of Oxidative Stress?", *Experimental Gerontolology* 62 (2015):
45-52, doi: 10.1016/j.exger.2015.01.001,PMID: 25576678; Douglas R. Seals, Simon Melov,
"Translational Geroscience: Emphasizing Function to Achieve Optimal Longevity", *Aging* 6, no.
9 (2014): 718-730, doi: 10.18632/aging.100694,PMID: 25324468。

39. 描述表观遗传时钟的原始文章可参阅 Steve Horvath, "DNA Methylation Age of Human
Tissues and Cell Types", *Genome Biology* 14, no. 10 (2013): R115-135.doi: 10.1186/gb-2013-
14-10-r115,PMID: 24138928；后续工作可参阅 Morgan E. Levine, Ake T. Lu, Austin Quach,
Brian H. Chen, Theristocles L. Assimes, Stefania Bandinelli, Lifang Hou, et al, "An Epigenetic
Biomarker of Aging for Lifespan and Healthspan", *Aging (Albany NY)* 10, no. 4 (2018): 573-
591, doi: 10.18632/aging.101414,PMID: 29676998；死亡时钟可参阅 Ake T. Lu, Austin
Quach, James G. Wilson, Alex P. Reiner, Abraham Aviv, Kenneth Raj, Lifong Hou, et al, "DNA
Methylation GrimAge Strongly Predicts Lifespan and Healthspan", *Aging (Albany NY)* 11, no. 2
(2019): 303-327, doi: 10.18632/aging.101684,PMID: 30669119。

40. Gregory M. Fahy, Robert T. Brooke, James P. Watson, Zinaida Good, Shreyas S. Vasanawala,
Holden Maecker, Michael D. Leipold, et al, "Reversal of Epigenetic Aging and Immunosenescent
Trends in Humans", *Aging Cell* (2019): 18(6):e13028.doi: 10.1111/acel.13028.Epub 2019 Sep
8,PMID: 31496122。

41. Elizabeth Blackburn 和 Elissa Epel 撰写的《端粒效应：年轻、健康、长寿的新科学》[*The
Telomere Effect*(New York: Grand Central Press, 2016)] 是一本很好的书，讨论了许多影响
端粒长度的因素。其他相关注意事项和技术的综述，可参阅 Geraldine Aubert, Mark Hills
M, Peter M. Lansdorp PM, "Telomere Length Measurement—Caveats and a Critical Assessment
of the Available Technologies and Tools", *Mutation Research* 730, nos.1-2 (2012): 59-67, doi:
10.1016/j .mrfmmm.2011.04.003,PMID: 21663926。这项为期 5 年的生活方式研究是在
小样本的低级别前列腺癌患者中进行的：Dean Ornish, Jue Lin, June M. Chan, Elissa Epel,
Colleen Kemp, Gerdi Weidner, Ruth Marlin, et al, "Effect of Comprehensive Lifestyle Changes
on Telomerase Activity and Telomere Length in Men with Biopsy-Proven Low-Risk Prostate
Cancer: 5-Year Follow-up of a Descriptive Pilot Study", *Lancet Oncology* 14, no. 11 (2013):
1112-1120, doi: 10.1016/S1470-2045(13)70366-8,PMID: 24051140。

42. 你可以在 Found My Fitness 网站上找到 bio-hacks 的链接，https://www.foundmyfitness.
com/search?q=spermidine。虽然我不推荐具体的作者，但其中一些观点更具科学性的作者，
如 Dave Asprey、Tim Ferris、Chris Kelly，他们的网站提供了很多很好的材料：https://
nourish balancethrive.com。

43. 相关的精彩综述可参阅 https://www.fightaging.org/self-experimentation/；相关的具体示例
可参阅 https://www.fightaging.org/archives/2018/05/how-to-plan-and-carry-out-a-simple-self-
experiment-a-single-person-trial-of-a-mitochondrially-targeted-antioxidant。

参考资料

1. Aagaard, P., C. Suetta, P. Caserotti, S. P. Magnusson, and M. Kjaer. "Role of the Nervous System in Sarcopenia and Muscle Atrophy with Aging: Strength Training as a Countermeasure", *Scandinavian Journal of Medicine and Science in Sports* 20, no. 1 (2010): 49–64, doi: 10.1111/j. 1600-0838.2009. 01084.x,PMID: 20487503.

2. Abdullah, K. M., Faizan A. Qais, Iqban Ahmad, and Imrana Naseem. "Inhibitory Effect of Vitamin B_3 against Glycation and Reactive Oxygen Species Production in HSA: An in vitro Approach", *Archives of Biochemestry and Biophysics* 627 (2017): 21–29, doi: 10.1016/j.abb.2017. 06.009,PMID: 28624351.

3. Afizah, Hassan, and James H. Hui. "Mesenchymal Stem Cell Therapy for Osteoarthritis", *Journal of Clinical Orthopaedics and Trauma* 7, no. 3 (2016): 177–182, doi: 10.1016/j.jcot.2016.06.006, PMID: 27489413.

4. Akers, Emma J., Stephen J. Nicholls, and Belinda A. Di Bartolo. "Plaque Calcification: Do Lipo-proteins Have a Role?", *Arteriosclerosis, Thrombosis and Vascular Biology* 39, no. 10 (2019): 1902–1910, doi: 10.1161/ATVBAHA.119.311574,PMID: 31462089.

5. Alagiakrishnan, Kanniiram, Angela Juby, David Hanley, Wayne Tymchak, and Anne Sclater A. "Role of Vascular Factors in Osteoporosis", *Journals of Gerontology. Series A, Biological Sciences and Medical Sciences* 58, no. 4 (2003): 362–26, doi: 10.1093/gerona/58.4.m362,PMID: 12663699.

6. de Almeida Jackix, Elisia, Florencia Cúneo, Jamie Amaya-Farfan, Juvenal V. de Assunção, and Kesia D. Quintaes. "A Food Supplement of Hydrolyzed Collagen Improves Compositional and Biodynamic Characteristics of Vertebrae in Ovariectomized Rats", *Journal of Medicinal Food* 13, no. 6 (2010): 1385–1390, doi: 10.1089/jmf.2009.0256,PMID: 20874246.

7. Al-Sheraji, Sadeq Hasan, Amin Ismail, Mohd Yazid Manap, Shuhaimi Mustafa, Rokiah Mohd Yusof, and Fouad Abdulrahman Hassan. "Hypocholesterolaemic Effect of Yoghurt Containing Bifidobacterium pseudocatenulatum G4 or Bifidobacterium longum BB536", *Food Chemistry* 135, no. 2 (2012): 356–361, doi: org/10.1016/j.foodchem. 2012.04.120.

8. Aoyagi, Atsushi, Carlo Condello, Jan Stöhr, Weizhou Yue, Brianna M. Rivera, Joanna C. Lee, Amanda L. Woerman, et al. "Aβ and Tau Prion-like Activities Decline with Longevity in the Alzheimer's Disease Human Brain", *Science and Translational Medicine* 11, no. 490 (2019): eaat8462, doi: 10.1126/scitranslmed.aat8462,PMID: 31043574.

9. Armstrong, Sue. *Borrowed Time: The Science of How and Why We Age*. London: Bloomsbury Sigma, 2019.

10. Arnold, Ann-Sophie, Anna Egger, and Christof Handschin. "PGC-1α and Myokines in the Aging Muscle—A Mini-Review", *Gerontology* 57, no. 1 (2011): 37–43, doi: 10.1159/000281883, PMID: 20134150.

11. Atherton, P. J., J. Babraj, K. Smith, J. Singh, M. J. Rennie, and H. Wackerhage. "Selective Activation of AMPK-PGC-1alpha or PKB-TSC2-mTOR Signaling Can Explain Specific Adaptive Responses to Endurance or Resistance Training-like Electrical Muscle Stimulation", *FASEB Journal* 19, no. 7 (2005): 786–788, doi: 10.1096/fj.04-2179fje,PMID: 15716393.

12. Attia, Peter. "Controversial Topic Affecting All Women—The Role of Hormone Replacement Therapy through Menopause and Beyond—The Compelling Case for Long-Term HRT and Dispelling the Myth That It Causes Breast Cancer", Podcasts. February 25, 2019. https://peterattiamd.com/caroltavris-avrumbluming/.

13. ———. "Studying Studies: Part II—Observational Epidemiology", Topics. January 15, 2018. https://peterattiamd.com/ns002.

14. Aubert, Geraldine, Mark Hills, and Peter M. Lansdorp. "Telomere Length Measurement—Caveats and a Critical Assessment of the Available Technologies and Tools", *Mutation Research* 730, nos. 1–2 (2012): 59–67, doi: 10.1016/j.mrfmmm.2011.04.003,PMID: 21663926.

15. Azuma, Kotaro, and Satoshi Inoue. "Vitamin K Benefits in Aging and Cancer", In *Aging Mechanisms*, edited by Nozomo Mori and Inhee Mook-Jung, 223–39. Tokyo, Japan: Springer, 2015.

16. Balasubramanian, Priya, Chia-Weh Cheng, Federica Madia, Luigi Fontana, Mario Mirisola, Jaime Guevara-Aguirre, et al. "Low Protein Intake Is Associated with a Major Reduction in IGF-1, Cancer, and Overall Mortality in the 65 and Younger But Not Older Population", Cell Metabolism 19, no. 3 (2014): 407–417.

17. Barter, Philip J., H. Brian Brewer Jr., M. John Chapman, Charles H. Hennekens, Daniel J. Rader, and Alan R. Tall. "Cholesteryl Ester Transfer Protein: A Novel Target for Raising HDL and Inhibiting Atherosclerosis", *Arteriosclerosis, Thrombosis and Vascular Biology* 23, no. 2 (2003): 160–167, doi: 10.1161/01.atv.0000054658.91146.64,PMID: 12588754.

18. Bartke, Andrzej, and Nana Quainoo. "Impact of Growth Hormone-Related Mutations on Mammalian Aging", *Frontiers in Genetics* 9 (2018): 586, doi: 10.3389/fgene.2018.00586.

19. Bartke, Andrzej, and Westbrook Reyhan. "Metabolic Characteristics of Long-Lived Mice", *Frontiers in Genetics* 3 (2012): 288, doi: 10.3389/fgene.2012.00288.

20. Barzilai, Nur, Jill P. Crandall, Stephen B. Kritchevsky, and Mark A. Espeland. "Metformin as a Tool to Target Aging", *Cell Metabolism* 23, no. 6 (2016): 1060–1065. https://doi.org/10.1016/j.cmet.2016.05.011.

我们为什么会变老

21. Basisty, Nathan., Dao-Fu Dai, Ami Gagnidze, Lemuel Gitari, Jeanne Fredrickson, Yvonne Maina, Richard P. Beyer, Mary J. Emond, Edward J. Hsieh, Michael J. MacCoss, George M. Martin, and Peter S. Rabinovitch. "Mitochondrial-Targeted Catalase Is Good for the Old Mouse Proteome, But Not for the Young: 'Reverse' Antagonistic Pleiotropy?", *Aging Cell* 15, no. 4 (2016): 634–645. https://doi.org /10.1111/acel.12472.

22. Bell, Steven, Marina Daskalopoulou, Eleni Rapsomaniki, Julie George, Annie Britton, Martin Bobak, Juan P. Casas, Caroline E. Dale, Spiros Denaxas, Anoop Shah, and Harry Hemingway. "Association between Clinically Recorded Alcohol Consumption and Initial Presentation of 12 Cardiovascular Diseases: Population Based Cohort Study Using Linked Health Records", *British Medical Journal* 356 (2017): j909, doi: 10.1136/bmj.j909,PMID: 28331015.

23. Bennett, Beth. "Stem Cells to Treat Osteoarthritis", Trail Runner, 2018. https://trail runnermag.com/training/stem-the-joint-aging-tide.html.

24. ———. What Exactly Is Osteoporosis? Blog post, February 28, 2019. http://senescsense.com/ what-exactly-is-osteoporosis/.

25. Berebichez-Fridman, Roberto, Ricardo Gómez-García, Julio Granados-Montiel, Enrique Berebichez-Fastlicht, Anell Olivos-Meza, Julio Granados, Cristain Velasquillo, and Clemente Ibarra. "The Holy Grail of Orthopedic Surgery: Mesenchymal Stem Cells—Their Current Uses and Potential Applications", *Stem Cells International* (2017): 2638305, doi: 10.1155/ 2017/2638305,PMID: 28698718.

26. Besse-Patin, A., E. Montastier, C. Vinel, I. Castan-Laurell, K. Louche, C. Dray, D. Daviaud, L. Mir, M. A. Marques, C. Thalamas, et al. "Effect of Endurance Training on Skeletal Muscle Myokine Expression in Obese Men: Identification of Apelin as a Novel Myokine", *International Journal of Obesity (London)* 38, no. 5 (2014): 707–713, doi: 10.1038/ijo.2013.158,PMID: 23979219.

27. Bhandari, Mohit, Raveendhara R. Bannur, Eric M. Babins, Johanna Martel-Pelletier, Moin Khan, Jean-Pierre Raynauld, Reynata Frankovich, Deanna Mcleod, Tahira Devji, Mark Phillips, et al. "Intra-articular Hyaluronic Acid in the Treatment of Knee Osteoarthritis: A Canadian Evidence-Based Perspective", *Therapeutic Advances in Musculoskeletal Disease* 9, no. 9 (2017): 231–246. https://doi.org/10.1177/1759720X17729641.

28. Bickel, C. Scott, James M. Cross, and Marcas M. Bamman. "Exercise Dosing to Retain Resistance Training Adaptations in Young and Older Adults", *Medicine and Science in Sports and Exercise* 43, no. 7 (2011): 1177–1187, doi: 10.1249/MSS.0b013e318207c15d.

29. Bienias, Julie L., Laurel A. Beckett, David A. Bennett, Robert S. Wilson, and Denis A. Evans. "Design of the Chicago Health and Aging Project (CHAP)", *Journal of Alzheimers Disease* 5, no. 5 (2003): 349–355, doi: 10.3233/jad-2003-5501,PMID: 14646025.

30. Blackburn, Elizabeth, and Elissa Epel. *The Telomere Effect*. New York: Grand Central Press, 2016.

31. Blagosklonny, Mikhail V. "Aging and Immortality: Quasi-Programmed Senescence and Its Pharmacologic Inhibition", *Cell Cycle* 5, no. 18 (2006): 2087–2102, doi: 10.4161/cc.5.18.3288, PMID: 17012837.

32. Bluming, Avrum, and Carol Tavris. *Estrogen Matters: Why Taking Hormones in Menopause Can Improve Women's well-Being and Lengthen Their Lives—Without Raising the Risk of Breast Cancer.*

New York: Little Brown Spark, 2018.

33. Bo, Hai, Ning Jiang, LiJi Li, and Yong Zhang. "Mitochondrial Redox Metabolism in Aging: Effect of Exercise Interventions", *Journal of Sport and Health Science* 2, no. 2 (2013): 67–74.

34. Bolland, Mark J., MJ William Leung, Vicki Tai, Sonia Bastin, Greg D. Gamble, Andrew Grey, and Ian R. Reid. "Calcium Intake and Risk of Fracture: Systematic Review", *British Medical Journal* 351 (2015): h4580, doi: 10.1136/bmj.h4580,PMID: 26420387.

35. Booth, Frank W., Gregory N. Ruegsegger, and T. Dylan Olver. "Exercise Has a Bone to Pick with Skeletal Muscle", *Cell Metabolism* 23, no. 6 (2016): 961–962, doi: 10.1016/j.cmet.2016. 05.016,PMID: 27304494.

36. Booth, Frank W., and K. A. Zwetsloot. "Basic Concepts about Genes, Inactivity and Aging", *Scandinavian Journal of Medicine and Science in Sports* 20, no. 1 (2010): 1–4, doi: 10.1111/j. 1600-0838.2009.00972.x,PMID: 19602189.

37. Boroni, Mariana, Alessandra Zonari, Carolina Reis de Oliveira, Kallie Alkatib, Edgar Andres Ochoa Cruz, Lear E. Brace, and Juliana Lott de Carvalho. "Highly Accurate Skin-Specific Methylome Analysis Algorithm as a Platform to Screen and Validate Therapeutics for Healthy Aging", *Clinical Epigenetics* 12 (2020): article no. 105, doi.org/10.1186/s13148-020-00899-1.

38. Bradke, Brian S., and Deepak Vashishth. "N-Phenacylthiazolium Bromide Reduces Bone Fragility Induced by Nonenzymatic Glycation", *PLoS One* 9, no 7 (2014): e103199, doi: 10. 1371/journal.pone.0103199,PMID: 25062024.

39. Bredesen, Dale E. "Reversal of Cognitive Decline: A Novel Therapeutic Program", *Aging* 6, no. 9 (2014): 707–717, doi: 10.18632/aging.100690,PMID: 25324467.

40. Brenner, Charles, and Amy C. Boileau. "Pterostilbene Raises Low Density Lipoprotein Cholesterol in People", *Clinical Nutrition* 38, no. 1 (2019): 480–481, doi: 10.1016/j.clnu.2018. 10.007,PMID: 30482564.

41. Brigger, Daniel, Carsten Riether, Robin van Brummelen, Kira I. Mosher, Alicia Shiu, Zhaoqing Ding, Noemi Zbären, et al. "Eosinophils Regulate Adipose Tissue Inflammation and Sustain Physical and Immunological Fitness in Old Age", *Nature Metabolism* 2, no. 8 (2020): 688–702, doi: 10. 1038/s42255-020-0228-3,PMID: 32694825.

42. Brioche, T., R. A. Kireev, S. Cuesta, A. Gratas-Delamarche, J. A. Tresguerres, M. C. Gomez-Cabrera, and J. Viña. "Growth Hormone Replacement Therapy Prevents Sarcopenia by a Dual Mechanism: Improvement of Protein Balance and of Antioxidant Defenses", *Journals of Gerontology. Series A, Biological Sciences and Medical Sciences* 69, no. 10 (2014): 1186–1198, doi: 10.1093/gerona/glt187, PMID: 24300031.

43. Brittberg, Mats, David Recker, John Ilgenfritz, and Daniel B. F. Saris; SUMMIT Extension Study Group. "Matrix-Applied Characterized Autologous Cultured Chondrocytes Versus Microfracture: Five-Year Follow-up of a Prospective Randomized Trial", *American Journal of Sports Medicine* 46, no. 6 (2018): 1343–1351, doi: 10.1177/0363546518756976,PMID: 29565642.

44. Bucci, Laura, Stell L. Yani, Christina Fabbri, Astrid Y. Bijlsma, Andrea B. Maier, Carol G. Meskers, Marco V. Narici, David A. Jones, Jamie S. McPhee, . . . and Stefano Salvioli.

我们为什么会变老

"Circulating Levels of Adipokines and IGF-1 Are Associated with Skeletal Muscle Strength of Young and Old Healthy Subjects", *Biogerontology* 14, no. 3 (2013): 261–272, doi: 10.1007/s10522-013-9428-5,PMID: 23666343.

45. Buettner, Dan. *The Blue Zones: 9 Lessons for Living Longer*, 2nd ed. Washington, DC: National Geographic Partners, 2012.

46. Buitrago-Lopez, Adriana, Jean Sanderson, Laura Johnson, Samantha Warnakula, Angela Wood, Emanuele Di Angelantonio, and Oscar H. Franco. "Chocolate Consumption and Cardiometabolic Disorders: Systematic Review and Meta-analysis", *British Medical Journal* 343 (2011): d4488, doi: 10.1136/bmj.d4488.

47. Burd, Nicholas A., Stefan H. Gorissen, and Luc J. van Loon. "Anabolic Resistance of Muscle Protein Synthesis with Aging", *Exercise and Sport Sciences Review* 41, no. 3 (2013): 169–173, doi: 10.1097/JES.0b013e318292f3d5,PMID: 23558692.

48. Butler-Browne, Gillian, Jamie McPhee, Vincent Mouly, and Anton Ottavi. "Understanding and Combating Age-Related Muscle Weakness: MYOAGE Challenge", *Biogerontology* 14, no. 3 (2013): 229–230. https://doi.org/10.1007/s10522-013-9438-3.

49. Butler-Browne, Gillian, Vincent Mouly, Anne Bigot, and Capucine Trollet. "How Muscles Age and How Exercise Can Slow It", *The Scientist*, September 2018. https://www.the-scientist.com/features/how-muscles-age--and-how-exercise-can-slow-it-64708.

50. Campisi, Judith, Pankaj Kapahi, Gordon J. Lithgow, Simon Melov, John C. Newman, and Eric Verdin. "From Discoveries in Ageing Research to Therapeutics for Healthy Ageing", *Nature* 571, no. 7764 (2019): 183–192, doi: 10.1038/s41586-019-1365-2.

51. Cantó, Carlos, and Johan Auwerx. "Targeting Sirtuin 1 to Improve Metabolism: All You Need Is NAD(+)?" *Pharmacological Reviews* 64, no. 1 (2012): 166–187. https://doi.org/10.1124/pr.110.003905.

52. Carnac, Gilles, Barbara Vernus, and Anne Bonnieu. "Myostatin in the Pathophysiology of Skeletal Muscle", *Current Genomics* 8, no. 7 (2007): 415–422. https://doi.org/10.2174/138920207783591672.

53. Carnio, Silvia, Francesca LoVerso, Martin A. Baraibar, Emaneula Longa, Muzamil M. Khan, Manuela Maffei, Marcus Reischl, MonicaCanepari, Stefan Loefler, Helmut Kern, et al. "Autophagy Impairment in Muscle Induces Neuromuscular Junction Degeneration and Precocious Aging", *Cell Reports* 8, no. 5 (2014): 1509–1521, doi: 10.1016/j.celrep.2014.07.061, PMID: 25176656.

54. Cartee, Gregory D., Russell T. Hepple, Marcus M. Bamman, and Juleen R. Zierath. "Exercise Promotes Healthy Aging of Skeletal Muscle", *Cell Metabolism* 23, no. 6 (2016): 1034–1047, doi: 10.1016/j.cmet.2016.05.007,PMID: 27304505.

55. Case, Christopher C., John Mandrola, and Lennard Zinn. *The Haywire Heart: How Too Much Exercise Can Kill You, and What You Can Do to Protect Your Heart*. Boulder, CO: VeloPress, 2017.

56. Castellan, Raphael F. P., and Marco Meloni. "Mechanisms and Therapeutic Targets of Cardiac Regeneration: Closing the Age Gap", *Frontiers in Cardiovascular Medicine* 5 (2018): 7, doi: 10.3389/fcvm.2018.00007,PMID: 29459901.

57. Cauley, Jane A. "Osteoporosis", In *The Epidemiology of Aging*, edited by Anne Newman and Jane A. Cauley, 499–522. New York: Springer, 2012.

58. ———. "Screening for Osteoporosis", *Journal of the American Medical Association* 319, no. 24 (2018): 2483–2485, doi: 10.1001/jama.2018.5722,PMID: 29946707.

59. Chai, Ruth J., Jana Vukovic, Sarah Dunlop, Miranda D. Grounds, and Thea Shavlakadze. "Striking Denervation of Neuromuscular Junctions without Lumbar Motoneuron Loss in Geriatric Mouse Muscle", *PLoS One* 6, no. 12 (2011): e28090, doi: 10.1371/journal.pone. 0028090,PMID: 22164231.

60. Chang, Yu-Kai, and Jennifer L. Etnier. "Acute Exercise and Cognitive Function: Emerging Research Issues", *Journal of Sport and Health Science* 4 (2015): 1–3.

61. Charlesworth, Edward A., and Ronald C. Nathan. *Stress Management*. New York: Ballantine Books Trade Paperback, 2012.

62. Chekroud, Sammi R., Ralitza Gueorguieva, Amanda B. Zheutlin, Martin Paulus, Harlan M. Krumholz, John H. Krystal, and Adam M. Chekroud. "Association between Physical Exercise and Mental Health in 1·2 Million Individuals in the USA between 2011 and 2015: A Cross-Sectional Study", *Lancet Psychiatry* 5, no. 9 (2018): 739–746, doi: 10.1016/S2215-0366(18)30227-X,PMID: 30099000.

63. Cheng, Sulin, and Lijuan Mao. "Physical Activity Continuum throughout the Lifespan: Is Exercise Medicine or What?" *Journal of Sport and Health Science* 5, no. 2 (2016): 127–128. https://doi.org/10.1016/j.jshs.2016.03.005.

64. Chrysostomou, Vicki, Sandra Galic S, Peter van Wijngaarden P, Ian A. Trounce IA, Gregory Steinberg GR, and Jonathan G. Crowston. "Exercise Reverses Age-Related Vulnerability of the Retina to Injury by Preventing Complement-Mediated Synapse Elimination via a BDNF-dependent Pathway", *Aging Cell* 15, no. 6 (2016): 1082–1091, doi: 10.1111/acel.12512,PMID: 27613664.

65. Chung, Hae Young, Mateo Cesari, Stephen Anton, Emmaneuelle Marzetti, Silvia Giovannini, Arnold Y. Seo, Christy Carter, Byung Pal Yu, Christian Leeuwenburgh. "Molecular Inflammation: Underpinnings of Aging and Age-Related Diseases", *Ageing Research Reviews* 8, no. 1 (2009): 18–30, doi: 10.1016/j.arr.2008.07.002,PMID: 18692159.

66. Clark, Richard V., Ann C. Walker, Susan Andrews, Phillip Turnbull, Jeffrey A. Wald, and Mindy H. Magee. "Safety, Pharmacokinetics and Pharmacological Effects of the Selective Androgen Receptor Modulator, GSK2881078, in Healthy Men and Postmenopausal Women", *British Journal of Clinical Pharmacology* 83, no. 10 (2017): 2179–2194, doi: 10.1111/bcp.13316,PMID: 28449232.

67. Clement, James, Matthew Wong, Anne Poljak, Perminder Sachdev, and Nady Braidy. "The Plasma NAD⁺ Metabolome Is Dysregulated in 'Normal' Aging", *Rejuvenation Research* 22, no. 2 (2019): 121–130, doi: 10.1089/rej.2018.2077,PMID: 30124109.

68. Coen, Paul M., Robert V. Musci, J. Matthew Hinkley, and Benjamin F. Miller. "Mitochondria as a Target for Mitigating Sarcopenia", *Frontiers in Physiology* 9 (2019): 1883, doi: 10.3389/fphys. 2018.01883,PMID: 30687111.

69. Col, N. F., L. A. Bowlby, and K. McGarry. "The Role of Menopausal Hormone Therapy in Preventing Osteoporotic Fractures: A Critical Review of the Clinical Evidence", *Minerva Medica* 96, no. 5 (2005): 331–342,PMID: 16227948.

70. Conboy, Irina M., Michael J. Conboy, Amy J. Wagers, Eric R. Girma, Irving L. Weissman, and Thomas A. Rando. "Rejuvenation of Aged Progenitor Cells by Exposure to a Young Systemic Environment", *Nature* 433, no. 7027 (2005): 760–764, doi: 10.1038/nature03260,PMID: 15716955.

71. Cooper, M. E., V. Thallas, J. Forbes, E. Scalbert, S. Sastra, I. Darby, T. Soulis. "The Cross-Link Breaker, N-phenacylthiazolium Bromide Prevents Vascular Advanced Glycation End-Product Accumulation", *Diabetologia* 43, no. 5 (2000): 660–664, doi: 10.1007/s001250051355,PMID: 10855541.

72. Coquand-Gandit, Marion, Marie-Paul Jacob, Wassim Fhayli, Beatriz Romero, Miglena Georgieva, Stephanie Bouillot, Eric Estève, Jean-Pierre Andrieu, Sandrine Brasseur, Sophie Bouyon, et al. "Chronic Treatment with Minoxidil Induces Elastic Fiber Neosynthesis and Functional Improvement in the Aorta of Aged Mice", *Rejuvenation Research* 20, no. 3 (2017): 218–230, doi: 10.1089/rej. 2016.1874,PMID: 28056723.

73. Cruz Hernández, Jean C., Oliver Bracko, Calvin J. Kersbergen, Victorine Muse, Muhammed Haft-Javaherian, Maxine Berg, Laibaic Park, Lindsey Vinarcsik, . . . and Chris B. Schaffer. "Neutrophil Adhesion in Brain Capillaries Reduces Cortical Blood Flow and Impairs Memory Function in Alzheimer's Disease Mouse Models", *Nature Neuroscience* 22, no. 3 (2019): 413–420, doi: 10.1038/s41593-018-0329-4,PMID: 30742116.

74. Dang, Yao, Yongpan An, Jinzhao He, Boyue Huang, Jie Zhu, Miaomiao Gao, Shun Zhang, et al. "Berberine Ameliorates Cellular Senescence and Extends the Lifespan of Mice via Regulating p16 and Cyclin Protein Expression", *Aging Cell* 19, no. 1 (2020). https://doi.org/10.1111/acel. 13060.

75. Dantzer, Robert. "Cytokine, Sickness Behavior, and Depression", *Immunology and Allergy Clinics of North America* 29, no. 2 (2010): 247–264. https://doi.org/10.1016/j.iac. 2009.02.002.

76. Davatchi, Fareydoun, Bahar Sadeghi Abdollahi, Mandana Mohyeddin, and Beyrooz Nikbin. "Mesenchymal Stem Cell Therapy for Knee Osteoarthritis: 5 Years Follow-up of Three Patients", *International Journal of Rheumatic Diseases* 19, no. 3 (2016): 219–225, doi: 10.1111/1756-185X. 12670,PMID: 25990685.

77. Davidson, R. A. "Source of Funding and Outcome of Clinical Trials", *Journal of General Internal Medicine* 1, no. 3 (1986): 155–158, doi: 10.1007/BF02602327,PMID: 3772583.

78. De Caterina, Raffaele, Philippa J. Talmud, Piera A. Merlini, Luisa Foco, Roberta Pastorino, David Altshuler, Francesco Mauri, and Gruppo Italiano Aterosclerosi. "Strong Association of the APOA5-1131T>C Gene Variant and Early-Onset Acute Myocardial Infarction", *Atherosclerosis* 214, no. 2 (2011): 397–403, doi: 10.1016/j.atherosclerosis.2010.11.011,PMID: 21130994.

79. Dellinger, Ryan W., Santiago R. Santos, Mark Morris, Mal Evans, Dan Alminana, Leonard Guarente, and Eric Marcotulli. "Repeat Dose NRPT (Nicotinamide Riboside and Pterostilbene) Increases NAD$^+$ Levels in Humans Safely and Sustainably: A Randomized, Double-Blind, Placebo-Controlled Study", *NPJ Aging and Mechanisms of Disease* 3 (2017): 17, doi: 10.1038/

s41514-017-0016-0019,PMID: 29184669.

80. Del Rosso, James Q., and Leon H. Kurcik. "Spotlight on the Use of Nitric Oxide in Dermatology: What Is It? What Does It Do? Can It Become an Important Addition to the Therapeutic Armamen-tarium for Skin Disease?" *Journal of Drugs in Dermatology* 16, no. 1 (2017): s4–10,PMID: 28095537.

81. Denison, Haley J., Cyrus Cooper, Alvin A. Sayer, and Sian M. Robinson. "Prevention and Optimal Management of Sarcopenia: A Review of Combined Exercise and Nutrition Interventions to Improve Muscle Outcomes in Older People", *Clinical Interventions in Aging* 10 (2015): 859–869, doi: 10.2147/CIA.S55842,PMID: 25999704.

82. Dernek, Bahar, Tihar M. Duymus, Pinar K. Koseoglu, Tugba Aydin, Falma N. Kesiktas, Cihan Aksoy, and Serhat Mutlu. "Efficacy of Single-Dose Hyaluronic Acid Products with Two Different Structures in Patients with Early-Stage Knee Osteoarthritis", *Journal of Physical Therapy Science* 28, no. 11 (2016): 3036–3040. https://doi.org/10.1589/jpts.28.3036.

83. DeVan, Alison E., Lawrence C. Johnson, Forest A. Brooks, Trent D. Evans, Jamie N. Justice, Charmion Cruickshank-Quinn, Nichole Reisdorph, et al. "Effects of Sodium Nitrite Supplementation on Vascular Function and Related Small Metabolite Signatures in Middle-Aged and Older Adults", *Journal of Applied Physiology* 120, no. 4 (2016): 416–425, doi: 10.1152/japplphysiol. 00879.2015,PMID: 26607249.

84. Douaud, Gwenelle, Helga Refsum, Celeste A. de Jager, Robin Jacoby, Thomas E. Nichols, Steven M. Smith, and A. David Smith. "Preventing Alzheimer's Disease-Related Gray Matter Atrophy by B-Vitamin Treatment", *Proceedings of the National Academy of Sciences USA* 110, no. 23 (2013): 9523–9528, doi: 10.1073/pnas.1301816110,PMID: 23690582.

85. Edström, Erik, Mikael Altun, Esbjorn Bergman, Hans Johnson, Susanna Kullberg, Vania Ramírez-León, and Brun Ulfhake. "Factors Contributing to Neuromuscular Impairment and Sarcopenia during Aging", *Physiology and Behavior* 92, nos. 1–2 (2007): 129–135, doi: 10.1016/j.physbeh.2007.05.040,PMID: 17585972.

86. Ehrnstrom, Colleen, and Alisha L. Brosse. *End the Insomnia Struggle: A Step-by-Step Guide to Help You Get to Sleep and Stay Asleep.* Oakland, CA: New Harbinger Publications, 2016.

87. Enns, Deborah L., and Peter M. Tiidus. "The Influence of Estrogen on Skeletal Muscle: Sex Matters", *Sports Medicine* 40, no. 1 (2010): 41–58, doi: 10.2165/11319760-000000000-00000, PMID: 20020786.

88. Esiri, M. M. "Ageing and the Brain", *Journal of Pathology* 211, no. 2 (2007): 181–187, doi: 10. 1002/path.2089,PMID: 17200950.

89. Fahy, Gregory M., Robert T. Brooke, James P. Watson, Zinaida Good, Schreyas S. Vasanawala, Holden Maecker, Michael D. Leipold MD, David T. S. Lin, Michael S. Kobor MS, and Steve Horvath. Reversal of epigenetic aging and immunosenescent trends in humans. Aging Cell. 2019 Dec;18(6):e13028, doi: 10.1111/acel.13028. Epub 2019 Sep 8,PMID: 31496122; PMCID: PMC6826138.

90. Fang, Yuan, Zheng Wei, Bin Chen, Tianye Pan, Shiang Gu, Peng Liu, Daqiao Guo, Xin Xu, Jinhao Jiang, et al. "Five-Year Study of the Efficacy of Purified CD34+ Cell Therapy for Angitis-Induced No-Option Critical Limb Ischemia", *Stem Cells Translational Medicine* 7, no. 8 (2018):

583–590, doi: 10.1002/sctm.17-0252,PMID: 29709112.

91. Farley, Alistair, Charles Hendry, and Ella McLafferty, eds. *The Physiological Effects of Ageing.* Oxford: Wiley-Blackwell, 2011.

92. Feinman, Richard D. *Nutrition in Crisis* (White River Junction, VT: Chelsea Green, 2019).

93. Fessler, Johannes, Russner Husic, Verena Schwetz, Elizabeth Lerchbaum, Felix Aberer, Patrizia Fasching, Anja Ficjan, Barbera Obermayer-Pietsch, Christina Duftner, . . . and Christian Dejaco. "Senescent T-Cells Promote Bone Loss in Rheumatoid Arthritis", *Frontiers in Immunology* 9 (2018): 95, doi: 10.3389/fimmu.2018.00095,PMID: 29472917.

94. Figueira, Ines, Adelaide Fernandes, Aleksandra Mladenovic Djordjevic, Andre Lopez-Contreras, Caterina M. Henriques, Colin Selman, Elisabeta Ferreiro, Efstafios S. Gonos, Jose L. Trejo, Juhi Misra, et al. "Interventions for Age-Related Diseases: Shifting the Paradigm", *Mechanisms of Ageing and Development* 160 (2016): 69–92, doi: 10.1016/j.mad.2016.09.009,PMID: 27693441.

95. Franceschi, Claudio, and Judith Campisi. "Chronic Inflammation (Inflammaging) and Its Potential Contribution to Age-Associated Diseases", *Journals of Gerontology. Series A, Biological Sciences and Medical Sciences* 69, suppl. 1 (2014): S4–9, doi: 10.1093/gerona/glu057,PMID: 24833586.

96. Gaziano, J. Michael, Howard D. Sesso, William G. Christen, Vadim Bubes, Joan P. Smith, Jean MacFadyen, Miriam Schvartz, JoAnn E. Manson, Robert J. Glynn, and Julie E. Buring. "Multivitamins in the Prevention of Cancer in Men: The Physicians' Health Study II Randomized Controlled Trial", *Journal of the American Medical Association* 308, no. 18 (2012): 1871–1880, doi: 10.1001/jama.2012.14641,PMID: 23162860.

97. GBD Alcohol Collaborators. "Alcohol Use and Burden for 195 Countries and Territories, 1990–2016: A Systematic Analysis for the Global Burden of Disease Study", *Lancet* 382, no. 10152 (2016): 1015–1035.

98. Gifford, Bill. *Spring Chicken: Stay Young Forever (or Die Trying).* Waterville, MA: Thorndike Press, 2015.

99. Girouard, Helene, and Costantino Iadecola. "Neurovascular Coupling in the Normal Brain and in Hypertension, Stroke, and Alzheimer Disease", *Journal of Applied Physiology* 100, no. 1 (2006): 328–335, doi: 10.1152/japplphysiol.00966.2005,PMID: 16357086.

100. Giroud-Gerbetant, Judith, Migali Joffraud, Maria P. Giner, Angelique Cercillieux, Simona Bartova, Mikhail V. Makarov, Ruben Zapata-Pérez, et al. "A Reduced Form of Nicotinamide Riboside Defines a New Path for NAD$^+$ Biosynthesis and Acts as an Orally Bioavailable NAD$^+$ Precursor", *Molecular Metabolism* 30 (2019): 192–202, doi: 10.1016/j.molmet.2019.09.013,PMID: 31767171.

101. Gkogkolou, Paraskevi, and Markus Böhm. "Advanced Glycation End Products: Key Players in Skin Aging?", *Dermato-Endocrinology* 4, no. 3 (2012): 259–270, doi: 10.4161/derm.22028, PMID: 23467327.

102. Goldberg, Elkhonen. *The Wisdom Paradox: How Your Mind Can Grow Stronger as Your Brain Grows Older.* London: Free Press, 2005.

103. Gomes, Ana P., Nathan L. Price, Alvin J. Ling, Javin J. Moslehi, Magdalena K. Montgomery, Luis Rajman, James P. White, Joao S. Teodoro, Christianna D. Wrann, Basil P. Hubbard, et al. "Declining NAD(+) Induces a Pseudohypoxic State Disrupting Nuclear-Mitochondrial Communication during Aging", *Cell* 155, no. 7 (2013): 1624–1638, doi: 10.1016/j.cell.2013. 11.037,PMID: 24360282.

104. Gonzalez-Freire, Marta, Rafael de Cabo, Stephanie A. Studenski, and Luigi Ferrucci. "The Neuromuscular Junction: Aging at the Crossroad between Nerves and Muscle", *Frontiers in Aging Neuroscience* 6 (2014): 208. https://doi.org/10.3389/fnagi.2014.00208,PMID: 25157231.

105. Gouspillou, Gilles, Nicolas Sgarioto, Sofia Kapchinsky, Fennigje Purves-Smith, Brandon Norris, Charlotte H. Pion, Sebastien Barbat-Artigas, Francois Lemieux, Tanya Taivassalo, et al. "Increased Sensitivity to Mitochondrial Permeability Transition and Myonuclear Translocation of Endonuclease G in Atrophied Muscle of Physically Active Older Humans", *FASEB Journal* 28, no. 4 (2014): 1621–1633, doi: 10.1096/fj.13-242750,PMID: 24371120.

106. Grady, D., S. M. Rubin, D. B. Petitti, C. S. Fox, D. Black, B. Ettinger, L. Ernster, and S. R. Cummings. "Hormone Therapy to Prevent Disease and Prolong Life in Postmenopausal Women", *Annals of Internal Medicine* 117, no. 12 (1992): 1016–1037, doi: 10.7326/0003-4819-117-12-1016, PMID: 1443971.

107. Gregor, Michael. *How Not to Die*. New York: Flatiron Books, 2015.

108. Harb, Serge C., Paul C. Cremer, Yuping Wu, Bo Xu, Leslie Cho, Veno Menon, and Wael A. Jaber. "Estimated Age Based on Exercise Stress Testing Performance Outperforms Chronological Age in Predicting Mortality", *European Journal of Preventive Cardiology* 13 (2019): 2047487319826400, doi: 10.1177/2047487319826400,PMID: 30760022.

109. Hayflick, Leonard. "Biological Aging Is No Longer an Unsolved Problem", *Annals of the New York Academy of Sciences* 100, no. 4 (2007): 1–13, doi: 10.1196/annals.1395.001,PMID: 17460161.

110. He, Chong, Scott K. Tsuchiyama, Quynh T. Nguyen, Ekaterina N. Plyusnina, Samuel R. Terrill, Sara Sahibzada, Bhumil Patel, et al. "Enhanced Longevity by Ibuprofen, Conserved in Multiple Species, Occurs in Yeast through Inhibition of Tryptophan Import", *PLoS Genetics* 10, no. 12 (2014): e1004860, doi: 10.1371/journal.pgen.1004860,PMID: 25521617.

111. Heidenreich, P. A., J. G. Trogdon, O. A. Khavjou, J. Butler, K. Dracup, M. D. Ezekowitz, E. A. Finkelstein, Y. Hong, S. C. Johnston, A. Khera, et al. "Forecasting the Future of Cardiovascular Disease in the United States: A Policy Statement from the American Heart Association", *Circulation* 123, no. 8 (2011): 933–44, doi: 10.1161/CIR.0b013e31820a55f5,PMID: 21262990.

112. Heitkamp, H. C. "Training with Blood Flow Restriction. Mechanisms, Gain in Strength and Safety", *Journal of Sports Medicine and Physical Fitness* 55, no. 5 (2015): 446–456,PMID: 25678204.

113. Hepple, Russell T. "Impact of Aging on Mitochondrial Function in Cardiac and Skeletal Muscle", *Free Radical Biology and Medicine* 98 (2016): 177–186, doi: 10.1016/j. freeradbiomed. 2016.03.017,PMID: 27033952.

114. Hepple, Russell T., David J. Baker, Jan J. Kaczor, and Daniel J. Krause. "Long-Term Caloric

Restriction Abrogates the Age-Related Decline in Skeletal Muscle Aerobic Function", *FASEB Journal* 19 no. 10 (2005): 1320–1322, doi: 10.1096/fj.04-3535fje,PMID: 15955841.

115. Higgins, M. W. "The Framingham Heart Study: Review of Epidemiological Design and Data, Limitations and Prospects", *Progress in Clinical and Biological Research* 147, no. 1 (1984): 51–64,PMID: 6739495.

116. Honjo, Kie, Robert van Reekum, and Nikolaas P. Verhoeff. "Alzheimer's Disease and Infection: Do Infectious Agents Contribute to Progression of Alzheimer's Disease?" *Alzheimers and Dementia* 5, no. 4 (2009): 348–360, doi: 10.1016/j.jalz.2008.12.001,PMID: 19560105.

117. Horstman, Astrid M., E. Lichar Dillon, Randall J. Urban, and Melissa Sheffield-Moore. "The Role of Androgens and Estrogens on Healthy Aging and Longevity", *Journals of Gerontology. Series A, Biological Sciences and Medical Sciences* 67, no. 11 (2012): 1140–1152, doi: 10.1093/gerona/gls068,PMID: 22451474.

118. Horvath, Steve. "DNA Methylation Age of Human Tissues and Cell Types", *Genome Biology* 14, no. 10 (2013): R115–135, doi: 10.1186/gb-2013-14-10-r115,PMID: 24138928.

119. Hulbert, A. J. "Metabolism and Longevity: Is There a Role for Membrane Fatty Acids?" *Integrative and Comparative Biology* 50, no. 5 (2010): 808–817, doi: 10.1093/icb/icq007,PMID: 21558243.

120. Ilievski, Vladimir, Paulina K. Zuchowska, Stefan J. Green, Peter T. Toth, Michael E. Ragozzino, Khuong Le, and Haider Aljewari, et al. "Chronic Oral Application of a Periodontal Pathogen Results in Brain Inflammation, Neurodegeneration and Amyloid Beta Production in Wild Type Mice", *PLoS One* 13, no. 10 (2018): e0204941, doi: 10.1371/journal.pone.0204941,PMID: 30281647.

121. Institute of Medicine. *Cognitive Aging: Progress in Understanding and Opportunities for Action.* Washington, DC: National Academies Press, 2015.

122. Inui, Shigeki, and Satoshi Itami. "Androgen Actions on the Human Hair Follicle: Perspectives", *Experimental Dermatology* 22, no. 3 (2013): 168–171, doi: 10.1111/exd.12024,PMID: 23016593.

123. Jeon, Ok Hee, Chaekyu Kim, Sona Rathod, Jae Wook Chung, Do Hun Kim, and Jennifer H. Elisseef. "Local Clearance of Senescent Cells Attenuates the Development of Post-Traumatic Osteoarthritis and Creates a Pro-Regenerative Environment", *Nature Medicine* 23 (2017): 775–781. https://doi.org/10.1038/nm.4324.

124. Ji, Li Li, Chounghung Kang, and Yang Zhang. "Exercise-Induced Hormesis and Skeletal Muscle Health", *Free Radical Biology and Medicine* 98 (2016): 113–122, doi: 10.1016/j.freeradbiomed. 2016.02.025,PMID: 26916558.

125. Jones, Roanne R., Valeria Castelletto, Che J. Connon, and Ian W. Hamley. "Collagen Stimulating Effect of Peptide Amphiphile C_{16}–KTTKS on Human Fibroblasts", *Molecular Pharmaceutics* 10, no. 3 (2013): 1063–1069, doi: 10.1021/mp300549d,PMID: 23320752.

126. Joyce, Susan A., John MacSharry, Patrick G. Casey, Michael Kinsella, Eileen F. Murphy, Fergus Shanahan, Colin Hill, and Cormac G. M. Gahan. "Regulation of Host Weight Gain and Lipid Metabolism by Bacterial Bile Acid Modification in the Gut", *Proceedings of the National Academy*

of Sciences 111, no. 20 (2014): 7421–726, doi: 10.1073/pnas.1323599111.

127. Kalamian, Miriam. *Keto for Cancer*. White River Junction, VT: Chelsea Green Press, 2017.

128. Kang, Chounghun, and Li Li Ji. "Role of PGC-1α in Muscle Function and Aging", *Journal of Sport Health Science* 2, no. 2 (2013): 81–86, doi: org/10.1016/j.jshs.2013.03.005.

129. Katsuumi, Goro, Ippei Shimizu, Yoko Yoshida, and Tohru Minamino. "Vascular Senescence in Cardiovascular and Metabolic Diseases", *Frontiers in Cardiovascular Medicine* 5 (2018): 18, doi: 10.3389/fcvm.2018.00018,PMID: 29556500.

130. Kennedy, Brina K., and Dudley W. Lamming. "The Mechanistic Target of Rapamycin: The Grand ConducTOR of Metabolism and Aging", *Cell Metabolism* 23, no. 6 (2016): 990–1003, doi: 10.1016/j.cmet.2016.05.009,PMID: 27304501.

131. Kiernan, Jeremy, Sally Hu, Mark D. Grynpas, John E. Davies, and William L. Stanford. "Systemic Mesenchymal Stromal Cell Transplantation Prevents Functional Bone Loss in a Mouse Model of Age-Related Osteoporosis", *Stem Cells and Translational Medicine* 5, no. 5 (2016): 683–693, doi: 10.5966/sctm.2015-0231,PMID: 26987353.

132. King, Tanya S., Otto Q. Russe, Christine V. Möser, Nerea Ferreiró, Katherina L. Kynast, Claudia Knothe, Katrin Olbrich, et al. "AMP-Activated Protein Kinase Is Activated by Non-Steroidal Anti-inflammatory Drugs", *European Journal of Pharmacology* 762 (2015): 299–305, doi: 10.1016/j.ejphar.2015.06.001,PMID: 26049010.

133. Kirkland, James L., and Tamar Tchkonia. "Cellular Senescence: A Translational Perspective", *EBioMedicine* 21 (2017): 21–28, doi: 10.1016/j.ebiom.2017.04.013,PMID: 28416161.

134. Klarsfeld, Andre, and Frederic Revah. *The Biology of Death*. Ithaca, NY: Cornell University Press, 2004.

135. Kleefeldt, Florian, Uwe Rueckschloss, and Suleyman Ergün. "CEACAM1 Promotes Vascular Aging Processes", *Aging* 12, no. 4 (2020): 3121–3123. https://doi.org/10.18632/aging.102868.

136. Know, Lee. *The Future of Mitochondria in Medicine: The Key to Understanding Disease, Chronic Illness, Aging, and Life Itself*. White River Junction, VT: Chelsea Green Press, 2018.

137. Knutsen, Russell H., Scott C. Beeman, Thomas J. Broekelmann, Delong Liu, Kit ManTsang, Attila Kovacs, Li Ye, Joshua R. Danback, Anderson Watson, Amanda Wardlaw, et al. "Minoxidil Improves Vascular Compliance, Restores Cerebral Blood flow, and Alters Extracellular Matrix Gene Expression in a Model of Chronic Vascular Stiffness", *American Journal of Physiology, Heart and Circulatory Physiology* 315, no. 1 (2018): H18–32, doi: 10.1152/ajpheart.00683.2017,PMID: 29498532.

138. Konopka, Adam R., Jaime L. Laurin JL, Hayden M. Schoenberg HM, Justin J. Reid JJ, William M. Castor WM, Christopher A. Wolff CA, Robert V. Musci RV, et al. "Metformin Inhibits Mitochondrial Adaptations to Aerobic Exercise Training in Older Adults", *Aging Cell* 18, no. 1 (2019): e12880, doi: 10.1111/acel.12880,PMID: 30548390.

139. Konopka, Adam R., Miranda K. Suer, Christopher A. Wolff, and Matthew P. Harber. "Markers of Human Skeletal Muscle Mitochondrial Biogenesis and Quality Control: Effects of Age and Aerobic Exercise Training", *Journals of Gerontology. Series A, Biological Sciences and Medical Sciences* 69, no. 4 (2014): 371–378, doi: 10.1093/gerona/glt107,PMID: 23873965.

我们为什么会变老

140. Kox, M., L. T. van Eijk, J. Zwaag, J. van den Wildenberg, F. Sweep, J. G. van der Hoeven, and P. Pickkers. "Voluntary Activation of the Sympathetic Nervous System and Attenuation of the Innate Immune Response in Humans", *Intensive Care Medicine Experimental* 2, suppl. 1 (2014): https://doi.org/10.1186/2197-425X-2-S1-O2.

141. Kumar, Suresh, Fumahito Sugihara, Keiji Suzuki, Naoki Inoue, and Siriam Venkateswarathirukumara. "A Double-Blind, Placebo-Controlled, Randomised, Clinical Study on the Effectiveness of Collagen Peptide on Osteoarthritis", *Journal of the Science of Food and Agriculture* 95, no. 4 (2015): 702–707, doi: 10.1002/jsfa.6752,PMID: 24852756.

142. Kwoh, C. Kent. "Epidemiology of Osteoarthritis", In *The Epidemiology of Aging*, edited by A. B. Newman and J. A. Cauley, 523–536. New York: Springer Science, 2012, doi: 10.1007/978-94-007-5061-6_16.

143. La Colla, Annabella, Lucia Pronsato, Lorena Milanesi, and Andrea Vasconsuelo. "17β-Estradiol and Testosterone in Sarcopenia: Role of Satellite Cells", *Ageing Research Reviews* 24, pt. B (2015): 166–177, doi: 10.1016/j.arr.2015.07.011,PMID: 26247846.

144. Lahiri, Vikramit, and Daniel J. Konski. "Eat Yourself to Live: Autophagy's Role in Health and Disease", *The Scientist*, March 2018. https://www.the-scientist.com/features/eat-yourself-to-live-autophagys-role-in-health-and-disease-30024.

145. Lane, Nick. *Life Ascending: The Ten Great Inventions of Evolution*. New York: Norton, 2009.

146. ———. *Power, Sex and Suicide*. Oxford: Oxford University Press, 2005.

147. Laplante, Matthieu, and David M. Sabatini. "mTOR Signaling at a Glance", *Journal of Cell Science* 122, pt. 20 (2009): 3589–3594, doi: 10.1242/jcs.051011,PMID: 19812304.

148. LaRocca, Thomas J., Christopher R. Martens, and Douglas R. Seals. "Nutrition and Other Lifestyle Influences on Arterial Aging", *Ageing Research Reviews* 39 (2017): 106–19, doi: 10.1016/j.arr.2016.09.002,PMID: 27693830; PMCID.

149. Laukkanen, Jari A., and Tanjanalina Laukkanen. "Sauna Bathing and Systemic Inflammation", *European Journal of Epidemiology* 33, no. 3 (2018): 351–353, doi: 10.1007/s10654-017-0335-y, PMID: 29209938.

150. Laukkanen, Tanjanalina, Hassan Khan, Francesco Zaccardi, and Jari A. Laukkanen. "Association between Sauna Bathing and Fatal Cardiovascular and All-Cause Mortality Events", *JAMA Internal Medicine* 175, no. 4 (2015): 542–28, doi: 10.1001/jamainternmed.2014.8187,PMID: 25705824.

151. Laukkanen, Tanjanalina, Setor Kunutsor, Jussi Kauhanen, and Jari A. Laukkanen. "Sauna Bathing Is Inversely Associated with Dementia and Alzheimer's Disease in Middle-Aged Finnish Men", *Age and Ageing* 46, no. 2 (2017): 245–249, doi: 10.1093/ageing/afw212,PMID: 27932366.

152. Lei, Mingqing, Linus J. Schumacher, Yung-Chin Lai, Weng Tao Juan, Chao-Yuan Yeh, Ping Wu, Ting-Xin Jiang, Ruth E. Baker, Randall Bruce Widelitz, Li Yang, and Cheng Ming Chuong. "Self-Organization Process in Newborn Skin Organoid Formation Inspires Strategy to Restore Hair Regeneration of Adult Cells", *Proceedings of the National Acadamy of Sciences U.S.A.* 114, no. 34 (2017): E7101–110, doi: 10.1073/pnas.1700475114,PMID: 28798065.

153. Leonoudakis, Dmitri, Anand Rane, Suzanne Angeli, Gordon J. Lithgow, Julie K. Andersen, and Shankar J. Chinta. "Anti-Inflammatory and Neuroprotective Role of Natural Product Securinine in Activated Glial Cells: Implications for Parkinson's Disease", *Mediators of Inflammation* (2017): 8302636, doi: 10.1155/2017/8302636.PMID.

154. Lesniewski, Lisa A., Douglas R. Seals, Ashley E. Walker, Grant D. Henson, Marc W. Blimline, Daniel W. Trott, Gary C. Bosshardt, Thomas J. LaRocca, Brooke R. Lawson, Melanie C. Zigler, and Anthony J. Donato. "Dietary Rapamycin Supplementation Reverses Age-Related Vascular Dysfunction and Oxidative Stress, while Modulating Nutrient-Sensing, Cell Cycle, and Senescence Pathways", *Aging Cell* 16, no. 1 (2017): 17–26, doi: 10.1111/acel.12524,PMID: 27660040.

155. Lettieri-Barbato, Daniele, Esmerelda Giovannetti, and Katya Aquilano. "Effects of Dietary Restriction on Adipose Mass and Biomarkers of Healthy Aging in Human", *Aging (Albany NY)* 8, no. 12 (2016): 3341–3355, doi: 10.18632/aging.101122.

156. Levine, Morgan E., Ake T. Lu, Austin Quach, Brian H. Chen, Theristocles L. Assimes, Stefania Bandinelli, Lifang Hou, et al. "An Epigenetic Biomarker of Aging for Lifespan and Healthspan", *Aging (Albany NY)* 10, no. 4 (2018): 573–591, doi: 10.18632/aging.101414,PMID: 29676998.

157. Levine, Morgan E., Jorge A. Suarez, Sebasttian Brandhorst, Priya Balasubramanian, Chia-Weh Cheng, Federica Madia, Luigi Fontana, Mario Mirisola, Jaime Guevara-Aguirre, . . . and Valter Longo. "Low Protein Intake Is Associated with a Major Reduction in IGF-1, Cancer, and Overall Mortality in the 65 and Younger But Not Older Population", *Cell Metabolism* 19, no. 3 (2014): 407–417. https://doi.org/10.1016/j.cmet.2014.02.006.

158. Levitin, Daniel. *Successful Aging: A Neuroscientist Explores the Power and Potential of Our Lives.* New York: Dutton, 2020.

159. Levy, Bruce D. "Resolvins and Protectins: Natural Pharmacophores for Resolution Biology", *Prostaglandins, Leukotrienes, and Essential Fatty Acids* 82, nos. 4–6 (2010): 327–332, doi: 10.1016/j.plefa.2010.02.003,PMID: 20227865.

160. Li, Huiji, Sven Horke, and Ulrich Förstermann. "Oxidative Stress in Vascular Disease and Its Pharmacological Prevention", *Trends in Pharmacological Science* 34, no. 6 (2013): 313–319, doi: 10.1016/j.tips.2013.03.007,PMID: 23608227.

161. Lietman, Caressa, Brian Wu, Sarah Lechner, Andrew Shinar, Madgur Sehgal, Evganar Rossomacha, Poulani Datta, Anirudh Sharma, Rajiv Gandhi, Mohitt Kapoor, and Pampi P. Young. "Inhibition of Wnt/β-catenin Signaling Ameliorates Osteoarthritis in a Murine Model of Experimental Osteoarthritis", *JCI Insight* 3, no. 3 (2018): e96308, doi: 10.1172/jci.insight. 96308,PMID: 29415892.

162. Loenneke, Jeremy P., Kaelin C. Young, Jacob M. Wilson, and J. C. Andersen. "Rehabilitation of an Osteochondral Fracture Using Blood Flow Restricted Exercise: A Case Review", *Journal of Bodywork and Movement Therapies* 17, no. 1 (2013): 42–45, doi: 10.1016/j.jbmt.2012.04.006, PMID: 23294682.

163. Løhr, Mille, Annie Jensen, Louise Eriksen, Morten Grønbæk, Steffen Loft, and Peter Møller. "Association between Age and Repair of Oxidatively Damaged DNA in Human Peripheral Blood Mononuclear Cells", *Mutagenesis* 30, no. 5 (2015): 695–700, doi: 10.1093/mutage/

gev031,PMID: 25925070.

164. Longo, Valter, *The Longevity Diet*. New York: Avery Books, 2016.

165. Longo, Valter D., Adam Antebi, Andrzej Bartke, Nir Barzilai, Holly M. Brown-Borg, Calogero Caruso, Tyler J. Curiel, et al. "Interventions to Slow Aging in Humans: Are We Ready?", *Aging Cell* 14, no. 4 (2015): 497–510, doi: 10.1111/acel.12338,PMID: 25902704.

166. Longo, Valter D., and Satchem Panda. "Fasting, Circadian Rhythms, and Time-Restricted Feeding in Healthy Lifespan", *Cell Metabolism* 23, no. 6 (2016): 1048–59.

167. Lu, Ake T., Austin Quach, James G. Wilson, Alex P. Reiner, Abraham Aviv, Kenneth Raj, Lifong Hou, et al. "DNA Methylation GrimAge Strongly Predicts Lifespan and Healthspan", *Aging (Albany NY)* 11, no. 2 (2019): 303–327, doi: 10.18632/aging.101684,PMID: 30669119.

168. Marasco, Valeria, Antoine Stier, Winnie Boner, Kate Griffiths, Britt Heidinger, and Pat Monaghan. "Environmental Conditions Can Modulate the Links among Oxidative Stress, Age, and Longevity", *Mechanisms of Ageing and Development* 164 (2017): 100–107, doi: 10.1016/j.mad.2017.04.012,PMID: 28487181.

169. Mardones, Rodrigo, Claudio M. Jofré, L. Tobar, and Jose J. Minguell. "Mesenchymal Stem Cell Therapy in the Treatment of Hip Osteoarthritis", *Journal of Hip Preservation Surgery* 4, no. 2 (2017): 159–163, doi: 10.1093/jhps/hnx011,PMID: 28630737.

170. Martens, Christopher R., Blaire A. Denman, Melissa R. Mazzo, Michael L. Armstrong, Nicole Reisdorph, Matthew B. McQueen, Michel Chonchol, and Douglas R. Seals. "Chronic Nicotinamide Riboside Supplementation is Well-Tolerated and Elevates NAD$^+$ in Healthy Middle-Aged and Older Adults", *Nature Communications* 9, no. 1 (2018): 1286, doi: 10.1038/s41467-018-03421-7,PMID: 29599478.

171. Martens, Christopher R., and Douglas R. Seals. "Practical Alternatives to Chronic Caloric Restriction for Optimizing Vascular Function with Ageing", *Journal of Physiology* 594, no. 24 (2016): 7177–7195, doi: 10.1113/JP272348,PMID: 27641062.

172. Martin, Regina M., and Pedro H. Correa. "Bone Quality and Osteoporosis Therapy", *Arquivos brasileiros de endocrinologia e metabologia* 54, no. 2 (2010): 186–199, doi: 10.1590/s0004-27302010000200015,PMID: 20485908.

173. Masley, Steven. *The Better Brain Solution*. New York: Knopf, 2018.

174. Mattison, Julie A., Ricki J. Colman, T. Mark Beasley, David B. Allison, Joseph W. Kenmitz, George S. Roth, Donald K. Ingram, et al. "Caloric Restriction Improves Health and Survival of Rhesus Monkeys", *Nature Communications* (January 17, 2017): 14063, doi: 10.1038/ncomms14063.

175. McGill, Stuart. *Back Mechanic: The Step-by-Step McGill Method to Manage Back Pain*. Gravenhurst, Ontario: Backfitpro Inc. (www.backfitpro.com), 2015.

176. McGregor, Robin A., David Cameron-Smith, and Sally D. Poppitt. "It Is Not Just Muscle Mass: A Review of Muscle Quality, Composition and Metabolism during Ageing as Determinants of Muscle Function and Mobility in Later Life", *Longevity & Healthspan* 3, no. 1 (2014): 9–17. https://doi.org/10.1186/2046-2395-3-9.

177. McGuff, Doug, and John Little. *Body by Science*. New York: McGraw-Hill, 2009.

178. McKeage, Kate, David Murdoch, and Karen Goa. "The Sirolimus-Eluting Stent: A Review of Its Use in the Treatment of Coronary Artery Disease", *American Journal of Cardiovascular Drugs* 3, no. 3 (2003): 211–230, doi: 10.2165/00129784-200303030-00007,PMID: 14727933.

179. Melov, Simon, Mark A. Tarnopolsky, Kenneth Beckma, Kristin Felkey, and Alan Hubbard. "Resistance Exercise Reverses Aging in Human Skeletal Muscle", *PloS One* 2, no. 5 (2007): e465. https://doi.org/10.1371/journal.pone.0000465,PMID: 17520024.

180. Mera, Paula, Kathrin Lauen, Matthieu Ferron, Cyril Confavreux, Jienwin Wei, Marta Galán-Díez, Alain Lacampagne, Sarah J. Mitchell, Julie A. Mattison, . . . and Gerard Karsenty. "Osteocalcin Signaling in Myofibers Is Necessary and Sufficient for Optimum Adaptation to Exercise", *Cell Metabolism* 23, no. 6 (2016): 1078–1092, doi: 10.1016/j.cmet.2016.05.004, PMID: 27304508.

181. Mercer, John R. "Mitochondrial Bioenergetics and Therapeutic Intervention in Cardiovascular Disease", *Pharmacology and Therapeutics* 141, no. 1 (2014): 13–20, doi: 10.1016/j.pharmthera. 2013. 07.011,PMID: 23911986.

182. Michaëlsson, Karl, John A. Baron, Bahman Y. Farahmand, Olof Johnell, Cecilia Magnusson, Per-Gunnar Persson, Ingemar Persson, and Sverker Ljunghall. "Hormone Replacement Therapy and Risk of Hip Fracture: Population Based Case-Control Study", The Swedish Hip Fracture Study Group. *British Medical Journal (Clinical research ed.)* 316, no. 7148 (1998): 1858–1863. https://doi.org/10.1136/bmj.316.7148.1858.

183. Mikhed, Yuliya, Andreas Daiber, and Sebasatien Steven. "Mitochondrial Oxidative Stress, Mitochondrial DNA Damage and Their Role in Age-Related Vascular Dysfunction", *International Journal of Molecular Sciences* 16, no. 7 (2015): 15918–15953, doi: 10.3390/ijms 160715918,PMID: 26184181.

184. Miller, B. E., M. J. De Souza, K. Slade, and A. A. Luciano. "Sublingual Administration of Micronized Estradiol and Progesterone, with and without Micronized Testosterone: Effect on Biochemical Markers of Bone Metabolism and Bone Mineral Density", *Menopause* 7, no. 5 (2000): 318–326, doi: 10.1097/00042192-200007050-00006,PMID: 10993031.

185. Miller, Marshall G., Nopporn Thangthaeng, Shibu M. Poulose, and Barbara Shukitt-Hale. "Role of Fruits, Nuts, and Vegetables in Maintaining Cognitive Health", *Experimental Gerontology* 94 (2017): 24–28, doi: 10.1016/j.exger.2016.12.014,PMID: 28011241.

186. Minetto, Marco A., Ales Holobar, Alberto Botter, and Dario Farina. "Origin and Development of Muscle Cramps", *Exercise and Sport Sciences Review* 41, no. 1 (2013): 3–10, doi: 10.1097/JES. 0b013e3182724817,PMID: 23038243.

187. Minihane, Anne M., Sophie Vinoy, Wendy R. Russell, Athanasia Baka, Helen M. Roche, Kieren M. Tuohy, Jessica L. Teeling, Ellen E. Blaak, Michael Fenech, David Vauzour, et al. "Low-Grade Inflammation, Diet Composition and Health: Current Research Evidence and Its Translation", *British Journal of Nutrition* 114, no. 7 (2015): 999–1012, doi: 10.1017/S0007114515002093, PMID: 26228057.

188. Mittledorf, Joshua, and Dorian Sagan. *Cracking the Aging Code: The New Science of Growing Old—And What It Means for Staying Young.* New York: Macmillan, 2016.

189. Moreau, Kari. L., Brian L. Stauffer, Wendy M. Kohrt, and D. R. Seals. "Essential Role of

Estrogen for Improvements in Vascular Endothelial Function with Endurance Exercise in Postmenopausal Women", *Journal of Clinical Endocrinology and Metabolism* 98, no. 11 (2013): 4507–4515. https://doi.org/10.1210/jc.2013-2183.

190. Morgan, A. E., K. M. Mooney, S. J. Wilkinson, N. A. Pickles, and M. T. McAuley. "Cholesterol Metabolism: A Review of How Ageing Disrupts the Biological Mechanisms Responsible for Its Regulation", *Ageing Research Reviews* 27 (2016): 108–124, doi: 10.1016/j.arr.2016.03.008, PMID: 27045039.

191. Morley, John E. "Pharmacologic Options for the Treatment of Sarcopenia", *Calcified Tissue International* 98, no. 4 (2016): 319–333, doi: 10.1007/s00223-015-0022-5,PMID: 26100650.

192. Morris, M. C. "The Role of Nutrition in Alzheimer's Disease: Epidemiological Evidence", *European Journal of Neurology* 16, suppl. 1 (2009): 1–7, doi: 10.1111/j.1468-1331.2009.02735. x,PMID: 19703213.

193. Most, Joshua, Valeria Tosti, Leanne M. Redman, and Luigi Fontan. "Calorie Restriction in Humans: An Update", *Ageing Research Reviews* 39 (2017): 36–45, doi: 10.1016/ j.arr.2016.08.005,PMID: 27544442.

194. Mujica-Parodi, Lilianne R., Anar Amgalan, Syed Fahad Sultan, Botond Antal, Xiaofei Sun, Steven Skiena, Andrew Lithen, et al. "Diet Modulates Brain Network Stability, a Biomarker for Brain Aging, in Young Adults", *Proceedings of the National Academy of Sciences US* 117, no. 11 (2020): 6170–6177, doi: 10.1073/pnas.1913042117.

195. Muñoz-Espín, Daniel, Miguel Rovira, Irene Galiana, Cristina Giménez, Beatriz Lozano-Torres, Marta Paez-Ribes, Susana Llanos, et al. "A Versatile Drug Delivery System Targeting Senescent Cells", doi: 10.15252/emmm.201809355,PMID: 30012580.

196. Murray, Andrew J., Nicholas S. Knight, Mark A. Cole, Lowri E. Cochlin, Emma Carter, Kieiri Tchabanenko, Tika Pichulik, et al. "Novel Ketone Diet Enhances Physical and Cognitive Performance", *FASEB Journal* 30, no. 12 (2016): 4021–4232, doi: 10.1096/fj.201600773R, PMID: 27528626.

197. Nagai, Ryoji, David B. Murray, Thomas O. Metz, and John W. Baynes. "Chelation: A Fundamental Mechanism of Action of AGE Inhibitors, AGE Breakers, and Other Inhibitors of Diabetes Complications", *Diabetes* 61, no. 3 (2012): 549–559, doi: 10.2337/db11-1120,PMID: 22354928.

198. Nelke, Christopher, Ranier Dziewas, Jens Minnerup, Sven G. Meuth, Tobias Ruck. "Skeletal Muscle as Potential Central Link between Sarcopenia and Immune Senescence", *EBioMedicine* 49 (2019): 381–388, doi: 10.1016/j.ebiom.2019.10.034,PMID: 31662290; PMCID: PMC6945275.

199. Nencioni, Alessio, Irene Caffa, Salvatore Cortellino, and Valter D. Longo. "Fasting and Cancer: Molecular Mechanisms and Clinical Application", *Nature Reviews. Cancer* 18, no. 11 (2018): 707–719. https://doi.org/10.1038/s41568-018-0061-0.

200. Nestor, James. *Breath: The New Science of a Lost Art.* New York: Penguin Random House, 2020.

201. Newberry, Sidney J., John D. Fitzgerald, Margaret A. Maglione, Claire E. O'Hanlon, Mareeka Booth, Aneesa Motala, Martha Timmer, Roberta Shanman, and Paul G. Shekelle. "Systematic

Review for Effectiveness of Hyaluronic Acid in the Treatment of Severe Degenerative Joint Disease (DJD) of the Knee [Internet]", Rockville, MD: Agency for Healthcare Research and Quality (US), 2015,PMID: 26866204.

202. Newgard, Christopher B., and Jeffrey E. Pessin. "Recent Progress in Metabolic Signaling Pathways Regulating Aging and Life Span", *Journals of Gerontology. Series A, Biological Sciences and Medical Sciences* 69, suppl. 1 (2014): S21–27, doi: 10.1093/gerona/glu058,PMID: 24833582; PMCID: PMC4022126.

203. Newman, John C., Sofiya Milman, Shahrukh K. Hashmi, Steve N. Austad, James L. Kirkland, Jeffrey B. Halter, and Nir Barzilai N. "Strategies and Challenges in Clinical Trials Targeting Human Aging", *Journals of Gerontology. Series A, Biological Sciences and Medical Sciences* 71, no. 11 (2016): 1424–1434, doi: 10.1093/gerona/glw149,PMID: 27535968.

204. Norwitz, Nicholas G., and Henry Querfurth. "mTOR Mysteries: Nuances and Questions about the Mechanistic Target of Rapamycin in Neurodegeneration", *Frontiers in Neuroscience* 14 (2020): 775–785, doi: 10.3389/fnins.2020.00775.

205. Ocampo, Alejandro, Pradeep Reddy, Paloma Martinez-Redondo, Aida Platero-Luengo, Fumiyuki Hatanaka, Tomoaki Hishida, Mo Li, David Lam, Masakazu Kurita, Ergin Beyret, et al. "In Vivo Amelioration of Age-Associated Hallmarks by Partial Reprogramming", *Cell* 167, no. 7 (2016): 1719–1733, doi: 10.1016/j.cell.2016.11.052.

206. O'Keefe, James H., Evan L. O'Keefe, and Carl J. Lavie. "The Goldilocks Zone for Exercise: Not Too Little, Not Too Much", *Missouri Medicine* 115, no. 2 (2018): 98–105,PMID: 30228692.

207. Ornish, Dean, Jue Lin, June M. Chan, Elissa Epel, Colleen Kemp, Gerdi Weidner, Ruth Marlin, et al. "Effect of Comprehensive Lifestyle Changes on Telomerase Activity and Telomere Length in Men with Biopsy-Proven Low-Risk Prostate Cancer: 5-Year Follow-up of a Descriptive Pilot Study", *Lancet Oncology* 14, no. 11 (2013): 1112–1120, doi: 10.1016/S1470-2045(13)70366-8, PMID: 24051140.

208. Orrenius, Sten, Vladimir Gogvadze, and Boris Zhivotovsky. "Calcium and Mitochondria in the Regulation of Cell Death", *Biochemical and Biophysical Research Communications* 460, no. 1 (2015): 72–81, doi: 10.1016/j.bbrc.2015.01.137,PMID: 25998735.

209. Ozcivici, Engin, Yen K. Luu, Ben Adler, Yi-Jian Qin, Janet Rubin, Stefan Judex, and Clinton T. Rubin. "Mechanical Signals as Anabolic Agents in Bone", *Nature Reviews. Rheumatology* 6, no.1 (2010): 50–59, doi: 10.1038/nrrheum.2009.239,PMID: 20046206.

210. Partridge, Linda, Toren Finkel, Amita Sehgal, Pankaj Kapahi, Valter Longo, Rozalyn Anderson, Tim Spector, Heinrich Jasper, David A. Sinclair, Andrzej Bartke, et al. "Focus on Aging", *Cell Metabolism* 23 (2016): 951–956, a 2016.

211. Pasternak, Charles A. *The Molecules Within Us: Our Body in Health and Disease.* New York: Plenum Trade Books, 1998.

212. Pauly, Marion, Beatrice Chabi, Francois Favier, Franki Vanterpool, Stefan Matecki, Gilles Fouret, Beatrice Bonafos, Barbara Vernus, Christine Feillet-Coudray, Charles Coudray, et al. "Combined Strategies for Maintaining Skeletal Muscle Mass and Function in Aging: Myostatin Inactivation and AICAR-Associated Oxidative Metabolism Induction", *Journals of Gerontology. Series A, Biological Sciences and Medical Sciences* 70, no. 9 (2015): 1077–1087, doi: 10.1093/gerona/

我们为什么会变老

glu147,PMID: 25227129.

213. Peake, Jonathon M., James F. Markworth, Kazunori Nosaka, Truls Raastad, Glenn D. Wadley, and Vernon G. Coffey. "Modulating Exercise-Induced Hormesis: Does Less Equal More?" *Journal of Applied Physiology* 119, no. 3 (2015): 172–189, doi: 10.1152/japplphysiol.01055.2014,PMID: 25977451.

214. Peffer, Melanie. *Biology Everywhere: How the Science of Life Matters to Everyday Life*. Greeley, CO: MKPEF4, 2020.

215. Pelletier, Alan L., Ledy Rojas-Roldan, and Janis Coffin. "Vision Loss in Older Adults", *American Family Physician* 94, no. 3 (2016): 219–226,PMID: 27479624.

216. Perkin, Oliver, Polly McGuigan, Dylan Thompson, and Keith Stokes. "A Reduced Activity Model: A Relevant Tool for the Study of Ageing Muscle", *Biogerontology* 17, no. 3 (2016): 435–447. https://doi.org/10.1007/s10522-015-9613-9.

217. de Picciotto, Natalie E., Lindsey B. Gano, Lawrence C. Johnson, Christopher R. Martens, Amy L. Sindler, Katherine F. Mills, Shin-Ichiro Imai, and Douglas R. Seals DR. "Nicotinamide Mononucleotide Supplementation Reverses Vascular Dysfunction and Oxidative Stress with Aging in Mice", *Aging Cell* 15, no. 3 (2016): 522–530, doi: 10.1111/acel.12461,PMID: 26970090.

218. Power, Geoffrey A., Brian H. Dalton, and Charles L. Rice. "Human Neuromuscular Structure and Function in Old Age: A Brief Review", *Journal of Sport and Health Science* 2, no. 4 (2011): 215–226. https://doi.org/10.1016/j.jshs.2013.07.001.

219. Powers, Scott K., and Edward T. Howley. *Exercise Physiology: Theory and Application to Fitness and Performance*, 9th ed. New York: McGraw-Hill, 2015.

220. Praetorius, Christian, Christine Grill, Simon N. Stacey, Alexander M. Metcalf, David U. Gorkin, Kathleen C. Robinson, Eric Van Otterloo, Rubin S. Q. Kim, Kristin Bergsteinsdottir, Margaret H. Ogmundsdottir, et al. "A Polymorphism in IRF4 Affects Human Pigmentation through a Tyrosinase-Dependent MITF/TFAP2A Pathway", *Cell* 155, no. 5 (2013): 1022–1033, doi: 10.1016/j.cell.2013.10.022,PMID: 24267888.

221. Proske, Uwe, and Trevor J. Allen. "Damage to Skeletal Muscle from Eccentric Exercise", *Exercise and Sport Sciences Review* 33, no. 2 (2005): 98–104, doi: 10.1097/00003677-200504000-00007,PMID: 15821431.

222. Pruimboom, Leo, and Frits A. J. Muskiet. "Intermittent Living; The Use of Ancient Challenges as a Vaccine against the Deleterious Effects of Modern Life—A Hypothesis", *Medical Hypotheses* 120 (2018): 28–42, doi: 10.1016/j.mehy.2018.08.002,PMID: 30220336.

223. Puthucheary, Zudin, James R. Skipworth, Jai Rawal, Mike Loosemore, Ken Van Someren, and Hugh Montgomery. "The ACE Gene and Human Performance: 12 Years On", *Sports Medicine* 41, no. 6 (2011): 433–448, doi: 10.2165/11588720-000000000-00000,PMID: 21615186.

224. Raichlen, David A., and Gene E. Alexander. "Why Your Brain Needs Exercise", *Scientific American*, January 2020.

225. Raison, Charles L., and Andrew H. Miller. "Pathogen-Host Defense in the Evolution of Depression: Insights into Epidemiology, Genetics, Bioregional Differences and Female

Preponderance", *Neuropsychopharmacology: Official Publication of the American College of Neuropsychopharmacology* 42, no. 1 (2017): 5–27, doi: 10.1038/npp.2016.194.

226. Ramamurthy B., and L. Larsson. "Detection of an Aging-related Increase in Advanced Glycation End Products in Fast- and Slow-Twitch Skeletal Muscles in the Rat", *Biogerontology* 14, no. 3 (2013): 293–301, doi: 10.1007/s10522-013-9430-y,PMID: 23681254.

227. Rennie, M. J., A. Selby, P. Atherton, K. Smith, V. Kumar, E. L. Glover, and S. M. Philips. "Facts, Noise and Wishful Thinking: Muscle Protein Turnover in Aging and Human Disuse Atrophy", *Scandinavian Journal of Medicine and Science in Sports* 20, no. 1 (2010): 5–9, doi: 10.1111/j.1600-0838.2009.00967.x,PMID: 19558380.

228. Reynolds, Gretchen. *The First 20 Minutes: Surprising Science Reveals How We Can Exercise Better, Train Smarter, Live Longer.* New York: Penguin Group, 2012.

229. Ricard-Blum, Sylvie. "The Collagen Family", *Cold Spring Harbor Perspectives in Biology* 3, no. 1 (2011): a004978, doi: 10.1101/cshperspect.a004978.

230. Rickenbach, Elizabeth H., David M. Almeida, Teresa E. Seeman, and Margie E. Lachman. "Daily Stress Magnifies the Association between Cognitive Decline and Everyday Memory Problems: An Integration of Longitudinal and Diary Methods", *Psychology and Aging* 29, no. 4 (2014): 852–862. https://doi.org/10.1037/a0038072.

231. Riley, Katherine P., David A. Snowdon, Mark F. Desrosiers, and William R. Markesbery. "Early Life Linguistic Ability, Late Life Cognitive Function, and Neuropathology: Findings from the Nun Study", *Neurobiology of Aging* 26, no. 3 (2005): 341–347, doi: 10.1016/j.neurobiolaging. 2004.06. 019,PMID: 15639312.

232. Riley, Lee H., and Suzanne M. Jan de Beur. *White Paper on Back Pain and Osteoporosis.* Berkeley, CA: UC Berkeley School of Public Health, 2020.

233. Ristow, M., and S. Schmeisser. "Extending Life Span by Increasing Oxidative Stress", *Free Radical Biology and Medicine* 51, no. 2 (2011): 327–336, doi: 10.1016/j.freerad biomed.2011.05.010,PMID: 21619928.

234. Robinson, L. R., N. C. Fitzgerald, D. G. Doughty, N. C. Dawes, C. A. Berge, and D. L. Bissett. "Topical Palmitoyl Pentapeptide Provides Improvement in Photoaged Human Skin", *International Journal of Cosmetic Science* 27, no. 3 (2005): 155–160, doi: 10.1111/j.1467-2494.2005.00261.x, PMID: 18492182.

235. Robinson, Siân, Cyrus Cooper, and Avan Aihie Sayer. "Nutrition and Sarcopenia: A Review of the Evidence and Implications for Preventive Strategies", *Journal of Aging Research*, Article ID 510801 (2012), doi: org/10.1155/2012/510801.

236. Robling, Alexander G., Alesha B. Castillo, and Charles H. Turner. "Biomechanical and Molecular Regulation of Bone Remodeling", *Annual Review of Biomedical Engineering* 8 (2006): 455–498, doi: 10.1146/annurev.bioeng.8.061505.095721,PMID: 16834564.

237. Rochon, James, Connie W. Bales, Eric Ravussin, Leanne M. Redman, John O. Holloszy, Susan B. Racette, Susan B. Roberts, Sai Kruppa Das, Sergei Romashkan, Katherine M. Galan, Evan C. Hadley, and William E Kraus. "CALERIE Study Group. Design and Conduct of the CALERIE Study: Comprehensive Assessment of the Long-Term Effects of Reducing Intake of Energy",

Journals of Gerontology. Series A, Biological Sciences and Medical Sciences 66, no.1 (2011): 97–108, doi: 10. 1093/gerona/glq168. Epub 2010 Oct 5,PMID: 20923909.

238. Rossman, Matthew J., Jessica R. Santos-Parker, Chelsea A. C. Steward, Nina Z. Bispham, Lauren M. Cuevas, Hannah L. Rosenberg, Kayla A. Woodward, Michael Chonchol, Rachel A. Gioscia-Ryan, Michael P. Murphy, and Douglas R. Seals. "Chronic Supplementation with a Mitochondrial Antioxidant (MitoQ) Improves Vascular Function in Healthy Older Adults", *Hypertension* 71, no. 6 (2018): 1056–1063, doi: 10.1161/ HYPERTENSIONAHA.117.10787,PMID: 29661838.

239. Rossouw, J. E., J. E. Manson, A. M. Kaunitz, and G. L. Anderson. "Lessons Learned from the Women's Health Initiative Trials of Menopausal Hormone Therapy", *Obstetrics and Gynecology* 121, no. 1 (2013): 172–176, doi: 10.1097/aog.0b013e31827a08c8,PMID: 23262943.

240. Roubenoff, Ronenn. "Sarcopenia: Effects on Body Composition and Function", *Journals of Gerontology. Series A, Biological Sciences and Medical Sciences* 58, no. 11 (2003): 1012–1017, doi: 10. 1093/gerona/58.11.m1012,PMID: 14630883.

241. Ruiz, Jonathon R., Xuemei Sui, Felipe Lobelo, James R. Morrow, Alan W. Jackson, Michael Sjöström, and Steven N. Blair. "Association between Muscular Strength and Mortality in Men: Prospective Cohort Study", *British Medical Journal* 337, no. 7661 (2008): a439, doi: 10.1136/ bmj.a439,PMID: 18595904.

242. Saag, Kenneth G., Jeffrey Petersen, Maria Luisa Brandi, Andrew C. Karaplis, Mattias Lorentzon, Thierry Thomas, Judy Maddox, Michelle Fan, Paul D. Meisner, and Andreas Grauer. "Romosozumab or Alendronate for Fracture Prevention in Women with Osteoporosis", *New England Journal of Medicine* 377, no. 15 (2017): 1417–1427, doi: 10.1056/NEJMoa1708322.

243. Sacks, Oliver. *The Man Who Mistook His Wife for a Hat and Other Clinical Tales.* New York: Touchstone Press, 1970.

244. Sadowska-Bartosz, Izabela, and Grzegorz Bartosz. "Effect of Glycation Inhibitors on Aging and Age-Related Diseases", *Mechanisms of Ageing and Development* 160 (2016): 1–18, doi: 10.1016/ j.mad.2016.09.006,PMID: 27671971.

245. Samieri, Cecilia, Martha-Claire Morris, David A. Bennett, Claudine Berr, Phillippe Amouyel, Jean-Francois Dartigues, Christophe Tzourio, et al. "Fish Intake, Genetic Predisposition to Alzheimer Disease, and Decline in Global Cognition and Memory in 5 Cohorts of Older Persons", *American Journal of Epidemiology* 187, no. 5 (2018): 933–40, doi: 10.1093/aje/ kwx330,PMID: 29053784.

246. Santaguida, P. Lina, Tatyan A. Shamliyan, and David R. Goldman. "Cholinesterase Inhibitors and Memantine in Adults with Alzheimer Disease", *American Journal of Medicine* 129, no. 10 (2016): 1044–1047.

247. Santos-Parker, Jessica R., Talia R. Strahler, Candace J. Bassett, Nina Z. Bispham, Michel B. Chonchol, and Douglas R. Seals. "Curcumin Supplementation Improves Vascular Endothelial Function in Healthy Middle-Aged and Older Adults by Increasing Nitric Oxide Bioavailability and Reducing Oxidative Stress", *Aging (Albany NY)* 9, no. 1 (2017): 187–208, doi: 10.18632/ aging.101149,PMID: 28070018.

248. Sapey, Elizabeth, Jaimin M. Patel, Hannah L. Greenwood, Georgia M. Walton, Jon Hazeldine,

Charandeep Sadhra, Dhruv Parekh, Rachel Dancer, Peter Nightingale, Janet M. Lord, and David R. Thickett. "Pulmonary Infections in the Elderly Lead to Impaired Neutrophil Targeting, Which Is Improved by Simvastatin", *American Journal of Respiratory and Critical Care Medicine* 196, no. 10 (2017): 1325–1336. https://doi.org/10.1164/rccm.201704-0814OC.

249. Sapolsky, Robert. *Why Zebras Don't Get Ulcers*, 3rd ed. New York: Henry Holt, 2004.

250. Schelke, Matthew W., Peter Attia, Daniel J. Palenchar, Bob Kaplan, Monica Mureb, Christine A. Ganzer, Olivia Scheyer, et al. "Mechanisms of Risk Reduction in the Clinical Practice of Alzheimer's Disease Prevention", *Frontiers in Aging Neuroscience* 10 (2018): 96, doi: 10.3389/fnagi.2018.00096,PMID: 29706884.

251. Schroer, Alison K., and W. David Merryman. "Mechanobiology of Myofibroblast Adhesion in Fibrotic Cardiac Disease", *Journal of Cell Science* 128, no. 10 (2015): 1865–1875, doi: 10.1242/jcs. 162891,PMID: 25918124.

252. Seals, Douglas R. "Edward F. Adolph Distinguished Lecture: The Remarkable Anti-Aging Effects of Aerobic Exercise on Systemic Arteries", *Journal of Applied Physiology* 117, no. 5 (2014): 425–439, doi: 10.1152/japplphysiol.00362.2014,PMID: 24855137.

253. Seals, Douglas R., Jamie N. Justice, and Thomas J. LaRocca. "Physiological Geroscience: Targeting Function to Increase Healthspan and Achieve Optimal Longevity", *Journal of Physiology* 594, no. 8 (2016): 2001–2024, doi: 10.1113/jphysiol.2014.282665,PMID: 25639909.

254. Seals, Douglas R., and Simon Melov. "Translational Geroscience: Emphasizing Function to Achieve Optimal Longevity", *Aging* 6, no. 9 (2014): 718–730, doi: 10.18632/aging.100694, PMID: 25324468.

255. Seidelmann, Sara B., Brian Claggett, Susan Cheng, Mir Henglin, Amil Shah, Lynn M. Steffen, Aaron R. Folsom, Eric B. Rimm, Walter C. Willett, and Scott D. Solomon. "Dietary Carbohydrate Intake and Mortality: A Prospective Cohort Study and Meta-analysis", *Lancet Public Health* 3, no. 9 (2018): e419–428, doi: 10.1016/S2468-2667(18)30135-X,PMID: 30122560.

256. Serhan, Charles N. "Novel Pro-Resolving Lipid Mediators in Inflammation Are Leads for Resolution Physiology", *Nature* 510, no. 7503 (2014): 92–101. https://doi.org/10.1038/nature13479.

257. Shanmugaraj, Ajaykumar, Ryan P. Coughlin, Gabriel N. Kuper, Seper Ekhtiari, Nicole Simunovic, Volker Musahl, and Olufemi R. Ayeni. "Changing Trends in the Use of Cartilage Restoration Techniques for the Patellofemoral Joint: A Systematic Review", *Knee Surgery, Sports Traumatology, Arthroscopy* 27, no. 3 (2019): 854–867, doi: 10.1007/s00167-018-5139-4,PMID: 30232541.

258. Sheu, Shey-Shing, Danhanjaya Nauduri, and M. W. Anders. "Targeting Antioxidants to Mitochondria: A New Therapeutic Direction", *Biochimica Biophysica Acta* 1762, no. 2 (2006): 256–265, doi: 10.1016/j.bbadis.2005.10.007,PMID: 16352423.

259. Sierra, F. "Moving Geroscience into Uncharted Waters", *Journals of Gerontology. Series A, Biological Sciences and Medical Sciences* 71, no. 11 (2016): 1385–1387, doi: 10.1093/gerona/glw087,PMID: 27535965.

260. Simons, David J., Walter R. Boot, Neil Charness, Susan E. Gathercole, Christopher F. Chabris, David Z. Hambrick, and Elizabeth A. Stine-Morrow. "Do 'Brain-Training' Programs Work?" *Psychological Science in the Public Interest* 17, no. 3 (2016): 103–186, doi: 10.1177/1529100616661983,PMID: 27697851.

261. Sinclair, David. *Lifespan: Why We Age—and Why We Don't Have To* (New York: Atria Books, 2019).

262. Smith, Lynette M., J. Christopher Gallagher, Glenville Jones, and Martin Kaufmann. "Estimation of the Recommended Daily Allowance (RDA) for Vitamin D Intake Using Serum 25 Hydroxyvitamin D Level of 20ng/Ml as the End Point, May Vary According to the Analytical Measurement Technique Used", Endocrine Society Meeting, Presentation OR07-4. https://plan. core-apps.com/tristar_endo17/abstract/f7e437ee5c2d999047a0315444cbbebb.

263. Smoliga, James M., Joseph A. Baur, and Heather A. Hausenblas. "Resveratrol and Health—a Comprehensive Review of Human Clinical Trials", *Molecular Nutrition and Food Research* 55, no. 8 (2011): 1129–1141, doi: 10.1002/mnfr.201100143,PMID: 21688389.

264. Soares, Jorge P., Amelia M. Silva, Sandra Fonseca, Maria M. Oliveira, Francesco Peixoto, Isabel Gaivão, and Maria P. Mota. "How Can Age and Lifestyle Variables Affect DNA Damage, Repair Capacity and Endogenous Biomarkers of Oxidative Stress?" *Experimental Gerontology* 62 (2015): 45–52, doi: 10.1016/j.exger.2015.01.001,PMID: 25576678.

265. Sonnenburg, Erica D., and Justin Sonnenburg. *The Good Gut: Taking Control of Your Weight, Your Mood, and Your Long-Term Health.* New York: Penguin, 2015.

266. Sordi, Valeria, and Lorenzo Piemonti. "Therapeutic Plasticity of Stem Cells and Allograft Tolerance", *Cytotherapy* 13, no. 6 (2011): 647–660, doi: 10.3109/14653249.2011.583476,PMID: 21554176.

267. Soultoukis, George A., and Linda Partridge. "Dietary Protein, Metabolism, and Aging", *Annual Review of Biochemistry* 85 (2016): 5–34, doi: 10.1146/annurev-biochem-060815-014422,PMID: 27145842.

268. Steadman, J. Richard, Karen K. Briggs, Juan J. Rodrigo, Mininder S. Kocher, Thomas J. Gill, and William G. Rodkey. "Outcomes of Microfracture for Traumatic Chondral Defects of the Knee: Average 11-Year Follow-up", *Arthroscopy* 19, no. 5 (2003): 477–484, doi: 10.1053/jars.2003.50112, PMID: 12724676.

269. Steenman, Marja, and Gilles Lande. "Cardiac Aging and Heart Disease in Humans", *Biophysical Reviews* 9, no. 2 (2017): 131–137. https://doi.org/10.1007/s12551-017-0255-9.

270. Stockinger, Jessica, Nicholas Maxwell, Dylan Shapiro, Rafael deCabo, and Gregorio Valdez. "Caloric Restriction Mimetics Slow Aging of Neuromuscular Synapses and Muscle Fibers", *Journals of Gerontology. Series A, Biological Sciences and Medical Sciences* 73, no. 1 (2017): 21–28, doi: 10.1093/gerona/glx023,PMID: 28329051.

271. Stout, Michael B., Frederic J. Steyn, Michael J. Jurczak, Joao-Paulo G. Camporez, Yi Zhu, John R. Hawse, Diana Jurk, et al. "17α-Estradiol Alleviates Age-Related Metabolic and Inflammatory Dysfunction in Male Mice without Inducing Feminization", *Journals of Gerontology. Series A, Biological Sciences and Medical Sciences* 72, no. 1 (2017): 3–15, doi: 10.1093/gerona/glv309,PMID: 26809497.

272. Sutter, Nathan B., Carlos D. Bustamante, Kevin Chase, Melissa M. Gray, Kayan Zhao, Lao Zhu, Badri Padhukasahasram, Eric Karlins, Sean Davis, Paul G. Jones, et al. "A Single IGF1 Allele Is a Major Determinant of Small Size in Dogs", *Science* 316, no. 5821 (2007): 112–115, doi: 10.1126/science.1137045,PMID: 17412960.

273. Taddei, S., F. Galetta, A. Virdis, L. Ghiadoni, G. Salvetti, F. Franzoni, C. Giusti, and A. Salvetti. "Physical Activity Prevents Age-related Impairment in Nitric Oxide Availability in Elderly Athletes", *Circulation* 101, no. 25 (2000): 2896–2901, doi: 10.1161/01.cir.101.25.2896,PMID: 10869260.

274. Talmud, Philippa J., David M. Flavell, Khalid Alfakih, Jackie A. Cooper, Anthony J. Balmforth, Mohan Sivananthan, Hugh E. Montgomery, Alistair S. Hall, and Steve E. Humphries. "The Lipoprotein Lipase Gene Serine 447 Stop Variant Influences Hypertension-Induced Left Ventricular Hypertrophy and Risk of Coronary Heart Disease", *Clinical Science (London)* 112, no. 12 (2007): 617–624, doi: 10.1042/CS20060344,PMID: 17291198.

275. Tamura, Yuki, Yataka Matsunaga, Yu Kitaoka, and Hideo Hatta. "Effects of Heat Stress Treatment on Age-Dependent Unfolded Protein Response in Different Types of Skeletal Muscle", *Journals of Gerontology. Series A, Biological Sciences and Medical Sciences* 72, no. 3 (2017): 299–308, doi: 10.1093/gerona/glw063,PMID: 27071782.

276. Tang, Benjamin M., Guy D. Eslick, Carol Nowson, Caroline Smith, and Alan Bensoussan. "Use of Calcium or Calcium in Combination with Vitamin D Supplementation to Prevent Fractures and Bone Loss in People Aged 50 Years and Older: A Meta-analysis", *Lancet* 370, no. 9588 (2007): 657–666, doi: 10.1016/S0140-6736(07)61342-7,PMID: 17720017.

277. Tezze, Caterina, Vanina Romanello, Maria A. Desbats, Gian P. Fadini, Mattia Albiero, Giulia Favaro, Stefano Ciciliot, Maria E. Soriano, Valeria Morbidoni, Cristina Cerqua, et al. "Age-Associated Loss of OPA1 in Muscle Impacts Muscle Mass, Metabolic Homeostasis, Systemic Inflammation, and Epithelial Senescence", *Cell Metabolism* 25, no. 6 (2017): 1374–1389. e6, doi: 10.1016/j.cmet. 2017.04.021,PMID: 28552492.

278. Tian, Xiao, Denis Firsanov, Zhihui Zhang, Yang Cheng, Lingfeng Luo, Gregory Tombline, Ruiyue Tan, et al. "SIRT6 Is Responsible for More Efficient DNA Double-Strand Break Repair in Long-Lived Species", *Cell* 177, no. 3 (2019): 622–638. e22, doi: 10.1016/j.cell.2019.03.043, PMID: 31002797.

279. Tok, Ekrim, Devrim Ertunc, Utkum Oz, Handan Camdeviren, Gulay Ozdemir, and Dilek Saffet. "The Effect of Circulating Androgens on Bone Mineral Density in Postmenopausal Women", *Maturitas* 48, no. 3 (2004): 235–242, doi: 10.1016/j.maturitas.2003.11.007,PMID: 15207889.

280. Tomlinson, Ryan E., and Matthew J. Silva. "Skeletal Blood Flow in Bone Repair and Maintenance", *Bone Research* 1, no. 4 (2013): 311–322, doi: 10.4248/BR201304002,PMID: 26273509.

281. Tompkins, Byron A., Darcy L. DiFede, Aisha Khan, Ana M. Landin, Ivonne H. Schulman, Marietsy V. Pujol, Alan W. Heldman, Roberto Miki, Pascal J. Goldschmidt-Clermont, Bradley J. Goldstein, et al. "Allogeneic Mesenchymal Stem Cells Ameliorate Aging Frailty: A Phase II Randomized, Double-Blind, Placebo-Controlled Clinical Trial", *Journals of Gerontology. Series*

我们为什么会变老

A, Biological Sciences and Medical Sciences 72, no. 11 (2017): 1513–1522, doi: 10.1093/gerona/glx137,PMID: 28977399.

282. Trammell, Samuel A., Mark S. Schmidt, Benjamin J. Weidemann, Philip Redpath, Frank Jaksch, Ryan W. Dellinger, Zhonggang Li, et al. "Nicotinamide Riboside Is Uniquely and Orally Bioavailable in Mice and Humans", *Nature Communications* 7 (2016): 12948, doi: 10.1038/ncomms12948,PMID: 27721479.

283. Valdez, Gregorio, Juan C. Tapia, Hiyuno Kang, Gregory D. Clemenson, F. H. Gage, Jeff W. Lichtman, and Joshua R. Sanes. "Attenuation of Age-Related Changes in Mouse Neuromuscular Synapses by Caloric Restriction and Exercise", *Proceedings of the National Academy of Sciences of the United States of America* 107, no. 33 (2010): 14863–14868. https://doi.org/10.1073/pnas.1002220107.

284. van der Veer, Eric, Cynthia Ho, Caroline O'Neil, Nicole Barbosa, Robert Scott, Sean P. Cregan, and J. Geoffrey Pickering. "Extension of Human Cell Lifespan by Nicotinamide Phosphoribosyltransferase", *Journal of Biological Chemistry* 282, no. 15 (2007): 10841–10845, doi: 10.1074/jbc.C700018200,PMID: 17307730.

285. Van Skike, Candice E., and Veronica Galvan. "A Perfect sTORm: The Role of the Mammalian Target of Rapamycin (mTOR) in Cerebrovascular Dysfunction of Alzheimer's Disease: A Mini-Review", *Gerontology* 64, no. 3 (2018): 205–211, doi: 10.1159/000485381,PMID: 29320772.

286. Villeda, Saul A., Kristofer Plambeck, Jinte Middeldorp, Joseph M. Castellano, Kira I. Mosher, Jian Luo, Lucas K. Smith, Gregor Bieri, et al. "Young Blood Reverses Age-Related Impairments in Cognitive Function and Synaptic Plasticity in Mice", *Nature Medicine* 20, no. 6 (2014): 659–63, doi: 10.1038/nm.3569,PMID: 24793238.

287. Visser, Marjolein, and Tamara B. Harris. "Body Composition and Aging", In *The Epidemiology of Aging*, edited by A. B. Newman and J. A. Cauley, 275–292. New York: Springer Science, 2012, doi: 10.1007/978-94-007-5061-6_16.

288. Vitale, Giovanni, Matteo Cesari, and Daniella Mari. "Aging of the Endocrine System and Its Potential Impact on Sarcopenia", *European Journal of Internal Medicine* 35 (2016): 10-15, doi: 10.1016/j.ejim.2016.07.017,PMID: 27484963.

289. von Deursen, Jan M. "Senolytic Therapies for Healthy Longevity", *Science* 364, no. 6441 (2019), 636–637.

290. von Kobbe, Cayetano. "Targeting Senescent Cells: Approaches, Opportunities, Challenges", *Aging* 11, no. 24 (2019): 12844–12861, doi: 10.18632/aging.102557.

291. Wachter, Kenneth W., and Caleb E. Finch, eds. *Between Zeus and the Salmon*. Washington, DC: National Academy Press, 1997.

292. Walker, Matthew. *Why We Sleep: Unlocking the Power of Sleep and Dreams*. New York: Scribner, 2017.

293. Wallace, Douglas C. "A Mitochondrial Paradigm of Metabolic and Degenerative Diseases, Aging, and Cancer: A Dawn for Evolutionary Medicine", *Annual Review of Genetics* 39 (2005): 359–410, doi: 10.1146/annurev.genet.39.110304.095751.

294. Ward, A., P. Bates, R. Fisher, L. Richardson, and C. F. Graham. "Disproportionate Growth in

Mice with Igf-2 Transgenes", *Proceedings of the National Academy of Sciences of the United States of America* 91, no. 22 (1994): 10365–10369. https://doi.org/10.1073/pnas.91.22.10365.

295. Watanabe-Kamiyama, Mari, Munishigi Shimizu, Shin Kamiyama, Yasuki Taguchi, Hideyuki Sone, Fumiki Morimatsu, Hitoshi Shirakawa, Yuji Furukawa, and Michio Komai M. "Absorption and Effectiveness of Orally Administered Low Molecular Weight Collagen Hydrolysate in Rats", *Journal of Agriculture and Food Chemistry* 58, no. 2 (2010): 835–841, doi: 10.1021/jf9031487,PMID: 19957932.

296. Weaver, Ian C. G., Nadia Cervoni, Frances A. Champagne, Ana C D'Alessio, Shakti Sharma, Jonathan R. Seckl, Sergiy Dymov, Moshe Szyf, Michael J. Meaney, et al. "Epigenetic Programming by Maternal Behavior", *Nature Neuroscience* 7, no. 8 (2004): 847–854, doi: 10.1038/nn1276,PMID: 15220929.

297. WebMD. "Curcumin May Prevent Clogged Arteries", Heart Disease. Last modified July 20, 2009. https://www.webmd.com/heart-disease/news/20090720/curcumin-may-prevent-clogged-arteries.

298. Weiss, N. S., C. L. Ure, J. H. Ballard, A. R. Williams, and J. R. Daling. "Decreased Risk of Fractures of the Hip and Lower Forearm with Postmenopausal Use of Estrogen", *New England Journal of Medicine* 303, no. 21 (1980): 1195–1198, doi: 10.1056/NEJM198011203032102,PMID: 7421945.

299. Wikipedia. "Bradford Hill Criteria", Last modified December 9, 2020. https://en.wikipedia.org/wiki/Bradford_Hill_criteria.

300. Wiley, Christopher D., and Judith Campisi. "From Ancient Pathways to Aging Cells-Connecting Metabolism and Cellular Senescence", *Cell Metabolism* 23, no. 6 (2016): 1013–1021. https://doi.org/10.1016/j.cmet.2016.05.010.

301. Wilmoth, John. "In Search of Limits", In *Between Zeus and the Salmon,* edited by Kenneth Wachter and Caleb Finch, 38–64. Washington, DC: National Academy Press, 1997.

302. Witters, Lee A. "The Blooming of the French Lilac", *Journal of Clinical Investigation* 108, no. 8 (2001): 1105–1107. https://doi.org/10.1172/JCI14178.

303. Wohlgemuth, Stephanie E., Arnold Y. Seo, Emmanuelle Marzetti, Hazel A. Lees, and Christian Leeuwenburgh. "Skeletal Muscle Autophagy and Apoptosis during Aging: Effects of Calorie Restriction and Life-Long Exercise", *Experimental Gerontology* 45, no. 2 (2010): 138–148, doi: 10.1016/j.exger.2009.11.002,PMID: 19903516.

304. World Health Organization. "Ageing and Health", Fact Sheets. Last modified February 5, 2018. https://www.who.int/news-room/fact-sheets/detail/ageing-and-health.

305. ———. "International Statistical Classification of Diseases and Related Health Problems (ICD)", Classification of Diseases. Last modified November 20, 2020. https://www.who.int/classifications/icd/en/.

306. Writing Group for the PEPI. "Effects of Hormone Therapy on Bone Mineral Density: Results from the Postmenopausal Estrogen/Progestin Interventions (PEPI) Trial", *Journal of the American Medical Association* 276, no. 17 (1996): 1389–1396,PMID: 8892713.

307. Yan, Riqiang, Qingyuan Fan, John Zhoum, and Robert Vassar. "Inhibiting BACE1 to Reverse

　　　　　　　　　　　我们为什么会变老

Synaptic Dysfunctions in Alzheimer's Disease", *Neuroscience and Biobehavioral Reviews* 65 (2016): 326–340, doi.org/10.1016/j.neubiorev.2016.03.025.

308. Yang, Ling, Danilo Licastro, Edda Cava, Nicola Veronese, Francesca Spelta, Wanda Rizza, Beatrice Bertozzi, Dennis T. Villareal, Gokhan S. Hotamisligil, and Luigi Fontana. "Long-Term Calorie Restriction Enhances Cellular Quality-Control Processes in Human Skeletal Muscle", *Cell Reports* 14, no. 3 (2016): 422–428, doi: 10.1016/j.celrep.2015.12.042,PMID: 26774472.

309. Yoshizawa, M., S. Maeda, A. Miyaki, M. Misono, Y. Saito, K. Tanabe, S. Kuno, and R. Ajisaka. "Effect of 12 Weeks of Moderate-Intensity Resistance Training on Arterial Stiffness: A Randomised Controlled Trial in Women Aged 32–59 Years", *British Journal of Sports Medicine* 43, no. 8 (2009): 615–618, doi: 10.1136/bjsm.2008.052126,PMID: 18927168.

310. Young, S. Stanley, and Alan Karr. "Deming, Data and Observational Studies. A Process Out of Control and Needing Fixing", *Significance* 8 (2011): 116–120.

311. Yousefzadeh, Matthew J., Marissa J. Schafer, Nicole Noren Hooten, Elizabeth J. Atkinson, Michelle K. Evans, Darren J. Baker, Ellen K. Quarles, et al. "Circulating Levels of Monocyte Chemoattractant Protein-1 as a Potential Measure of Biological Age in Mice and Frailty in Humans", *Aging Cell* 17, no. 2 (2018): e12706, doi: 10.1111/acel.12706,PMID: 29290100.

312. Yu, Zhen, Rong Wang, Wilson C. Fok, Alexander Coles, Adam B. Salmon, Viviana I. Pérez. "Rapamycin and Dietary Restriction Induce Metabolically Distinctive Changes in Mouse Liver", *Journals of Gerontology. Series A, Biological Sciences and Medical Sciences* 70, no. 4 (2015): 410–420, doi: 10.1093/gerona/glu053,PMID: 24755936.

313. Zhang, Yuan, Yang Xie, Eric O. Berglund, Katie C. Coate, Tian T. He, Takeshi Katafuchi, Guanghua Xiao, et al. "The Starvation Hormone, Fibroblast Growth Factor-21, Extends Lifespan in Mice", *eLife* 1 (2012): e00065. https://doi.org/10.7554/eLife.00065.

314. Zhao, Jia-Guo, Xien-Tie Zeng, Jia Wang, and Lin Liu. "Association between Calcium or Vitamin D Supplementation and Fracture Incidence in Community-Dwelling Older Adults: A Systematic Review and Meta-analysis", *Journal of the American Medical Association* 318, no. 24 (2017): 2466–2482, doi: 10.1001/jama.2017.19344,PMID: 29279934.

315. Zheng, Shan-Qing, Xiao-Bing Huang, Ti-Kun Xing, Ai-Jun Ding, Gui-Sheng Wu, and Hui-Rong Luo. "Chlorogenic Acid Extends the Lifespan of *Caenorhabditis elegans* via Insulin/IGF-1 Signaling Pathway", *Journals of Gerontology. Series A, Biological Sciences and Medical Sciences* 72, no. 4 (2017): 464–472, doi: 10.1093/gerona/glw105,PMID: 27378235.

316. Zykovich, Aretem, Alan Hubbard, James M. Flynn, Mark Tarnopolsky, Mario F. Fraga, Chad Kerksick, Dan Ogborn, Lauren MacNeil, Sean D. Mooney, Simon Melov. "Genome-wide DNA Methylation Changes with Age in Disease-Free Human Skeletal Muscle", *Aging Cell* 13, no. 2 (2014): 360–366, doi: 10.1111/acel.12180,PMID: 24304487; PMCID.